患者さんのエイジングに備える

高齢者への歯周治療と口腔管理

監著 吉江弘正／吉成伸夫／米山武義

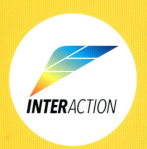
INTER ACTION

序

本書「患者さんのエイジングに備える　高齢への歯周治療と口腔管理」は、4つの重要な軸からなる。
1. 学術的観点においては、加齢・歯周医学からもう一度歯周病を見直し、検証し理解する。
2. 医療的観点からは、あえて60歳還暦以上の歯周病罹患者を対象に、歯周治療と口腔管理を整理する。
3. 加齢学観点から、その人の中で転換点ともいえる健康体からプレフレイルへの移行時期を、個別に見極める。
4. 社会医療の観点からフレイル前後において、医師、看護師、介護関係者との連携をより強化していく個別的、具体的事例の整理である。

以上4つの軸を中心に、「PART1 コンセプト編」、「PART2 学術編」、「PART3 実践編」から構成されている。

「PART1 コンセプト編」では、高齢者への歯周病学・口腔管理の臨床的、学術的必要性とフレイル・介護の予防としての社会的意義についての理念解説を行う。

「PART2 学術編」の前半では、歯周病・生活習慣病・老年症候群の分析と病態解析、そして今日的価値の説明である。後半は、加齢に伴う生体変化を理解するための基礎知識の提供を行う。

「PART3 実践編」では、はじめに病態別、場所別に分けての現場における事例の提示と整理し、治療・管理を実施する際に不可欠な多職種連携、安全管理の解説を行う。

さらに、社会的課題でもあるインプラントの対応、最後に健康教育のまとめである。

本書を通して、多くの読者が「長寿社会における歯周治療・管理の確立」を目指していただければ、この上ない幸甚なことである。

平成30年2月　　　　　　　　　吉江弘正、吉成伸夫、米山武義

長寿社会における歯周治療・管理の確立のために

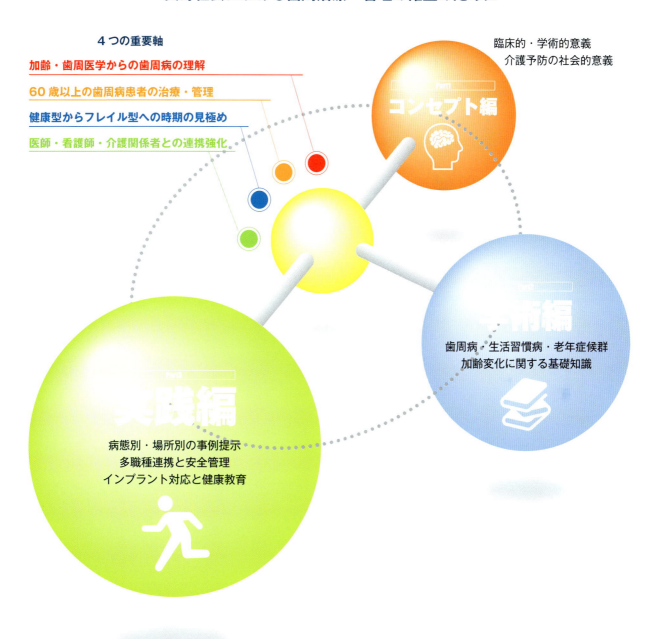

4つの重要軸
- 加齢・歯周医学からの歯周病の理解
- 60歳以上の歯周病患者の治療・管理
- 健康型からフレイル型への時期の見極め
- 医師・看護師・介護関係者との連携強化

コンセプト編
臨床的・学術的意義
介護予防の社会的意義

学術編
歯周病・生活習慣病・老年症候群
加齢変化に関する基礎知識

実践編
病態別・場所別の事例提示
多職種連携と安全管理
インプラント対応と健康教育

患者さんのエイジングに備える

高齢者への歯周治療と口腔管理

―― 目次 ――

Part1
コンセプト編

CONCEPT 1
今なぜ、高齢者への歯周治療が、求められるのか？
……………………………………………………………… 02

CONCEPT 2
介護予防としての高齢者歯周治療と口腔管理の必要性…………………………………………………… 08

CONCEPT 3
フレイル概念から考え直すオーラルフレイル
……………………………………………………………… 15

Part2 学術編

第1章 高齢者への歯周治療と口腔管理の今日的意義と価値

1-1 高齢者における歯の保存、機能の確保、QOLの維持向上の意義 …………… 29

1-2 高齢者における歯周病罹患率の推移から考える …………… 33

1-3① 糖尿病、心筋梗塞、肺炎等と歯周病との関連性と因果関係 …………… 38

1-3② 骨粗鬆症と歯周病との関連性と因果関係 …………… 44

1-4 WHOが提唱するNCDsと歯周病の関連性から考える …………… 48

1-5 老年症候群の種類と病態 …………… 52

1-6① 咀嚼と歯周病と生命予後 …………… 61

1-6② 口腔機能と歯周病 …………… 64

1-6③ 唾液の機能と口腔乾燥症（ドライマウス） …………… 67

1-6④ 高齢者の摂食嚥下障害と歯周病 …………… 70

第2章 高齢者への歯周治療と口腔管理の特性を理解するための基礎知識

2-1 加齢による歯・歯周組織の変化と対策治療上の注意点 …………… 77

2-2 免疫・骨の変化と対策・治療上の注意点 …………… 81

2-3 血管系の変化とその対策・治療上の注意点 …………… 85

2-4① 発熱・誤嚥性肺炎予防としての専門的口腔管理の根拠 …………… 89

2-4② 菌血症 …………… 95

2-5 精神・心理状態や生活環境の変化とその対策と治療上の注意点 …………… 99

2-6 認知症 …………… 103

2-7 高齢者の栄養管理 …………… 107

Part3
実践編

CONCEPT1
病態別歯周治療・口腔管理のストラテジー… 114

CONCEPT2
超高齢社会における歯周治療のゴール…… 125

第1章　病態別高齢者への歯周治療と口腔管理

1-1 ① 通院高齢者への歯周治療 …………… 131

1-1 ② 高齢者に対する抗菌療法の位置づけ
………………………………………… 136

1-1 ③ 加齢に備える咬合とは ……………… 140

1-2 ① フレイル患者に対する歯周治療の
位置づけ ……………………………… 144

1-2 ② 地域における介護予防を視点とした
歯周治療の重要性 …………………… 148

1-3 ① 要介護者に対する歯周治療の意義と
位置づけ ……………………………… 152

1-3 ② 歯科診療室からのシームレスな対応
………………………………………… 156

1-3 ③ 大学病院と地域連携
①システムとしての連携 …………… 160

1-3 ④ 大学病院と地域連携
②現場での歯周病学的観点からの対応
………………………………………… 163

1-3 ⑤ 周術期口腔機能管理 ………………… 167

1-3 ⑥ 要介護における器材・材料の応用
………………………………………… 171

1-3 ⑦ 義歯のメインテナンスとケア ……… 175

第2章　場所別の高齢者症例

2-1 **慢性期病院：**
終の住処となった慢性期病院において、看取りの時期まで入院生活を援助した重度認知症の症例 ……………… 181

2-2 ① **特養とその他の介護施設：**
介護老人保健施設における高齢者歯周治療：セルフケアの自立支援への取り組みの一例 ………………… 185

2-2 ② **特養とその他の介護施設：**
特別養護老人ホームでの歯科衛生士による口腔管理対応の一例 ………… 189

2-2 ③ **特養とその他の介護施設：**
職員や看護師、面会やボランティアの人たちまで巻き込んでの口腔ケア（歯周管理）
………………………………………… 193

2-3 ① **在宅：**
通院困難となり、ケアと家族介護の支援を行い、最後まで誤嚥性肺炎を起こすことなく、看取りに至った一例から… 197

2-3 ② **在宅：**
通院の歯科診療の患者が高齢になり、在宅の口腔ケアに移行しながら継続的な定期管理を続けている一例………… 201

2-3 ③ **在宅：**
進行性疾患によりADLが低下した在宅療養患者に、歯周疾患および摂食嚥下・咀嚼機能低下への対応を行った一例 ………… 205

2-3 ④ **在宅：**
脳血管障害後遺症である右片麻痺と言語障害に対する訪問歯科治療とリハビリテーションを行った一例から …………… 209

Part3
実践編

第3章　多職種連携を通した口腔管理の必要性

- **3-1** 歯周病治療を基軸とした多職種連携のミッション ………… 215
- **3-2** 多職種連携の必要性と診療室の役割の変化 ………………… 219
- **3-3** 地域における多職種連携の実際（訪問看護師・ケアマネジャー・介護職他） ………………… 233
- **3-4** 病院内における多職種連携（主に看護師） ………………… 227

第4章　高齢者歯周治療を安全に行うために

- **4-1**①　高齢者歯周病治療を行う上で重要な口腔咽頭機能の評価 ………………… 233
- **4-1**②　歯周治療前のアセスメントの重要性 ………………… 236
- **4-2**　粘膜ケアの重要性 ………………… 239
- **4-3**　咽頭ケアの必要性と方法　歯科から発信する技術：口腔咽頭吸引 ………………… 244
- **4-4**　口腔リハビリテーション ………… 248
- **4-5**　終末期における口腔管理 …………… 253

第5章　超高齢社会におけるインプラントの位置付けと管理

- **5-1**　インプラントの位置づけ ………… 259
- **5-2**　インプラント周囲疾患への対策と管理 ………………… 263

第6章　高齢者に対する健康教育

- **6-1**　定期健診の重要性と健康教育のポイント ………………… 269

Part4
海外に学ぶ

スウェーデンにおける高齢者歯周治療 …… 275

著者一覧

監著		
	吉江弘正	新潟大学大学院医歯学総合研究科・歯周診断・再建学分野・教授
	吉成伸夫	松本歯科大学・歯科保存学講座（歯周）・教授
	米山武義	静岡県・米山歯科クリニック・歯科医師

著者 (50音順)		
	足立 融	鳥取県・あい・あだちデンタルクリニック・歯科医師
	飯島勝矢	東京大学・高齢社会総合研究機構・教授
	石黒幸枝	米原市地域包括医療福祉センター「ふくしあ」・歯科衛生士
	石田雄一	徳島大学大学院医歯薬学研究部・口腔顎顔面補綴学分野・講師
	磯部昭夫	昭和大学歯学部・高齢者歯科学講座・助教
	市川哲雄	徳島大学大学院医歯薬学研究部・口腔顎顔面補綴学分野・教授
	井上 誠	新潟大学大学院医歯学総合研究科・摂食嚥下リハビリテーション学分野・教授
	植田耕一郎	日本大学歯学部・摂食機能療法学講座・教授
	宇田川信之	松本歯科大学口腔生化学講座・総合歯科医学研究所・教授
	江面 晃	日本歯科大学・新潟病院総合診療科・教授・口腔ケア機能管理センター長
	遠藤英俊	国立長寿医療研究センター・長寿医療研修センター長
	小笠原 正	松本歯科大学・障がい者歯科学講座・教授
	小川祐司	新潟大学大学院医歯学総合研究科・予防歯科学分野・准教授
	奥田一博	新潟大学大学院医歯学総合研究科・歯周診断・再建学分野・准教授
	尾崎友輝	松本歯科大学・歯科保存学講座
	菊谷 武	日本歯科大学口腔リハビリテーション科・教授
	岸本裕充	兵庫医科大学・歯科口腔外科学講座・主任教授
	栗原英見	広島大学大学院医歯薬保健学研究科・歯周病態学研究室・教授
	黒川裕臣	日本歯科大学・新潟病院総合診療科・教授
	小出雅則	松本歯科大学口腔生化学講座・総合歯科医学研究所
	光銭裕二	北海道・光銭歯科医院・歯科医師
	小林直樹	岡山県・万成病院・歯科医長
	小林芳友	岡山県・積善病院歯科・歯科診療部長

著者
(50音順)

五味一博	鶴見大学歯学部・歯周病学講座・教授	
斎藤一郎	鶴見大学歯学部病理学講座・同大附属病院ドライマウス外来・教授	
坂上竜資	福岡歯科大学・口腔治療学講座歯周病学分野・教授	
佐藤 聡	日本歯科大学新潟生命歯学部・歯周病学講座・教授	
佐藤裕二	昭和大学歯学部・高齢者歯科学講座・教授	
佐野朋美	九州大学大学院歯学研究院・口腔機能修復学講座・歯周病学分野・助教	
清水智幸	東京都・東京国際クリニック/歯科・歯科医師	
下田 静	熱海ちとせ病院・管理栄養士	
杉山清子	三島総合病院・管理栄養士	
菅 武雄	鶴見大学歯学部・高齢者歯科学講座・講師	
関野 愉	日本歯科大学 生命歯学部・歯周病学講座・准教授	
高橋 啓	愛媛県・たかはし歯科・歯科医師	
高橋賢晃	日本歯科大学附属病院・口腔リハビリテーション科・講師	
田口 明	松本歯科大学・歯科放射線学講座・教授	
武井典子	公益財団法人ライオン歯科衛生研究所・公益社団法人日本歯科衛生士会・歯科衛生士	
竹内照美	静岡県立静岡がんセンター 歯科口腔外科・レジデント	
恒石美登里	日本歯科総合研究機構・主任研究員	
角町正勝	長崎県・角町歯科医院・歯科医師	
内藤 徹	福岡歯科大学・総合歯科学講座高齢者歯科学分野・教授	
永原隆吉	医療法人社団日本鋼管福山病院歯科・科長	
中村美どり	松本歯科大学口腔生化学講座・総合歯科医学研究所	
中村祐己	兵庫医科大学・歯科口腔外科学講座・助教	
西村英紀	九州大学大学院歯学研究院・口腔機能修復学講座・歯周病学分野・教授	

著 者 一 覧

著者 (50音順)		
	沼部幸博	日本歯科大学 生命歯学部・歯周病学講座・教授
	白田千代子	東京医科歯科大学大学院医歯学総合研究科・歯科衛生士
	花形哲夫	山梨県・花形歯科医院・歯科医師
	東 幸仁	広島大学原爆放射線医科学研究所ゲノム障害医学研究センター・教授 広島大学病院未来医療センター・センター長
	平野浩彦	東京都健康長寿医療センター・歯科口腔外科・部長
	古市保志	北海道医療大学歯学部・歯周歯内治療学講座・教授
	星野由香里	イェテボリ大学歯周病専門診療室・ヴェストヨータランド地方公共歯科診療所・歯科衛生士
	細野 純	東京都・細野歯科クリニック・歯科医師
	松尾浩一郎	藤田保健衛生大学医学部歯科・教授
	松本めぐみ	東京都・馬込中央診療所歯科・歯科医師
	宮崎秀夫	新潟大学大学院医歯学総合研究科・予防歯科学分野・教授
	森田一彦	静岡県・森田歯科医院・歯科医師
	両角俊哉	新潟大学医歯学総合病院予防・保存系歯科　歯周病科・病院講師
	両角祐子	日本歯科大学新潟生命歯学部・歯周病学講座・准教授
	文字山 穂瑞	東京西の森歯科衛生士専門学校・西東京口腔ケアステーション・歯科衛生士
	山根源之	東京歯科大学名誉教授（元東京歯科大学オーラルメディシン・口腔外科学講座・主任教授）
	山本龍生	神奈川歯科大学大学院歯学研究科・口腔科学講座・社会歯科学分野・教授
	山本松男	昭和大学歯学部・歯周病学教室・教授
	百合草 健圭志	静岡県立静岡がんセンター 歯科口腔外科・部長
	吉田光由	広島大学大学院医歯薬保健学研究科・先端歯科補綴学研究室・准教授
	吉田春陽	大阪府・吉田歯科医院・歯科医師

監修者紹介

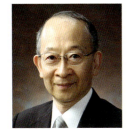

吉江 弘正　よしえ ひろまさ
新潟大学大学院 医歯学総合研究科 摂食環境制御学講座 歯周診断・再建学分野　教授

1977 年　新潟大学歯学部卒業
1981 年　新潟大学大学院修了（歯周病学）
1981 年　新潟大学歯学部助手
1981-1983 年　米国フォーサイス歯科センター研究員（免疫学）
1986 年　新潟大学歯学部助教授
1999 年　新潟大学歯学部教授
2001 年　新潟大学大学院歯周診断再建学分野教授
2004-2006 年　新潟大学医歯学図書館長
2005-2007 年　新潟大学歯学部副学部長
2005-2007 年　新潟大学医歯学総合病院　病院長補佐
2011-2013 年　日本歯周病学会理事長
2014-2016 年　新潟大学医歯学図書館長
2018 年　新潟大学　定年退職（予定）

日本歯周病学会常任理事・指導医・専門医、日本歯科保存学会理事・指導医、国際歯科研究会日本部会（JADR）理事（2011-2012 年）、米国歯周病学会（AAP）国際会員、国際歯周病学会（IAP）会員、国際歯科研究会（IADR）会員

主な筆頭編著 9 編、著書約 80 編

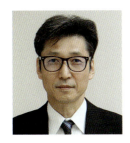

吉成 伸夫　よしなり のぶお
松本歯科大学 歯科保存学講座（歯周）　教授

1986 年　愛知学院大学歯学部卒業
1990 年　愛知学院大学歯学部助手（歯科保存学第三講座 歯周病科）
1995 年　愛知学院大学歯学部講師（歯科保存学第三講座 歯周病科）
2000 年　日本歯周病学会指導医
2001-2002 年　ノースカロライナ大学チャペルヒル校 口腔と全身疾患センター留学
2006-2014 年　松本歯科大学歯科保存学第 1 講座教授
2008 年　日本老年歯科医学会指導医
2009 年　日本歯科保存学会指導医
2010-2012 年　松本歯科大学副学長
2011 年　日本歯周病学会常任理事
2013 年　日本レーザー歯学会指導医
2013-2017 年　松本歯科大学病院副病院長
2013 年　日本レーザー歯学会副理事長
2014 年　松本歯科大学歯科保存学講座（歯周）教授（講座統合に伴い名称変更）

国際歯科研究会 (IADR) 会員、国際歯科研究会日本部会（JADR）会員、米国歯周病学会（AAP）国際会員、国際歯周病学会（IAP）会員

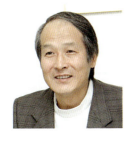

米山 武義　よねやま たけよし
静岡県 米山歯科クリニック　院長

1979 年　日本歯科大学歯学部卒業
1979 年　同大学助手 (歯周病学教室)
1981-1983 年　スウェーデン、イエテボリ大学歯学部留学
1989 年　伊豆逓信病院歯科（非常勤）
1990 年　静岡県駿東郡長泉町　米山歯科クリニック開業
1996-1998 年　静岡県歯科医師会公衆衛生部員
1997 年　歯学博士

1998 年-　老年歯科医学会理事、静岡県歯科医師会介護保険歯科サービス特別委員会委員
2004 年　医学博士
2008 年　日本老年歯科医学会指導医、認定医
2011 年　日本歯科大学生命歯学部臨床教授
2012 年　日本老年歯科医学会専門医
2013 年　日本歯科大学新潟生命歯学部客員教授
2015 年　静岡県委託事業在宅歯科医療推進室運営委員

PART 1
コンセプト編

Concept 1 今なぜ、高齢者への歯周治療が、求められるのか？

米山武義
静岡県・米山歯科クリニック・歯科医師

はじめに

■増える高齢者の残存歯数と歯周病

私達が想像する以上に我が国の高齢化の波は深刻度を増している。この大きな波は歯科界にも確実に影響を与え、これまで経験したことのない対応を迫られることになると予想する。事実、最近、家族に支えられながら歯科診療室を訪れる高齢者の方が多くなった（図1）。その多くが、多剤を服用し、広範囲な歯周病と根面う蝕を有し、薬剤の影響が口腔内に発現している。また、口腔乾燥症を呈する患者に接する機会も多く、歯周治療の効果が得られにくいという壁にぶつかる。

筆者が30年以上前に特別養護老人ホームで初めて経験した高齢者の無残な口腔内状態と比較し、明らかに異なる点は、残存歯数の増加と高い頻度で認められる歯周病である。

■問題は歯数ではなく、歯の保存状態である

私達歯科医師、歯科衛生士は、歯を残すことが最も重要な使命であると教育され、実践してきた。が、超高齢社会を迎えた今、問題は歯数ではなく、どのような状態で歯が保存されているかである。

翻ってインプラントも単に植立しているかどうかではなく、いかに機能を維持し、食生活を支えているかである。さらにいえばインプラント周囲組織の炎症の有無が重要であり、全身の感染症の原因になっていないことが必須条件である。

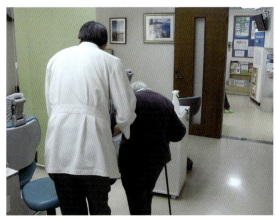

図1　高齢化の波は歯科診療室にも確実に訪れている。

今後は目の前にいる患者の将来の姿を想像すべきである

■残存歯へのシームレスな歯周病管理を

　患者は必ず高齢化し、いくつかの病気を抱え、心身の介護が必要となり、そして死を迎えるという生物として避けられない過程を歩んでいる。

　患者は通院できるとは限らず、療養や介護を受ける場所が自宅であるとも限らない。幸か、不幸かこれまで私達はこの過程をあまり考えずに歯科治療（歯周治療）に取り組むことができた。しかし、これからは目の前にいる患者の将来の姿を想像すべきであり、何がその患者にとってより良き姿かを考えなければならない。

　「信頼される歯科医療とは何か」を突き詰めてみると「シームレス診療」に行きつく。まさに生涯にわたる切れ目のない関わりが求められる時代に入った。その中で注意を向けなければならないことは、残存歯数の急増であり、これに対するシームレスな歯周病管理である。こうした時代的背景の中で、高齢者への歯周治療、歯周病学の確立が待たれる。

急増する残存歯数（現在歯数）と易感染性の高齢者の増加

■難しい条件、環境下で口腔管理を行う時代

　歯科医療技術の進歩と国民の口腔保健に対する関心の高まりによって、8020達成者は直近値で50％を越えた（図2）。8020運動がスタートした当初は、我が国ではまったく達成不可能なスローガンであるという指摘もあった。しかし、平成20年代に入り、驚くほど残存歯数は伸長し、今後10年以内に50％に達する勢いである。

　一方、平均寿命の増進によって疾病と障害を持ち、感染しやすい高齢者の急増が社会の新たな問題として浮かび上がってきた（図3）。難しい条件、環境下で歯と口腔を管理していかなければならない時代に突入したと認識してよい。日常臨床で行っている抜歯や歯肉縁下のスケーリング・ルートプレーニング（SRP）により菌血症が容易に発症するという事実は、地域医療に関わる開業医の切実な問題である。この残存歯数の増加を考えた時、高齢者の特性に配慮した歯周治療の理論と実践が必須である。時間は限られている。

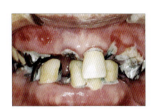

図3　平均寿命の増進により、疾病と障害を持ち、易感染の高齢者が増加している。

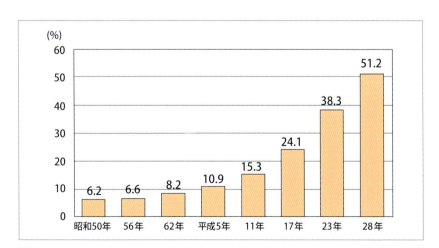

図2　75歳以上の8020達成者は50％を超えている。

日本を代表する在宅医（内科医）からの手紙

■高齢者への歯科の対応の遅れを恥じた

　筆者は過日、日本を代表する在宅医・川越医師から在宅で担当する要介護高齢者の口腔内状況を嘆き、綴った手紙をいただいた（図3）。川越医師も、まさに筆者が歯学部を卒業した直後、特別養護老人ホームで入所者の口腔内を目の当たりにした時と同じ衝撃を在宅で感じたことを知った。そして高齢者医療に真剣に対峙し、行動を起こそうとしている歯科医師数が絶対的に少ないことに恥ずかしさと危機感を感じた。内容は以下のとおりである。

　筆者は在宅医療を担うベテラン医師に在宅療養中の患者の劣悪な口腔内環境の実態を見透かされたような気がした。そして苦しんだ末、出た結論は高齢者の歯周治療を歯科診療室だけでなく、在宅、施設、病院にまで拡大することによって、高齢者の口腔内環境は改善に向けて一変するのではないかと考えるに至った。しかし、求められる歯周治療の概念と具体的な治療行為を診療場所、対象を問わず拡げていくには、多くの歯科医師、歯科衛生士に高齢者の現状の認識と熱き志、ミッションが必要であることに気づいた。

　先日の国立長寿医療センターの会議ではお世話になりました。

　以前から医科歯科連携の重要性は叫ばれていながら、仲々大きく発展するには至っていないこと、改めて考えますと、在宅患者を日常的に担当している在宅医や訪問看護師が、要は口腔内を観察していない、歯科介入の必要性があったとしても気づいていないところが最もボトルネックになっているのではないかと考え、平成23年度の厚労省モデル事業在宅医療連携拠点事業を受託するにあたり、歯科衛生士を雇用し、当院の訪問診療に同行してもらい、端からスクリーニングしてもらいました。

　平たく言うとほぼすべての在宅患者にセルフケアが不足しており、基礎疾患もあるわけですので、歯科介入の必要性があるわけですが、特に必要性が高い患者を抽出し、狭義の歯科治療に止まらず、継続的な口腔ケア、摂食嚥下リハビリテーションにまで関わる覚悟のある歯科医師をご紹介下さいと地区歯科医師会にお願いし、3名の歯科医師に集中的に患者を紹介するというスタイルでスタートしました。

図3　川越医師からの手紙。

誤嚥性肺炎予防と高齢者への歯周治療の意義

■残存歯数の増加による感染症のリスクを増やしてはならない

誤嚥性肺炎に代表される呼吸器感染症において、歯周病管理は重要である。ある老人福祉施設で1年余りにわたり発熱傾向を調べたところ、ADLが低下している人ほど、また痴呆が進んでいる人ほど、発熱傾向が認められることがわかった[1]。多くの要介護高齢者は、ADL、認知機能が低下するほど、口腔衛生状態が低下し、歯肉に炎症が認められることがわかった。しかし、口腔衛生管理を確実に行うことによって、歯肉炎も有意に減少するという結果を得た（図4）[2]。

他方、2年間にわたって全国11の特別養護老人ホームで、日々の施設介護職員による口腔清掃を主体とした口腔ケアと、週1回の歯科衛生士による口腔衛生管理の継続によって、対照群に比較し、発熱日数、肺炎の発症率、肺炎による死亡率に有意な減少を見た[3]。

現在、医療と福祉の現場で、誤嚥性肺炎予防に口腔ケアは基本的事項として取り上げられつつある。しかし、さらに多くの歯が残る時代、歯の表面のプラークの著しい増加によって、高齢者の肺炎が増えるかもしれない。この懸念が現実のものとならなければよいのだが、急速な残存歯数の増加が口腔機能面でのプラス面より、感染源増加による感染症のリスク増加という看過できない結果をもたらす可能性があることを、口腔の専門職として肝に銘じておかなければならない。

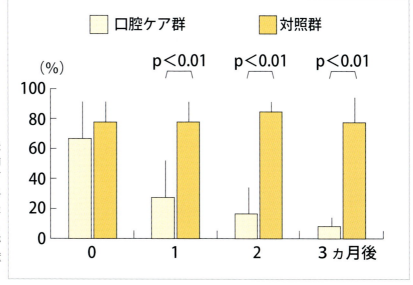

図4　口腔ケア群と対照群の歯肉炎指数の比較。歯肉炎指数（％）＝（歯肉から出血の認められた歯面数）／（残存歯の合計歯面）×100として各個人ごとに求めた平均値を比較した結果も同様に、1ヵ月後ですでに、口腔ケア群において優位に歯肉炎が減少していた（$p<0.05$）（参考文献3より引用改変）。

長年のメインテナンス患者が来院できなくなった時どうするか？

■シームレス診療とは歯周治療のメインテナンスを完遂するためのものである

　歯周病のメインテナンスの究極のゴールはたとえどのような環境におかれても、歯周病を再発させるプラークをセルフケアとプロフェッショナルケアの両面からコントロールしていくことである。実際、高齢の患者であっても、定期的に通院し、歯周治療を受けることによって長期にわたる歯周組織の健康は確保される（図5、6）。しかし、メインテナンスは歯科診療室で終わるわけではなく、在宅医療下にあっても病院に入院していても、継続的にプラークコントロールされ、はじめてゴールを勝ちとれる。これは理想論ではなく、メインテナンスを診療の柱にしている診療室ではごく自然な考え方である。高齢者に対する歯周治療の考え方には、来院できなくなった患者に対する対応も含まれるのである。歯周治療のメインテナンスを完遂するためにシームレスな歯周治療としての関わりが求められるゆえんである。

●初診時口腔内写真（1988年）

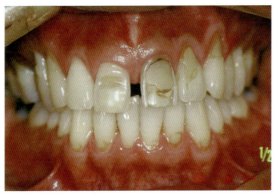

●初診時より29年経過時の口腔内写真（2017年）

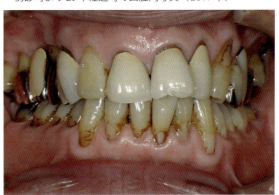

●初診時歯周組織検査

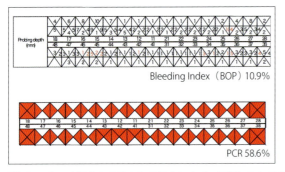

●初診時より29年経過時の歯周組織検査

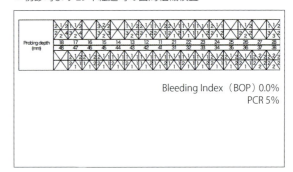

図5、6　定期的な来院と歯周治療により、長期にわたる歯周組織の健康を維持できる。

インプラント治療を受けた患者が、要介護状態になった時どうするか？

■病態別、様々な環境下でのインプラントケアの模索が必要

インプラントは歯科の重要な治療法であるとともに、予知性の高い治療でもある。しかし、このインプラント治療も十分な感染予防に根ざしたメインテナンスがあって、はじめて評価が得られる。しかし、残念なことに30〜50年の歴史を持つオッセオインテグレーテッドインプラントも患者の高齢化により社会的に大きな問題となろうとしている。病院に入院した時、要介護状態になった時、他者のケアに頼らざるを得ない。現実的に誰がインプラントのケアを担うのか。看護師か？介護職か？家族か？　否、誰も手が付けられない（図7）。

歯科医療従事者、それも歯周病に精通した歯科医師、歯科衛生士にしか対応できないケースも多数存在する。高齢者への歯周治療の中で病態別、様々な環境下でのインプラントケアのあり方を考えなければならない。

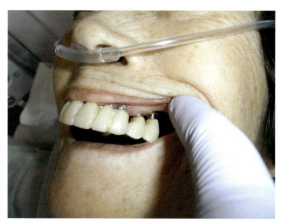

図7　自立できなくなった患者のインプラントのケアを誰が行うのか？

終末期における歯周病学的管理の位置づけ

■終末期というデリケートな時でも基本となるのは歯周基本治療の考え方

終末期における歯科の役割は、重要ではあるが主役ではない。主として感染予防や口腔粘膜疾患の予防として口腔のケアに関わったり、食支援として関わるケースである。難しい歯科治療が求められることはほとんどない。緩和ケアとしての関わり、納得の人生を演出するための関わりに重点が置かれる。終末期においては口内炎等の口腔粘膜の病変が発症しやすく、痛みで食事がとれなくなったり、話ができなくなったりして、衰弱が進むケースが多い。終末期ケアにおいては痛みのコントロールが重要課題となるため、口腔ケアの重要性は増々高くなる。

終末期におけるデリケートな口腔ケアの中で歯科の専門職の柱になるのは、歯周基本治療の考え方である。この意味でも高齢者への歯周治療の考え方と実践が求められる。

Concept 2 介護予防としての高齢者への歯周治療と口腔管理の必要性

吉江弘正[*1]・吉成伸夫[*2]
新潟大学大学院医歯学総合研究科・歯周診断・再建学分野・教授[*1]、松本歯科大学・歯科保存学講座（歯周）・教授[*2]

高い有病者率で、減少しない歯周炎

■社会的課題になりつつある高齢者の歯周炎

　超高齢社会を迎えた日本において歯周病を有する（4mm以上の歯周ポケットが口腔内に1ヵ所以上ある）人の割合は、依然として減少していない。図1は、歯科疾患実態調査における歯周炎の年齢別有病者率を平成11年、17年、23年の結果を重ね合わせたものである。

　60歳前後を境に大きな変化が見てとれる。すなわち、近年になるにつれ歯周病患者は60歳以下では減少しているが、60歳以上では増加している。加齢により罹患歯をより多く有することと、8020運動の成果で残存歯がより多くなったためである。

　さらに周知の如く、高齢者人口は増加の一途であり、日本における歯周病有病者の数も増加し、社会的課題となりつつある。歯周病だけを見ても、高齢者への歯周治療・口腔管理は、必須である。

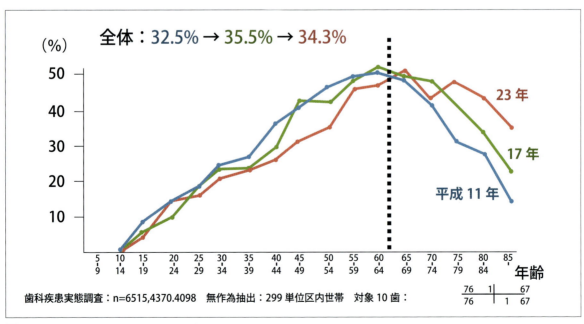

図1　高い有病者率で、減少しない歯周炎。

高齢者を取り巻く口腔領域疾患・生活習慣病・老年症候群

■ **歯周病の増加は、医学的な課題でもある**

高齢者の歯周病が増加していることに加え、様々な口腔領域疾患、生活習慣病、老年症候群が併発している。これは医学的にも課題である。図2に高齢社会における代表的疾患・障害・症状を、「口腔領域疾患」、「生活習慣病等」、「老年病・老年症候群」に分けて列挙してみた。60歳を過ぎると、いかに多くの疾患等が現れ、あるいは潜在するかを理解すべきである。そして、歯科医療関係者はこれらの脅威を抱える人を治療・管理しなければならない難しさに直面している。

さらに口腔からの細菌感染であり、持続的な炎症反応・免疫応答である歯周病は、ここに挙げた多くの疾患と関連するとの報告があり、これが臨床現場をさらに複雑化させている。

学術的にはこれらの疾患を総括して「歯周病に関連した全身疾患」と表現しているものが多いが、本書では「歯周医学疾患」と述べる。科学的に実証されている疾患、推定されている病気、不確定で議論されているものを、赤色の背景で示した。より濃い赤色の背景が、歯周病との関連に関してよりエビデンスが認められているものである。

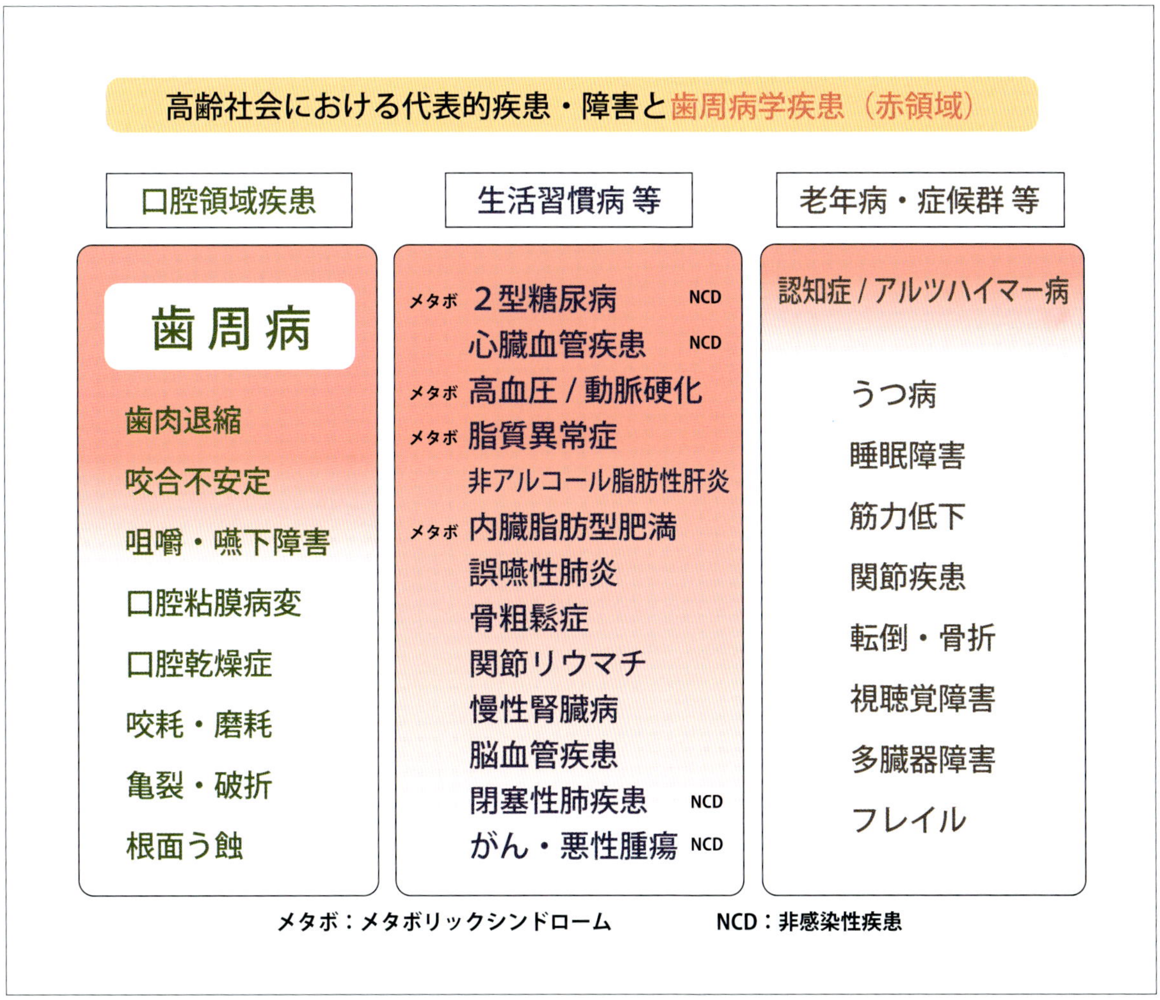

高齢社会における代表的疾患・障害と歯周病学疾患（赤領域）

口腔領域疾患	生活習慣病 等	老年病・症候群 等
歯周病	メタボ 2型糖尿病　NCD 心臓血管疾患　NCD メタボ 高血圧/動脈硬化 メタボ 脂質異常症 非アルコール脂肪性肝炎 メタボ 内臓脂肪型肥満 誤嚥性肺炎 骨粗鬆症 関節リウマチ 慢性腎臓病 脳血管疾患 閉塞性肺疾患　NCD がん・悪性腫瘍　NCD	認知症/アルツハイマー病 うつ病 睡眠障害 筋力低下 関節疾患 転倒・骨折 視聴覚障害 多臓器障害 フレイル
歯肉退縮 咬合不安定 咀嚼・嚥下障害 口腔粘膜病変 口腔乾燥症 咬耗・磨耗 亀裂・破折 根面う蝕		

メタボ：メタボリックシンドローム　　NCD：非感染性疾患

図2　口腔領域疾患・生活習慣病・老年症候群。

治療と管理のオーバーラップと医療従事者の役割分担

■**臨床現場での統制のとれた体制が重要である**

高齢者を対象にした場合、「治療」と「管理」に一線を引くことは難しく、かなりの部分で重なりあっているのが事実である。しかし、歯科医師と患者、歯科医療・医療関係者、さらに介護・支援関係者同士のコミュニケーションツールとして明確にしておく必要がある。

図3は、日本歯科医学会の平成27年の答申書であり、従来の定義（歯周病学用語集第2版、老年歯科医学用語辞典第2版）に加えて、この用語を参考にした。すなわち、従来概念としての治療を2つに分け、歯科医師が行う治療行為を「口腔機能管理」とし、歯科衛生士が主に行う行為を「口腔衛生管理」とした。また、歯科衛生士は歯周関連処置として口腔機能管理も一部担っている。また、「口腔ケア」は狭義として、口腔清潔等と食事への準備等からなり、歯科衛生士、看護師、ケアマネジャー等が主に担当するものとした。全体を総括して「口腔健康管理」と表現している。

臨床現場では高齢者本人を中心に、この治療と管理、担当者の明確化を行い、統制のとれた体制が重要であり、その必要性が強調される。より具体的には実践編を参照されたい。

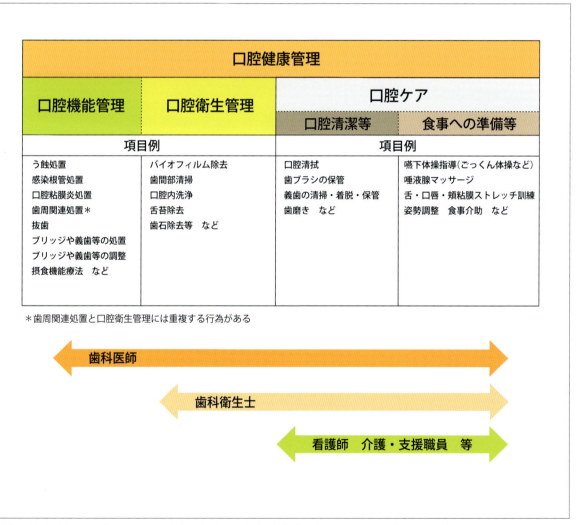

図3　治療、管理、口腔ケアの用語と役割分担（日本歯科医学会「口腔ケア」に関する検討委員会答申書 平成27年6月.より引用改変）。

健康型・フレイル型・介護型のパターン化

■1つの基準で診断、治療、管理できない高齢者の多様性

　高齢者の最大の特徴は、「多様性」であり、健康から要介護5までと幅広いため、1つの基準で診断、治療、管理することはできない。そのために病態ステージから3つのパターン化を試みた（図4）。すなわち「健康型」、「フレイル型」、「介護型」である。

　フレイル・プレフレイル（虚弱）の定義は難しく、医学・医療界でも統一されているとは言いがたい。フレイルの基本は、自立・健康へ戻ることが可能な状態のものであり、また、歯科医療従事者から見てフレイルを、歯科医院通院可能か、不可かに分けて、整理することを提案したい。もちろん3つのパターンの境界線は明瞭でなく、時期により可逆的に移行することもあり、特定することは難しいのが実情である。しかし、加齢学的観点からして、個人の中で転換期とも言える「健康体からプレフレイルへの移行時期」が極めて重要であり、個別的に見極めることが本書の基本軸の1つである。

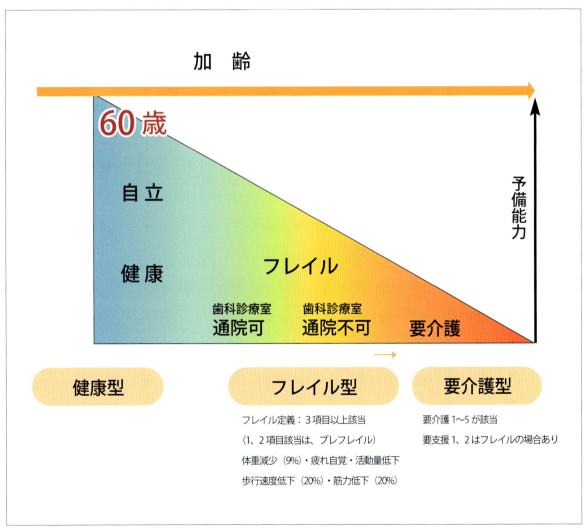

図4　健康型・フレイル型・介護型のパターン化。

健康型治療の内容とゴール

■ **現行の歯科治療体系への社会的要望は大きい**

健康型の歯周治療とは、長い歯周治療の歴史の中で積みあげてきた現行の治療体系である。細菌と咬合の2大要因を除去する「歯周基本治療」（原菌除去治療）、その後の付着の獲得と歯槽骨再生を目指す「歯周外科治療」、歯の固定や修復・義歯による補綴、インプラント等の「口腔機能回復治療」、そして治癒した際の「メインテナンス」、病状安定の際の「安定期治療（SPT）」である。

健康である歯周病患者の歯周治療のゴールを要約すると、
①歯周ポケットを3mm以内にする
②プロービング時の出血がほとんどない
③プラークスコアーが低いレベルで保たれている
ことである。

我が国において、今後60歳以上の高齢者の「健康型」の割合は、ますます増加するわけで、現行の歯周治療体系への社会的要望は大きい。

フレイル型・介護型治療管理のゴール

■ **重症化リスク・全身性リスクの回避のために**

再度、歯周病を治療しなければならない理由を考えてみよう。1つは、歯周病により歯を失い、咬合・咀嚼・摂食・嚥下・栄養障害が生じ、快適な生活が過ごせなくなる。もう1つは、一部の歯周病は全身の臓器に悪影響を及ぼし、様々な病気と関連して生活の質の向上を妨げることであろう。換言すれば、治療・管理により「重症化リスク」と「全身性リスク」を回避することであり、超高齢社会においてはより重要となる（図5）。

それでは、高齢者のゴールとは何であろうか？　様々な病気を有する高齢者において、歯周治療ゴールを確立するのは、極めて難しい。あえて概念的表現するならば、
①歯周病が進行しなければよい
②歯周病が全身の臓器に悪影響がなければよい
であろう（図6）。具体的な症例とそのゴールについては実践編のConcept 1を参考にされたい。

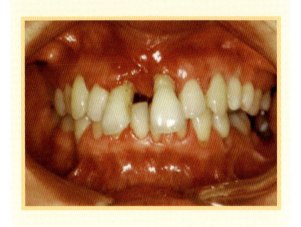
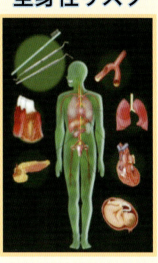

図5　重症化リスク・全身性リスクの回避。

図6　健康型・フレイル型・介護型のゴールの違い。

歯周病予防と健康寿命の延伸

■**生涯を通した個別的、多角的管理の重要性**

「歯周病を予防、治療し、全身の管理を行い、約10年の差がある健康寿命と平均（生物学的）寿命を縮めること」が、本邦における社会的意義であり、なにゆえ高齢者の治療管理が必要であるかの本体である（図7）。そのためには60歳からの治療、管理、対応では遅すぎるのが現実である。

よって胎児、乳児期から生涯にわたるシームレスな遺伝的素因の情報収集、データ管理、解析に基づくバイオマーカーの発見、若年期の健康教育・啓発・治療、そして特に壮年期、高齢期においては、歯周病の進行予防のための健診、歯科医療関係者と医師・看護師・看護関係者との密な連携、患者を中心として総合的包括的医療連携が必要である。

さらに、どの世代においても遺伝的素因とバイオマーカー検査を用いて個別的に予防的介入を行い、発症の防止と遅延を実現させる「個の医学」に根ざした新しい予防コンセプトである先制医療を応用した先制歯周治療の推進が望まれる。

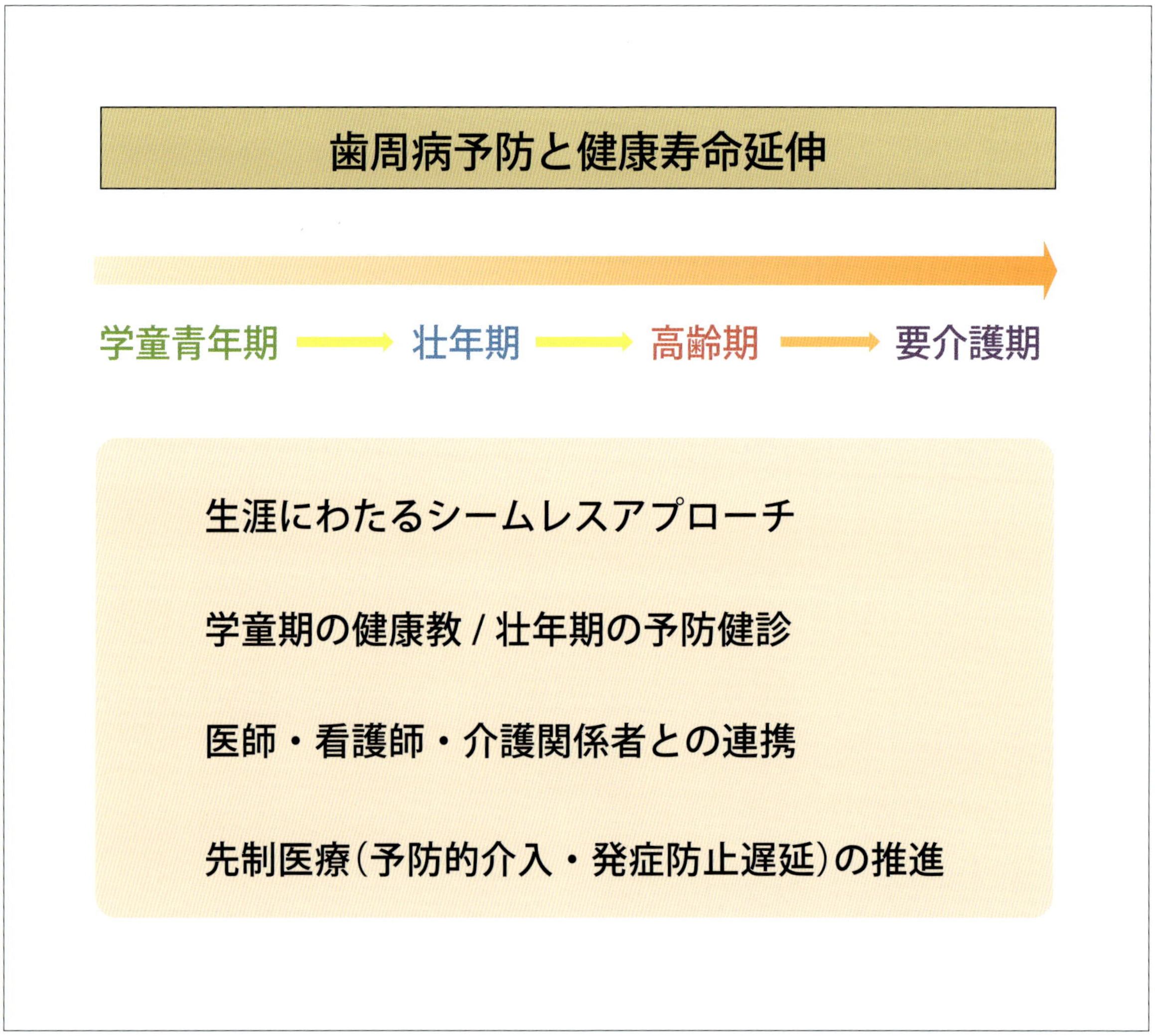

歯周病予防と健康寿命延伸

学童青年期 → 壮年期 → 高齢期 → 要介護期

- 生涯にわたるシームレスアプローチ
- 学童期の健康教/壮年期の予防健診
- 医師・看護師・介護関係者との連携
- 先制医療（予防的介入・発症防止遅延）の推進

図7　歯周病予防と健康寿命延伸。

Concept 3　フレイル概念から考え直すオーラルフレイル

飯島勝矢
東京大学・高齢社会総合研究機構・教授

はじめに

今日、我が国においては世界に例のない少子高齢化が進んでいる。こうした急激な人口構成の変化に対応するために医療、介護を含む社会保障、居住環境、社会的インフラ、就業形態をはじめとした社会システム全体を組み替える必要性(コミュニティのリデザイン)が目前に迫っている。すなわち、高齢者の健康寿命を延伸し、経済活動・地域活動への参加を促すことにより高齢者をも「社会の支え手」とする新しい社会システムを追い求める必要がある。

新概念「フレイル」を軸とする予防施策のパラダイムシフト

■「フレイル」を構成する3つの要素

ヒトは加齢が進むに従い、徐々に心身の機能が低下し、日常生活活動や自立度の低下を経て、要介護の状態に陥っていく。この心身機能の顕著な低下を「虚弱（Frailty）」と一般的に呼んでおり、要介護への最たる要因である。また、さらに複数の要素が絡み合い、負の連鎖を起こすともいわれている[1]。我々日本老年医学会は2014年に「虚弱」のことを「フレイル」と呼ぶことを提唱し、様々な構想をした（図1）。

この新概念フレイルは、以下の3つの要素から捉えることができる。
①健康な状態と要介護状態の中間地点。
②しかるべき適切な介入により、機能（予備能力・残存機能）を戻すことができる。いわゆる可逆性（Reversibility）がある時期。
③フレイルは多面的である：骨格筋を中心とした「身体の虚弱（フィジカル・フレイル）」だけではなく、「こころ／認知の虚弱（メンタル／コグニティブ・フレイル）」、および「社会性の虚弱（ソーシャル・フレイル）」が存在し、負の連鎖を起こしていく[2]。

この新概念「フレイル」をふまえ、今改めて従来の健康増進から介護予防施策を原点（特にその効果検証の視点）から見つめ直し、新たな風を入れることが必要である。健康寿命の延伸が叫ばれる中、専門職、行政、国民すべてがこのフレイル対策の趣旨をしっかりと理解した上でのパラダイムシフトが強く求められている。

■虚弱サイクルによる負の連鎖を早期に断ち切る

Friedらによりサルコペニアを中心とする虚弱サイクル（Frailty cycle）が示されている[2]。サルコペニアが若干進行すると安静時代謝が減り、消費エネルギーも減少することから、食欲（食事摂取量）低下に傾き、低栄養や体重減少に陥っていき、次なるサルコペニアの進行を促すという、いわゆる負の連鎖が生じる。そこに、社会的問題（独居、閉じこもり、貧困等）や精神心理的問題（認知機能障害や抑うつ等）も大きく関わってくる。この負の連鎖をいかにより早期から断ち切れるかが、大きな課題である。

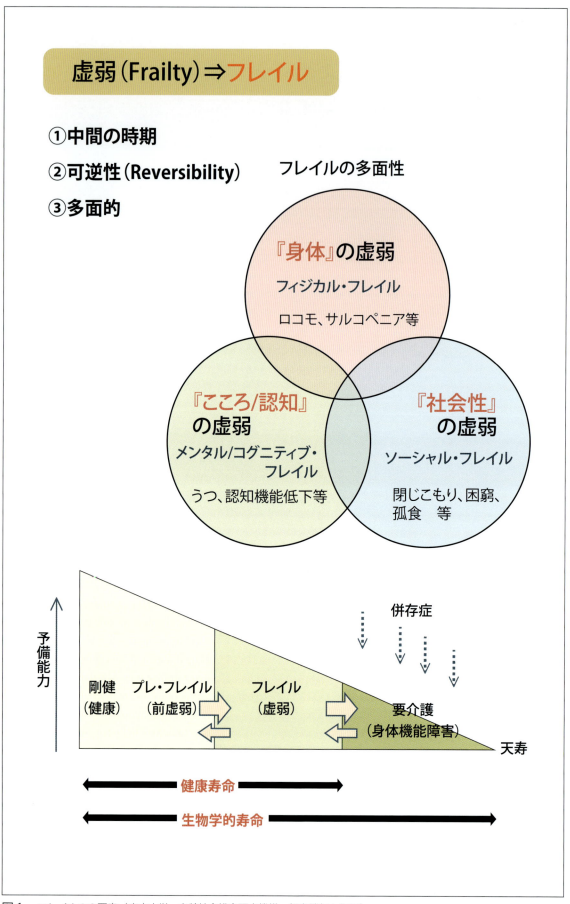

図1　フレイルの3要素（東京大学　高齢社会総合研究機構・飯島勝矢：作図）。

メタボ予防とフレイル予防：概念のギアチェンジ

■求められる個人に応じた適切なギアチェンジ

　国民、特に高齢者の食事摂取に対する認識をある時点からギアチェンジしていく必要性が生じている。例えば、どの高齢者に生活習慣病の厳格な管理のためのカロリー制限や塩分制限を行うのか、一方で、どの高齢者にどの時点から従来のメタボ概念（いい換えればカロリー制限の意味にもなる）を低栄養予防に切り替えてもらうべきなのか（図2）。この考え方のギアチェンジ（スイッチング）は、今後フレイル対策を進める上で非常に重要な鍵となる。すなわち、地域ごとの従来の介護予防事業を今まで以上に底上げすること、さらに専門職の支援活動（栄養、口腔、服薬等）に加え、国民目線での活動（自助・共助・互助）を軸とするまちづくりの中で、「しっかり噛んでしっかり食べる」という原点をいかに各国民が改めて自分事化させるか、それを大きな国民運動にまで発展させ、最終的には包括的な介護予防等の施策改善に資する流れにつなげたい。

4つのフェーズから見た一連のアプローチ施策

■フレイルモデルにおける4つのアプローチ施策

　どのような高齢者像を追い求め、社会システムやまちづくりを展望するのか、また医療にはどのようなサポートが求められているのか。

　まず、元気でできる限り自立し続けるためには、生活習慣病への一次予防対策が第一であることはいうまでもない。次に必要なのはフレイル予防（介護予防含む）である。健康寿命をより延伸するために、「生活する力」、つまり「食べる、動く、出かける」といった原点ともいうべき力を維持するために有効な予防政策をとる必要がある。

　図3に多面的なフレイルをイメージしながら、フレイルモデルにおける4つのフェーズから見た「一連のアプローチ施策」を示す。

健康～剛健

　「健康～剛健」とされる状態では生活習慣病予防を厳格に行うことが必要だが、後期高齢者（もしくは70歳以上）でまだ2～3kgの減量を常に考えている高齢者も決して少なくはない。前述の概念の切り替えも含めて、適切な情報と指導を国民にお届けしたい。

前虚弱（プレ・フレイル）～軽度フレイル

　次の「フレイル（虚弱）」の時期にもかなり幅がある。我々は特に重きを置かなければならないポイントとして、国民に「プレ・フレイル（前虚弱状態）」をいかに分かりやすく見える化し、早期からの気づき・自分事化を与えることができるのかが課題である。このプレフレイルは、簡単に言えば、生活に困っていないが、言われてみると自分も感じている「些細な衰え」の時期なのかもしれない。

　そのアプローチ法として、「しっかり噛んでしっかり食べる、しっかり歩く（運動する）、社会性を高く維持する（閉じこもらない・社会参加・社会貢献）」という三本柱（三位一体）による早期予防重視型システムをいかに地域で展開していくかがポイントなのであろう。

要支援1／2～要介護1／2

　要介護に入ってしまう前後、いわゆる「要支援1／2～要介護1／2（＝軽度者））」においては、しっかりリハビリ、口腔ケア、栄養管理を行い、さらには閉じこもらず、少しでも外へ出るという、こだわった自立支援ケア型が必要である。

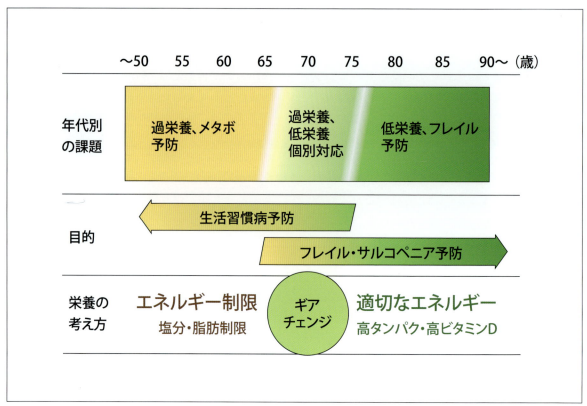

図2　年齢別栄養管理（カロリー摂取）に関する考え方の「ギアチェンジ」（葛谷雅文.医事新報4797「高齢者の栄養管理」p41-47の図4から引用改変）。

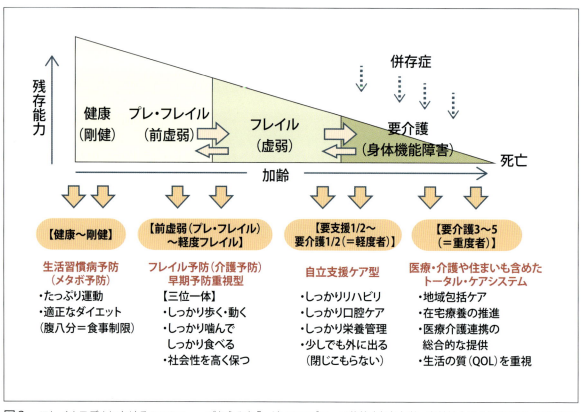

図3　フレイルモデルにおける4つのフェーズからみた「一連」のアプローチ施策（東京大学　高齢社会総合研究機構・飯島勝矢：作図）。

要介護

最後に、「要介護（身体機能障害 Disability）」の時期においては医療・介護や住まいも含めたトータル・ケアシステムの構築が求められ、各地域の事情・特性を十分ふまえた上で地域包括ケアシステムの構築を目指す。そこには生活の質（QOL）を重視した在宅医療介護連携による総合的なサービス提供が求められる。また、最期まで口から食べてもらえるようにという、専門職チームの中の「こだわり」も今改めて求められる。

大規模高齢者フレイル予防研究「柏スタディー」の狙い

■国民に早期の気づきとリテラシーをもたらすために

フレイルの最たる要因であるサルコペニアの発症・進行による初期の変化が、特に栄養（食と口腔）や社会性などの幅広い要素とどのように関わるかを研究するために、我々は千葉県柏市をフィールドとする『柏スタディー』（大規模高齢者虚弱予防研究：自立～要支援を対象、平均年齢73歳）を展開した。

これはサルコペニアの視点を軸に「些細な老いの兆候」を多角的に評価する形で推し進め、最終的に「市民により早期の気づきを与えることで自分事化させ、どのように意識変容～行動変容させ得るのかという着眼点から出発した[1]。それには心身状態への精緻な学術的評価、アプローチが必須であるが、一方で国民自身が意識変容、そして行動変容を起こしやすくするための簡便なスクリーニング指標を確立することも必須条件である。いい換えれば、国民自身が『しっかり噛んでしっかり食べ、しっかり動く、そして社会性を高く保つ』という基本的な概念を改めて再認識し、より早期からのリテラシー向上を達成できるかが最重要である。

■「孤食」から見える健全な食生活のあり方

柏スタディーの解析では「ソーシャル・フレイル」にも注目し解析している。少なくとも1日1回は誰かと食事をする集団（いわゆる共食）よりも、いつも独りで食べている集団（いわゆる孤食）の方がうつ傾向が非常に高く（約4倍）、さらには孤食に加え、ソーシャルネットワークの欠如が並行して認められた[3]。

なかでも「同居家族がいるにも関わらずいつも孤食である」という高齢者も決して少なくない。彼らはうつ傾向だけではなく、栄養状態や食品摂取多様性の低下、歩行速度などの身体能力や咀嚼力なども低下している結果であった。すなわち「独居」であることがリスクになるというよりは、むしろ『孤食』である方がリスクであった[1,3]。

急速な高齢化に伴って高齢者の生活様式や食生活のスタイルも変化してきている。そこには社会的要因や精神身体的要因なども強く密接に関連しており、今後より早期からのフレイル予防を達成するためには、多面的なフレイルを視野に入れた上での「健全な食生活のあり方」を考える必要がある。

新概念「オーラルフレイル」から何を狙うのか

■歯科口腔機能の維持、向上は不可欠

より早期からの包括的予防が求められる中、歯科口腔機能の維持、向上は必要不可欠である。図4はそれをふまえ我々が構築作成した高齢者の「栄養（食／歯科口腔）」から考えるフレイルのフロー概念図である[1,4]。全4段階からなる本図はフレイルの主な要因（特に些細な衰え）とその重複によるリスク、さらにはそれに対する早期の気づきの重要性を示したものである。

第1段階

　特に初期の変化（第1段階）は、人とのつながりや、孤食等の社会性の低下に始まり、心理の問題にも関わる。口腔に関するヘルスリテラシーの欠如も、上流の段階では大きな要因である。

第2段階～第4段階

　第2段階として栄養面のフレイル期を設定した。中でも歯科口腔機能における軽微な衰え（滑舌の低下、食べこぼし・わずかのむせ、噛めない食品が増える、等）をあえて見える化し『オーラルフレイル』として位置付け、身体への大きな虚弱化（フレイル化）への入り口であることを強調した。その段階を軽視し見逃してしまうと、徐々に不可逆的な身体面のフレイル期（第3段階：顕著なサルコペニア・ロコモティブシンドローム・低栄養等）に移行していく。

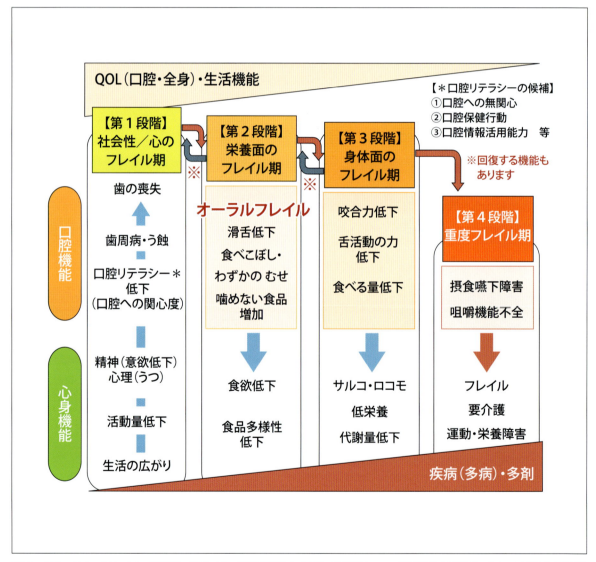

図4　『オーラル・フレイル』概念図：栄養（食／歯科口腔）から見た虚弱型フロー。第2段階（栄養面のフレイル期）に口腔機能における軽微な衰え（滑舌の低下、食べこぼし・わずかのむせ、噛めない食品が増える、等）を置き、あえて見える化した。これを『オーラル・フレイル』として位置付け、身体への大きな虚弱化への入り口であることを強調した。その段階を軽視し見逃してしまうと、徐々に不可逆的な身体面のフレイル期（第3段階：サルコ・ロコモ期）に移り変わって行く（参考文献4より引用）。

■ **求められる、口腔機能へのさらなるヘルスリテラシー**

既述の柏スタディーにおける数多くの解析結果から、本稿では以下の結果を提示する。口腔機能を以下の6項目（咀嚼能力、口腔巧緻性、舌圧、主観的咀嚼能力低下、むせ、残存歯数20未満）に幅広く設定し、縦断追跡調査（最大追跡期間：45ヵ月間）により全死亡リスク（All-cause mortality）を検討してみた。

仮に3項目以上の該当者（16％）をオーラルフレイル、1〜2項目の該当者をオーラル・プレフレイルと仮定してみると、調整後の全死亡リスクは、ハザード比2.06倍であった。また、サルコペニア発症へのリスクは2.22倍、フレイル（CHS）発症へのリスクは2.41倍であった（図5）[5]。

この概念図により、口腔機能へのさらなるヘルスリテラシー向上も狙いながら、様々な啓発に取り組んでいきたい。そして、より早期に気づき、自分事化され、意識変容から行動変容につながることを狙いたい。いい換えれば、市民側も専門職もより早期からの口腔ケア、および口腔機能維持の重要性を再認識する方向性に持っていくことが重要なのであろう。そのためには、口腔分野においても国民目線としてわかりやすい概念と簡易評価法が存在すること、医科・歯科・栄養の連携スクラムを組んだ臨床活動、普及啓発活動、骨太の共同研究と情報発信活動が求められる。

健康長寿のための3つの柱

■ **三位一体の包括的な底上げのために**

高齢期になっても健全な食生活を継続できるための具体的な国民運動論として、健康栄養教育（食育）といった観点の再考が必要である。そのためには高齢者の食生活や食習慣から始まり、最終的には社会環境や精神状態など、すべて包含しながら評価することが強く求められる。

それは、図6中のAに示すように、健康長寿のための『3つの柱』として、「栄養（食・口腔機能）」「身体活動（運動、社会活動など）」「社会参加（就労、余暇活動、ボランテイアなど）」の3つに集約でき、それらを三位一体として包括的に底上げし、少しでも早い時期からのサルコペニア予防・フレイル予防につなげることが強く求められる[1]。

また、図6中のBには「フレイル・ドミノ」を示した。我々が衰えていく中で、すべての要素に底上げが必要であるが、特に社会性の重要性をどのように国民全体で再認識すべきなのかが、今まさに問われている。

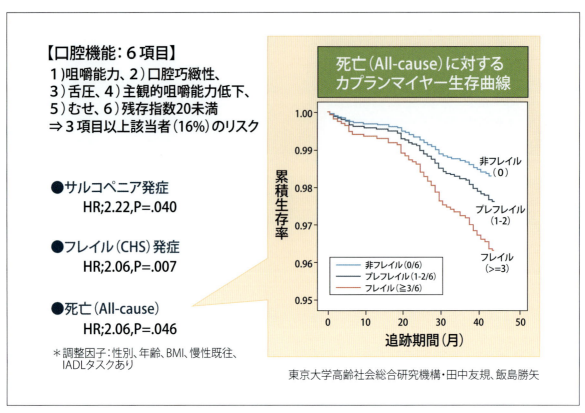

図5　死亡（All-cause）に対するカプランマイヤー生存曲線（参考文献5より引用）。

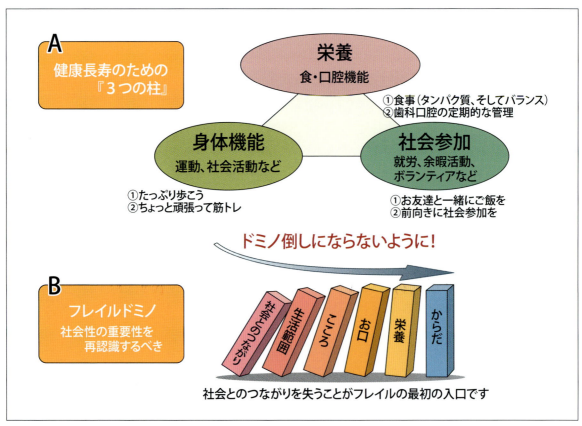

図6　フレイルドミノ（東京大学　高齢社会総合研究機構・飯島勝矢：作図）。

高齢期の健康づくりの枠組みと科学的検証の課題

■学際的なエビデンスから地域活動へ

　今後の超高齢化を考えると、高齢期になってもいつまでも弱らず自立した生活を維持し、むしろ担い手側になってもらう必要がある。これは個々の高齢者の課題でもあると同時に、すべての住民を抱えたコミュニティーそのものが抱えている大きな課題である。わが国は大きな転換期を迎えているといっても過言ではないだろう。すなわち、今後の医療改革は「総合知によるまちづくり」の一環として大きな役割を担っており、予防とケア両面バランスのとれた住み慣れたまちを目指すべきである。

　特にフレイル対策の中では栄養（食と口腔機能）の視点は最も重要であり、国民がこの原点をどのように再認識できるかが鍵であろう。全国の様々な地域において『しっかり噛んで、しっかり食べ、しっかり歩き、そしてしっかり社会性を高く！』という原点をわかりやすく見える化しながら、個々の地域における従来の介護予防事業を新たなフレイル予防活動へと進化させ、その地域に根付かせること、最終的に次の世代へ引き継がれて初めて意味のあるものと

なる。図7は、筆者が現在取り組んでいる「市民による、市民のためのフレイルチェック」である[6]。柏スタディーを中心とした科学的研究から裏付けられた住民同士でできる簡易測定評価項目（図7b）を盛り込み、上記の三位一体（①食と口腔機能による栄養、②運動や身体活動、③社会性）が包含されている。新しい市民フレイル予防サポーター（元気高齢者の担い手役も兼ねる）を養成しながら、楽しい場でサルコペニアも含むフレイル対策を住民目線で学び合い、早めの気づきを授かり、自分事化をする流れとなっている。

　真のフレイル予防活動がまちぐるみで展開されるには、「個人の意識変容・行動変容」と同時に、それを強力に促すための「良好な社会環境の実現（健康のための支援（保健・医療・福祉等サービス）へのアクセスの改善と地域の絆に依拠した健康づくりの場の構築、等）」が併存することが必須である。その中でも医科・歯科・栄養連携を基盤とした学際的な研究による新たなエビデンス創出と真の協働による臨床活動が今まさに求められている。

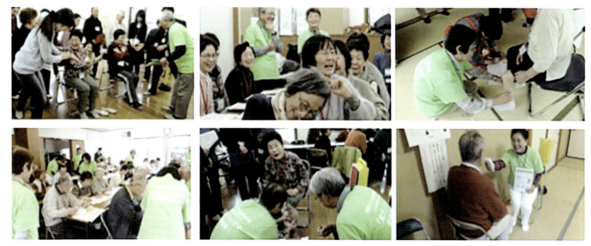

図7a　市民の手による、市民のためのフレイルチェック：三位一体の重要性（東京大学高齢社会総合研究機構・飯島勝矢およびフレイル予防研究チームにより開発）。

市民の手による、市民のためのフレイルチェック

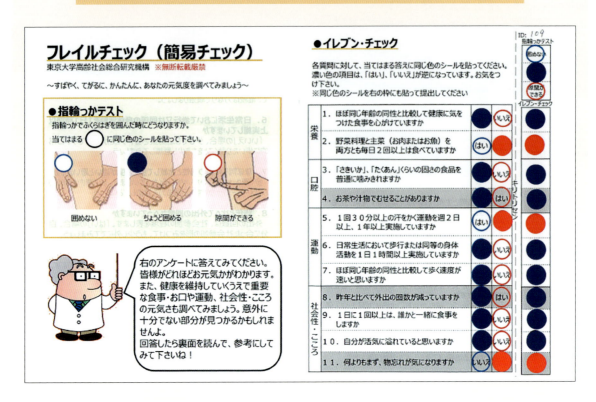

図7b　住民同士でできる簡易測定評価項目。

参考文献一覧

【Concept1　今なぜ、高齢者への歯周治療が、求められるのか？（米山武義）】

1. Ishikawa A, Yoneyama T, Hirota K, Miyake Y, Miyatake K. Professional oral health care reduces the number of oropharyngeal bacteria. J Dent Res 2008;87(6):594-598.
2. 米山武義，相羽寿史，太田昌子，弘田克彦，三宅洋一郎，橋本賢二，岡本浩．特別養護老人ホーム入所者における歯肉炎の改善に関する研究．日老医誌 1997;34:120-124.
3. 米山武義，吉田光由，佐々木英忠，橋本賢二，三宅洋一郎，向井美惠，渡辺誠，赤川安正．要介護高齢者に対する口腔衛生の誤嚥性肺炎予防効果に関する研究．日歯医学会誌 2001;20:58-68.

【Concept2　介護予防としての高齢者への歯周治療と口腔管理の必要性（吉江弘正、吉成伸夫）】

1. 日本歯周病学会（編）．歯周病と全身の健康．東京：医歯薬出版，2016:68-74.

【Concept3　フレイル概念から考え直すオーラルフレイル（飯島勝矢）】

1. 平成 24～26 年度 厚生労働科学研究費補助金（長寿科学総合研究事業）「虚弱・サルコペニアモデルを踏まえた高齢者食生活支援の枠組みと包括的介護予防プログラムの考案および検証を目的とした調査研究」報告書．
2. Xue QL, Bandeen-Roche K, Varadhan R, Zhou J, Fried LP. Initial manifestations of frailty criteria and the development of frailty phenotype in the Women's Health and Aging Study II. J Gerontol A Biol Sci Med Sci 2008;63(9):984-990.
3. Kuroda A, Tanaka T, Hirano H, Ohara Y, Kikutani T, Furuya H, Obuchi SP, Kawai H, Ishii S, Akishita M, Tsuji T, Iijima K. Eating Alone as Social Disengagement is Strongly Associated With Depressive Symptoms in Japanese Community-Dwelling Older Adults. J Am Med Dir Assoc 2015;16(7):578-585.
4. 独立行政法人国立長寿医療研究センター．平成 25 年度 老人保健健康増進等事業「食（栄養）および口腔機能に着目した加齢症候群の概念の確立と介護予防（虚弱化予防）から要介護状態に至る口腔ケアの包括的対策の構築に関する研究」報告書．http://www.ncgg.go.jp/ncgg-kenkyu/documents/roken/rojinhokoku1_25.pdf
5. Tanaka T, Takahashi K, Hirano H, Kikutani T, Watanabe Y, Ohara Y, Furuya H, Tsuji T, Akishita M, Iijima K. Oral frailty as a risk factor for physical frailty and mortality in community-dwelling elderly. J Gerontol A Biol Sci Med Sci 2017(in press),
6. 東京大学高齢社会総合研究機構．平成 27 年度 老人保健健康増進等事業「口腔機能・栄養・運動・社会参加を総合化した複合型健康増進プログラムを用いての新たな健康づくり市民サポーター養成研修マニュアルの考察と検証（地域サロンを活用したモデル構築）を目的とした研究事業」報告書．http://www.iog.u-tokyo.ac.jp/wp-content/uploads/2016/04/h27_rouken_team_iijima.pdf

PART 2
学術編

第1章 高齢者への歯周治療と口腔管理の今日的意義と価値

1-1 高齢者における歯の保存、機能の確保、QOL の維持向上の意義

山本龍生
神奈川歯科大学大学院歯学研究科・口腔科学講座・社会歯科学分野・教授

SUMMARY

① 長寿社会となった日本では、健康寿命の延伸が課題である
② 介護が必要となった主な原因は、脳血管系疾患、認知症等である
③ 歯数が多いほど認知症になるリスクが下がる
④ 歯数が多いほど転倒・骨折のリスクが下がる
⑤ 歯数が多いほど要介護になるリスクが下がる
⑥ 日本人高齢者の歯数は、要介護を防止するには不足している
⑦ 歯を失う原因の第 1 位は、歯周病である
⑧ 健康寿命延伸のためにも歯周病予防・治療が重要である

健康寿命延伸が日本の課題

■要介護期間を減らすことが重要

　日本は世界でもトップクラスの長寿国となった。世界保健機関（WHO）が発表した 2015 年における世界の平均寿命の国別ランキングでは、日本は男性が 80.5 歳で第 6 位、女性は 86.8 歳で第 1 位であった。

　一方、「日常生活に制限のない期間」（健康寿命）は、2013 年の推計で男性が 71.2 年、女性が 74.2 年であった。すなわち、要介護の期間を含む健康寿命と平均寿命の差は、男性では 9.0 年、女性では 12.4 年となっている。

　健康寿命を延ばして要介護の期間を減らすことが、日本の大きな課題である。要介護となる主な原因を図 1 に示す。認知症が最も多く 18.0% で第 1 位、次いで脳血管疾患の 16.6% が第 2 位、そして高齢による衰弱が 13.3% で第 3 位であった。特に近年は、認知症と骨折・転倒の割合が増加する傾向にある。

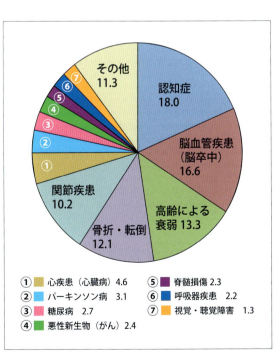

図 1　介護が必要となる主な原因の構成割合（2016年国民生活基礎調査）。

口腔保健と認知症との関係

■歯がないと認知症のリスクが上がる

認知症は要介護となる原因の第2位である。近年、口腔保健状態がその後の認知症発症に関わるという結果が国内外で発表されるようになった。

日本人高齢者を対象としたコホート研究の結果を表1に示す。日常生活自立度が全自立の65歳以上の4,425人を対象に、認知症を伴う要介護認定の状況を4年間調査した。その結果、年齢、所得、Body Mass Index、治療中の疾患の有無、飲酒習慣、運動習慣、物忘れの有無といった要因を調整しても、歯がほとんどなく義歯未使用の者は、20歯以上の者よりも認知症発症リスクが1.85倍高かった。

■歯科との関わりの有無が重要

なお、歯がほとんどなく義歯を使用している者のリスクが1.09倍であったことから、義歯使用でリスクが約4割低くなる可能性も明らかになった。また、かかりつけの歯科医院のない者は、ある者よりも1.44倍認知症発症リスクが高いこと、あまり噛めない者や口腔衛生を心がけていない者は、有意ではないがリスクが高い傾向にあることも示された。

表1　口腔保健と認知症発症との関連（Yamamoto et al. Psychosomatic Medicine, 2012.）。

	ハザード比	95%信頼区間	P
歯数と義歯使用			
20歯以上	1.00		
19歯以下	1.01	(0.67-1.51)	0.98
歯がほとんどなく義歯使用	1.09	(0.73-1.64)	0.68
歯がほとんどなく義歯未使用	1.85	(1.04-3.31)	0.04
咀嚼能力			
なんでも噛める	1.00		
ほとんど噛める	0.98	(0.71-1.34)	0.87
あまり噛めない	1.25	(0.81-1.93)	0.32
かかりつけの歯科医院			
あり	1.00		
なし	1.44	(1.04-2.01)	0.03
口腔衛生の心がけ			
あり	1.00		
なし	1.76	(0.96-3.20)	0.07
不明	1.46	(0.93-2.28)	0.10

調整：年齢、所得、BMI、治療中疾患の有無、飲酒習慣、運動習慣、物忘れの自覚の有無

歯数・義歯使用と転倒との関係

■高齢者の3人に1人は転倒を経験

転倒とそれに続く骨折は、要介護となる原因の第4位である。高齢者の約3人に1人は転倒を経験し、そのうち約6％は骨折、約24％は重度の受傷に至るといわれている。

日本人高齢者を対象としたコホート研究によって、歯数や義歯の使用がその後の転倒に関連することが示された（図2）。日常生活動作が全自立で「過去1年間に1度も転倒経験がない」と回答した65歳以上の1,763人を対象として、調査開始時点の歯数、義歯使用の有無と3年後の転倒（過去1年間に2回以上の転倒）との関係を分析した。その結果、19歯以下で義歯未使用の者は、20歯以上の者に比較して、性、年齢、追跡期間中の要介護認定の有無、抑うつ状態、主観的健康感および教育歴といった要因を調整しても、3年後の転倒リスクが2.50倍高かった。

なお、19歯以下で義歯使用者の転倒リスクが1.36であったことから、19歯以下でも義歯の使用で転倒リスクが約半分になる可能性も明らかになった。

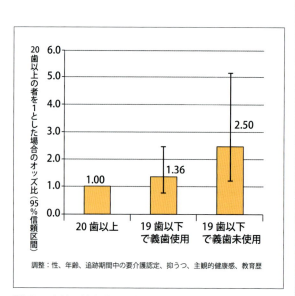

図2　歯数・義歯使用と転倒との関係（Yamamoto et al. BMJ Open, 2012.）。

口腔保健と要介護との関係および想定される経路

■歯数が要介護と関連する

日本人高齢者を対象としたコホート研究により、歯数がその後の要介護に関連することが示された（図3）。日常生活自立度が全自立の65歳以上の4,425人を対象に、要介護認定の状況を4年間調査した。その結果、性、年齢、Body Mass Index、主観的健康感、治療中の疾患の有無、喫煙習慣、飲酒習慣、運動習慣、所得といった要因の影響を取り除いても、19歯以下の者は20歯以上の者に比較して、要介護のリスクが1.21倍高かった。

■看過できない咀嚼機能の低下

口腔の不健康から要介護となるまでの想定経路を図4に示した。認知症への経路としてまず考えられるのは、少数歯で義歯未使用の者は、咀嚼機能が低下して生野菜などのビタミン類の摂取不足が起こることで、認知症発症リスクが高まることである。また咀嚼回数が減り、大脳の認知機能を司る領域への刺激が少なくなることで認知機能が低下する可能性がある。さらに、歯を失う主原因である歯周病によって産生されたサイトカイン等が、血液を介して脳に影響を及ぼす経路も考えられる。

転倒・骨折への経路として、咬合支持の喪失が咀嚼筋や歯根膜からの神経伝達を減少させて頭部を不安定にさせ、その結果身体の重心が不安定となり転倒リスクが高まる可能性がある。脳血管系疾患、心疾患および糖尿病は要介護状態の主な原因であり、歯周病との関連が指摘されている。炎症を起こした歯周組織から、血液を介して体全体に炎症性サイトカイン等が様々な臓器に影響を及ぼす経路が想定されている。

■口腔保健は要介護の半分以上と関連する

口腔保健との関連が予想される要介護の原因の割合を合計すると54.0％となる。つまり口腔保健は、要介護の半分以上の原因と関連するくらい、介護予防の重要なポイントとなるといえる。

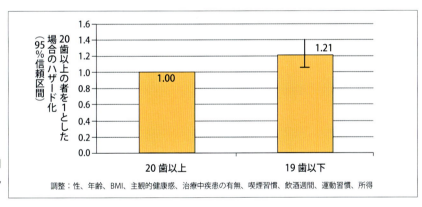

図3 歯数と要介護認定との関係（Aida et al. J Am Geriatr Soc, 2012.）。

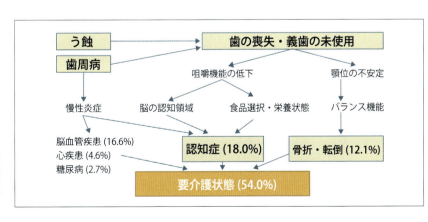

図4 口腔の不健康から要介護状態までの予想経路。（　）内の数値は図1の要介護となった主な原因の割合を示す。

日本人の歯数と歯を失う原因

■20歯以上の維持が健康寿命の延伸に

　歯数の維持が健康寿命の延伸につながる可能性が明らかになってきた。特に20歯以上の維持は、認知症、転倒・骨折や要介護の防止に寄与することが多くの疫学研究で示されている。

　図5に、1987年から直近の2016年までの歯科疾患実態調査における年齢階級別の平均歯数のグラフを示した。経年的に見ると、どの年齢群においても平均歯数が増加していることがわかる。しかし、直近の2016年でさえも、平均歯数が20以上である年齢は60歳台までである。つまり、認知症や要介護状態になる人の割合が高くなる70歳以上では、残念ながら20歯を下回っているのが平均的な高齢者であるといえる。

■歯周病の予防と治療がますます重要

　平均寿命が世界トップクラスとなった日本では、今後要介護を防止して健康寿命を延ばすために、高齢になってもできるだけ多くの歯を維持することがますます重要になっている。

　永久歯の喪失を防止するために、その喪失原因を知る必要がある。図6に8020推進財団の報告書から入手した年齢階級別の永久歯の抜歯本数の結果を示した。この調査は2005年に全国の5,131名の日本歯科医師会会員（歯科医師）に対して行った調査で、そのうち2,001名からの回答をまとめたものである。調査期間1週間で7,499人の患者の9,350本の永久歯が抜去され、その原因は多いものから歯周病（42%）、う蝕（32%）、その他（13%）、破折（12%）、矯正（1%）の順であった。これらのことから、健康寿命延伸のために、歯周病の予防と治療はますます重要となることがわかる。

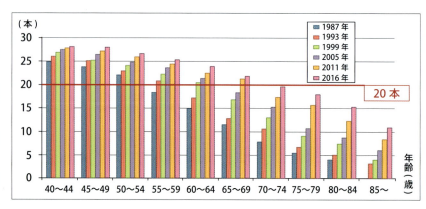

図5　年齢階級別の歯の平均本数（歯科疾患実態調査結果）。

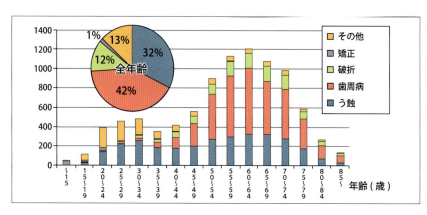

図6　年齢階級別の永久歯の抜去数（永久歯の抜歯原因調査結果）。

1-2 高齢者における歯周病罹患率の推移から考える

沼部幸博[*1]・関野 愉[*2]
日本歯科大学 生命歯学部・歯周病学講座・教授[*1]・准教授[*2]

SUMMARY

① 年々高齢者の保存される歯の本数が増加するに伴い、歯周病罹患・進行リスクも増加する。高齢者で急増する国民医療費抑制のためにも、全身に影響を及ぼす歯周病への対応が重要である
② 要介護高齢者の口腔衛生状態はまだ良好とはいえず、歯周炎の罹患率も高い
③ 日本において過去に行われた縦断研究により、高齢になると歯周炎の進行と歯の喪失のリスクが高まることが報告されている
④ 欧米おいても、口腔衛生状態の向上や歯周病罹患率の減少傾向がみられるが、高齢者においても歯周病の有病率は増加していない
⑤ 高齢者、特に要介護高齢者における定期的な予防処置やメインテナンスを重視していくべきである

老人多歯時代と医療費削減

■歯科医療の優先課題は、歯周病の発症と重症化予防

本邦では、人口動態における最大人数である、いわゆる団塊の世代（1947〜1949年生まれの世代）が75歳の後期高齢者となる2025年に、公的医療保険制度が財政面で危機を迎える。国はこれに対して病気の発症や重傷化を予防することでの医療費削減をめざしている。このキーワードは、生活習慣病の予防、または早期治療である。

歯科保健医療経済の現状に目を向けると、国民医療費（医科、歯科、薬局調剤医療費等の合計）が年々増加しているのに対し、歯科医療費の割合は7％程度に落ち着いている（図1）[1]。しかしその内訳を見ると歯科医療費は年齢とともに増加し、45〜64歳の年齢層にピークがあり、70歳以上も高い水準にある（図2）[2]。そしてこの年齢層は、進行した歯周病罹患率が上昇する50歳以上の世代と重なる（図3）[3]。例を挙げると4mm以上の歯周ポケットを有する者（歯周炎患者）の率は65〜74歳まで上昇を続け57.5％に達し、その後下降を示すものの、75歳以上でも50.6％の罹患率を有している。この背景には過去と比較するとう蝕や歯周病の罹患率が低下する反面、年々高齢者の歯を多く有する者の割合が増加していることがある（図4）[3]。この点からも高齢者の歯周病への対応の重要性がうかがえる。

歯周病の持続が様々な全身疾患と関連することからも、この「老人多歯時代」の歯科医療での優先課題は、歯周病の発症そして重症化予防である。これが歯周病と関連する循環器疾患、呼吸器疾患、糖尿病、肝炎、関節リウマチ、さらには悪性新生物などの罹患リスクを低下させ、国民医療費全体の抑制にも大きく貢献すると考えられる。

（沼部幸博）

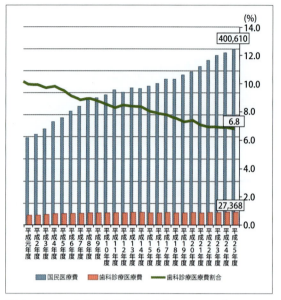

図1 国民医療費と歯科診療医療費の年次推移[1]。平成25年で歯科診療医療費は約2.7兆円。しかし、国民医療費に占める割合は7％程度である（口内の数字は億円）[1]。

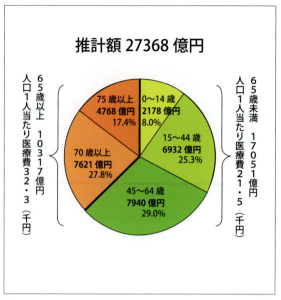

図2 年齢階級別国民医療費。平成25年度歯科診療医療費[2]。64歳まで年齢と共に増加するが、65歳未満が1兆7051億円、65歳以上が1兆317億円と高齢者だけの医療費の占める割合が高い[2]。

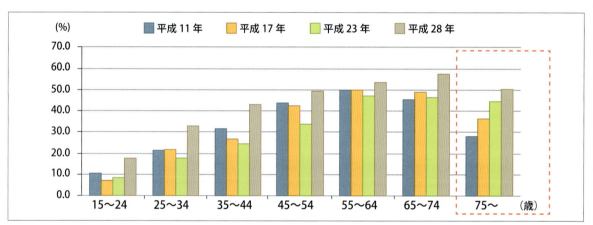

図3 4mm以上の歯周ポケットを有する者の割合の年次推移[3]。65〜69歳でピークを迎え、その後減少傾向となるが、歯周病の重度罹患歯が喪失することが原因の1つである。

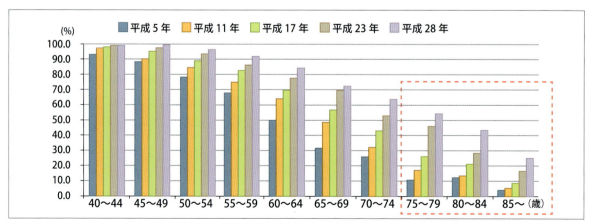

図4 20本以上の歯を有する者の割合の年次推移[3]。各調査年の比較で増加傾向にある。特に高齢者で保存されている歯の本数が増加している。

欧米における歯周疾患罹患状況の推移：残存歯数は増加・良好に維持

ここで、欧米における高齢者を含んだ歯周疾患罹患状況の推移についての報告をみてみよう。

■米国の調査から：歯周病の罹患率は高齢者でも減少傾向

Borrellら（2012）[2]の米国国民健康栄養調査（NHANES）では、1988～1994年に行われた検査結果と、1999～2004年までの結果の比較が行われた。50歳以上の被験者で、無歯顎の割合は24.6％から17.4％に、平均喪失歯数は、8.19歯から6.5歯に減少した。

歯周組織検査の対象者は、1988～1994年は11,917人、1999～2004年では9,926人の20歳以上の米国市民であった。PPD4mm以上の部位とCAL3mm以上の部位がそれぞれ1カ所以上ある場合「歯周炎患者」と定義された。その定義に基づいた歯周炎の罹患率は1988-1994年では16.1％であったが、1999～2004年では9.0％に減少した。また、65歳から74歳では23.1％から10.8％に、75歳以上では24.5％から11.4％に減少した。同様に平均PPDも、65歳から74歳で1.47mmから1.07mmに、75歳以上で1.42mmから1.08mmに減少した。また、平均CALについても65歳から74歳、75歳以上でそれぞれ1.79～1.89mmから1.44～1.68mmとなった。

■スウェーデンの調査から：歯周病は全体的に改善傾向・一部を除き、状態も良好

他方、スウェーデンにおいてはヨンショーピング市で1970年代から10年ごとに行われている疫学データがある[3]。前述の米国の調査よりも小規模だが、その分詳細な分析がなされている。20歳、30歳、40歳、50歳、60歳、70歳、80歳（1973年を除く）のランダムにサンプリングされた各年齢の被験者に対して、プラークの付着状態、歯肉炎、PPD、歯肉退縮、歯石の付着状況の記録およびエックス線写真撮影が全歯に行われた。

この調査の結果、無歯顎の患者の割合は、70歳では1973年には37％だったのが、2003年には1％に、80歳では1983年に56％だったのが、2003年では3％にまで減少している。また、智歯を除く現在歯数も、70歳で1973年の平均13.3歯から2003年では20.7歯に、80歳では1983年の平均15.5歯から2003年には18.4歯となっていた。PPD6mm以上の部位数は70歳では1983年で平均2.5部位、1993年では平均0.9部位、2003年が平均2.2部位、80歳では1983年が平均5.8部位、1993年が平均1.1部位2003年では平均1.9部位であった。骨吸収の状態、口腔衛生状態、歯肉炎の状態も1973年または1983年と比較して近年改善傾向がみられる。この調査では、被験者の歯周組織の状態別分析も行われている。これらの結果からスウェーデンでは、一般市民全般においても高齢者においても、歯周組織の状態は30年間で改善傾向が続いているが、重度の歯周炎には変化がみられなかった。一部の歯周炎に対して高感受性の個人の健康状態をいかに維持するかが今後の課題である。

以上の結果から、欧米の高齢者でも現在歯数の増加と歯周組織の健康状態の向上がみられている。しかし、歯科疾患実態調査の結果のような、現在歯数の増加に伴うポケット保有率の増加傾向は必ずしもみられていない。今後は各国のメインテナンスの受診状況等の調査が必要であろう。

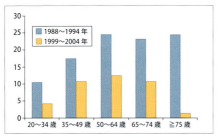

図5　米国NHANESによる歯周疾患罹患率（％）の推移。

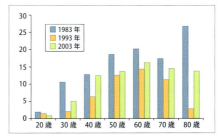

図6　スウェーデン、ヨンショーピング市におけるPPD4mm以上の平均部位数の推移。

我が国の要介護高齢者における歯周病の罹患状況：罹患率は高く、状態は不良

■3つの調査にみる実態

近年、75歳以上の要介護者数が急増し、要支援者を含め2013年年度末までに569万人で、2003年と比し約200万人増加した。我が国でも高齢者の現在歯数が増え、要介護者の歯周疾患状況や口腔衛生状態の把握は極めて重要である。

①御殿場市の調査から

国内での要介護高齢者を対象にした歯周疾患の疫学調査は限られている。米山ら（1985）[4]は、1980年代前半に静岡県御殿場市の特別養護老人ホーム入居者（平均年齢76.6歳）の104名のうち、歯を有する44名を対象に歯肉炎と口腔衛生状態の調査を行った。平均現在歯数は7.98歯で、年齢別プラーク付着率は平均81.3〜100%、歯肉出血率は平均7.3〜2.6%であった。

②北九州市の調査から

Miyazakiら（1991）[5]は北九州市の介護施設29ヵ所の59歳から107歳（男性の平均78.1歳、女性80.5歳）の入居者1,958名に対し、1988年から1989年に調査を行った。798名の各1/6顎から合計10歯にCPITNに基づいた検査が行われた。その結果、最深のポケットが4〜5mmの1/6顎を有する被験者が55〜64歳で53%、65〜74歳で46%、75〜84歳で53%、85歳以上で62%であった。6mm以上のポケットを有する頻度は、55〜64歳で19%、65〜74歳で10%、75〜84歳で8%、85歳以上で8%であった。

③台東区、山梨県内の調査から

筆者ら[6]は2006年から2007年に、東京都台東区および山梨県内の合計9ヵ所の介護老人福祉施設入居者に調査を行った（関野ら2009）。平均83.7歳の215名の、智歯・残根を除くすべての歯の4歯面のプラークスコア（PlI）2以上の歯面の割合は全体で70.9%で、65歳未満でもっとも低く平均54.3%、75〜84歳でもっとも高く平均76.9%であった。平均PPDは2.6mm、平均CALは3.0mm、平均BOPは32.0%で、年齢による大きな違いはなかった。PPD6mm以上の部位は全被験者の39.5%に見られ、最深部PPDが6mmまたは7mmの被験者の頻度は65歳未満のグループがもっとも低く、75〜84歳のグループがもっとも高い傾向が見られた（図7）。また、CAL5mm以上の部位は76.5%、9mm以上の部位は17.8%に見られた（図8）。

このデータを80年代の調査と比較し歯周病罹患率の推移を考察することは困難だが、全顎が対象のため、歯周病罹患率の実態を正確に捉えることはできる。データをみる限り、現状の要介護高齢者の歯周疾患罹患率は高く、プラークコントロールの水準も高いとはいえない。今後は専門家の介入も含めた、口腔衛生プログラムの確立が急務と考えられる。

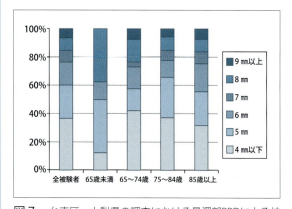

図7　台東区、山梨県の調査における最深部PPDによる被験者頻度。

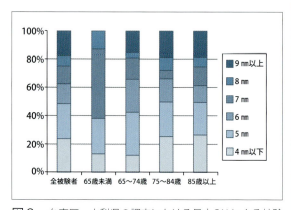

図8　台東区、山梨県の調査における最大CALによる被験者頻度。

高齢者における歯周炎の進行と歯の喪失：高齢者ほど高い

■日本の場合
①牛久市の断面調査から

1980年代の断面調査（Okamotoら、1988）[7]では、319名の一般市民を対象に全顎のPlI、PPD、CAL、BOPのデータが年齢群ごとに分析された。平均喪失歯数は50歳台までは4〜8歯だが、60〜79歳では平均15歯であった。また、プラーク付着歯面、BOPの頻度、平均PPD、平均CALも60〜79歳の群で大きくなっていた。60歳台ではアタッチメントレベル4mm以上の歯が90%、7mm以上が55%でみられ、70歳代ではそれぞれ96%、54%であった。続く縦断研究（Lindheら a、b）[8, 9]では、265名のうち2年間で合計82歯が喪失した。11人の患者の26歯が歯周病による歯の喪失であった。さらに60〜79歳が16歯を喪失している。PPDとCALも高齢者群でも最も悪化が多かった（図9）。

②新潟での疫学調査から

1998年に新潟で行われた70歳と80歳を対象とした断面調査（Hirotomiら、2002）では、70歳は599名、80歳は162名が対象であった。現在歯数は、70歳台では平均19歯であった。その後の縦断研究では、2年間で7,629歯のうち3.4%に歯の喪失がみられた。また、75.1%の被験者にアタッチメントレベル3mm以上の歯がみられ、一人平均4.7歯であった。その頻度は男性で女性よりも高かった。これらの要因として、歯周炎の進行や局部床義歯の鉤歯が関連していた。

デザインの異なるこれら2つの疫学的データを直接比較することは困難だが、共通しているのは、地域在住高齢者の歯周炎の罹患率は高く、その後に歯の喪失やアタッチメントロスを起こす可能性も高いことである。　（関野　愉）

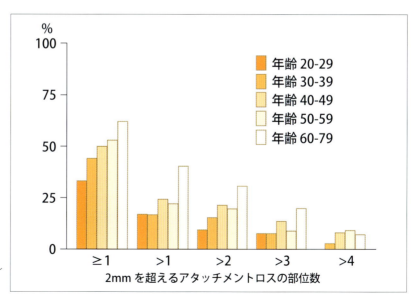

図9　アタッチメントロスを起こした部位数とその頻度。

1-3 ① 糖尿病、心筋梗塞、肺炎等と歯周病との関連性と因果関係

西村英紀[*2]・佐野朋美[*1]
九州大学大学院歯学研究院・口腔機能修復学講座・歯周病学分野・助教[*1]、教授[*2]

SUMMARY

① 歯周病は、糖尿病・心筋梗塞・肺炎等、多くの疾患に影響を及ぼし、それらの発症や進行の危険因子となる
② 歯周病は全身疾患の影響を受けやすく、疾患によって歯周病の悪化も招く
③ 日々の生活習慣を見直し、歯周病を予防することが全身疾患を予防することにつながる
④ 高齢の患者に対しては全身疾患との相関関係に注意して、歯科治療や口腔ケアを行うことで、全身状態の悪化を防ぐことができる

歯周病と全身疾患との関係

■互いが影響しあうだけに医科歯科連携が必要

歯周病は、全身の様々な臓器に影響を与える。膵臓では糖尿病、脳では脳梗塞や認知症、心臓では心筋梗塞、肺では誤嚥性肺炎、また全身の血管における動脈硬化症や腎症など、全身疾患と互いに負の影響を及ぼしあっている。さらに高齢者では、加齢とともに免疫力が低下しており、抵抗力が弱くなっていることから、特に感染の影響が全身に生じやすくなっている（図1）。

このように歯周病は、全身と深く関わっている歯科疾患であり、歯周病に対する適切な治療をすることが、これらの疾患の改善につながることが明らかになっている。つまり、慢性炎症としての歯周炎をコントロールすることは、口腔内だけでなく、全身の健康維持につながるといえる。

現代の超高齢社会において、高齢者の残存歯数の増加とともに、高齢者の歯周病罹患率も必然的に高くなる。医科と歯科が連携して高齢者の健康管理を行う診療体制の構築が必要である。

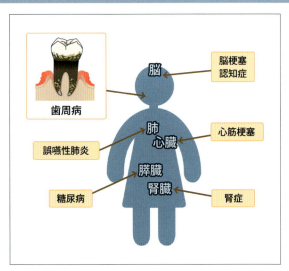

図1　歯周病と全身疾患との関係。歯周病が多くの疾患に影響を及ぼし、その発症や進行のリスク因子となる。

歯周病の糖尿病による影響

■糖尿病患者の歯周病罹患率は高い

歯周病と糖尿病はどちらもある種の生活習慣病であり、歯周病は糖尿病の6番目の合併症といわれている。実際に、糖尿病の人は糖尿病でない人に比べて、歯周病罹患率が高いという疫学調査が多数報告されている（図2）。

■口腔乾燥がもたらす影響

糖尿病患者では、唾液腺の機能低下や唾液腺組織の変性萎縮等により唾液分泌の減少や唾液組成の変化が生じる。また、糖尿病では血糖値が高くなるが、高血糖状態では浸透圧が変化し多尿となる。その結果、体内の水分量が減り口腔内も乾燥する。さらに高齢者では、筋力低下による咀嚼回数の減少、唾液腺機能の生理的低下、服用薬剤の副作用等により、口腔乾燥がより顕著である。そのため、唾液の自浄作用および殺菌・組織修復作用が低下し、歯周病が進行する。

■口腔環境に対する悪影響

口腔乾燥だけでなく、高血糖患者は唾液や歯肉溝滲出液の糖分濃度が上昇し、歯周病原細菌が繁殖しやすい口腔内環境になることも歯周病の悪化につながる。また、好中球の貪食能低下により、細菌に対する抵抗力が減り感染症である歯周病が起こりやすくなる。さらに、高血糖および低血糖、糖代謝異常や脂質代謝異常により組織修復力の低下も生じるため、歯周病がより進行する（図3）。

肥満により脂肪組織から分泌されるサイトカインやケモカインが免疫細胞を活性化し歯周病にも影響を与えて歯周病を悪化させることも考えられるが、2型糖尿病患者の多くが肥満であることから、糖尿病患者の歯周病悪化には肥満の影響もある。

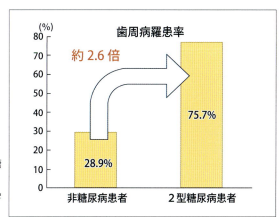

図3　歯周病の糖尿病による影響Ⅰ。2型糖尿病患者は非糖尿病患者に比べ、歯周病の罹患率が約2.6倍高い（Nelsonら. Periodontal disease and NIDDM in Pima Indians. Diabetes Care 1990;13(8): 836-840. より引用改変）。

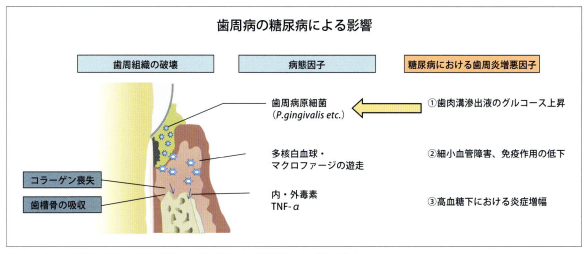

図3　歯周病の糖尿病による影響Ⅱ。糖尿病における歯周病の進行機序。

歯周病から糖尿病への影響

■歯周病は糖尿病を悪化させる危険因子

糖尿病患者は歯周病になりやすいというだけでなく、歯周病になると糖尿病が悪化するという逆の関係も成り立つことがわかっている。糖尿病と歯周病を併発している患者に歯周病の治療を行うと、糖尿病が改善したという報告が多数ある。つまり、歯周病は糖尿病を悪化させる危険因子であるといえる（図4）。

■高齢者は歯周病になりやすい

歯周病では、感染によって活性化された免疫細胞が血流を介して肝臓や脂肪組織などに運ばれ、インスリン抵抗性を生じさせる。その結果、細胞内へのグルコースの取り込みが阻害され、高血糖状態となる。高齢者では、免疫機能の低下や口腔乾燥により歯周病になりやすい。また歯周病は自覚症状がほとんどないまま悪化することがあるが、特に高齢者では歯周病の進行に気づきにくい。高齢者になるほど口腔清掃状態が悪くなりがちである。口腔内の細菌数が増えてくると、抵抗力の弱い高齢者は全身への影響も生じやすい。したがって、高齢者にとって歯周病予防は全身の健康維持のために重要である。

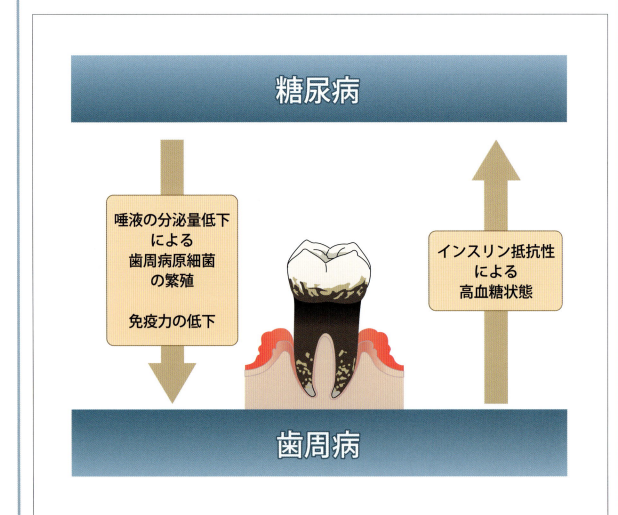

図4 歯周病から糖尿病への影響。糖尿病患者は歯周病になりやすく重症化しやすい。また、歯周病が悪化すると糖尿病も悪化する。

歯周病と心筋梗塞・脳梗塞

■歯周病は動脈硬化を進行させる原因の1つ

心筋梗塞や脳梗塞は動脈硬化が原因となって発症する病気であり、日本人の死亡原因の約3割を占めている。動脈硬化とは、血管が厚く硬くなり血管が狭くなる病気であるが、動脈硬化を進行させる原因の1つに歯周病がある。数種類の歯周病原細菌が動脈硬化を起こしている血管から検出されたとの報告がある（図5）。

また、歯周ポケットが深くなればなるほど、すなわち歯周病が重症化するにつれ、血液中に侵入する歯周病原細菌が多くなる。さらに、血管壁の厚さを測定することにより動脈硬化の進行レベルと歯周病の程度を比較すると、相関関係を示すことが報告されている。

歯周病が進行すると、歯周ポケットから歯周病原細菌が血管内に侵入する。そして、動脈硬化を起こしている血管に歯周病原細菌が感染し、歯周病原細菌が産生する内毒素や免疫細胞が産生するサイトカインが血管壁の炎症を惹起し、血管を狭める作用を促進することで、動脈硬化が進行する（図6）。

■加齢も動脈硬化と関係する

また、動脈硬化は「血管の老化現象」といわれているように、加齢によっても進行するため、高齢者では特に注意が必要である。

歯周病患者では、動脈硬化のリスクマーカーとされている血清高感度 CRP が上昇するが、歯周治療を行うことでその値が低下するとの報告もあり、動脈硬化患者においても歯周治療は重要である。

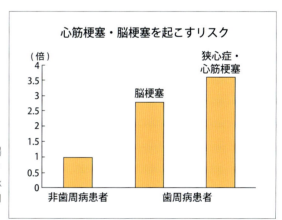

図5　歯周病と心筋梗塞・脳梗塞Ⅰ。非歯周病患者を1とした場合、歯周病患者は非歯周病患者と比較し、脳梗塞をおこすリスクが2.8倍高く、狭心症・心筋梗塞を起こすリスクが3.6倍高い（Beckら．Periodontal disease and cardiovascular disease. J Periodontol 1996; 67: 1123-1137. より引用改変）。

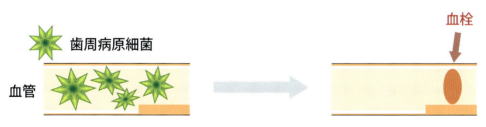

図6　歯周病と心筋梗塞・脳梗塞Ⅱ。歯周病原細菌は歯周病だけでなく脳梗塞や心筋梗塞の原因になることもある。

歯周病と誤嚥性肺炎

■誤嚥性肺炎で検出される歯周病原細菌

歯周病は様々な全身疾患に影響を及ぼすが、中でも高齢者に特に多いのが誤嚥性肺炎である。誤嚥により口腔内の歯周病原細菌が肺の内部に侵入し、歯周組織と同様に炎症を起こし、発症するとされている。実際、多くの誤嚥性肺炎患者から歯周病原細菌が検出されている。

高齢者では、飲み込む力や咳反射機能が低下しているため、唾液やプラークなどが気管に入りやすく誤嚥を起こす。また、誤嚥により食物が気管に入ったとしても、咳をすることで肺の内部に侵入することを防ぐことができるが、高齢者で咳をすることができない場合は、誤嚥性肺炎になるリスクが高くなる。特に、抵抗力が低下した低栄養状態の高齢者（要介護者や寝たきりの高齢者など）では注意が必要である（図7）。

■肺内部への細菌の侵入を防ぐ

このように、誤嚥性肺炎は肺内部への歯周病原細菌の侵入が原因であることから、細菌を侵入させない対策が必要であり、周到に感染に配慮した口腔ケアが重要である。高齢者に注意深く口腔ケアを行うことで口腔内の歯周病原細菌が減少し、肺炎の発症率が低下することが報告されている。

図7 高齢者では、加齢による機能低下や薬剤による副作用から誤嚥をきたす。

歯周病と認知症

■アルツハイマー型認知症のリスクとなる歯周病

歯周病は軽微な慢性炎症として全身に影響を及ぼすが、「脳の炎症」である認知症とも関係があるとの指摘もある。

認知症の中でも、最も多いのがアルツハイマー型認知症であるが、マウスを用いた実験において、歯周病がアルツハイマー型認知症を悪化させるという結果が出ている。また、アルツハイマー型認知症で亡くなった人の脳からは歯周病原細菌が持つ内毒素が高頻度で検出され、一方でアルツハイマー型認知症でない人の脳からは全く検出されなかったという報告もある。

■歯周病により歯を失うことも認知症の一因に

また、歯周病により歯を失い、咀嚼機能が衰えることも認知症の進行につながると指摘されている。アルツハイマー型認知症患者では、そうでない人と比較し、残存歯が少なく、さらに義歯等を入れていない場合は、さらにリスクが高まる。十分な咀嚼ができないと、脳への刺激が減り認知症にかかりやすいだけでなく、食事内容が制限されて栄養不足になり、脳機能の低下を招くことになる（図8）。70歳以上の高齢者でのアルツハイマー型認知症の発症は、その原因物質の蓄積が発症の10年も前から始まっており、日頃から歯周病のコントロールをしておくことが大切である。

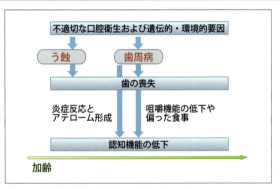

図8 歯周病は認知機能を低下させる。

全身疾患を持つ高齢者に対する歯周治療

■個々の状態に応じた歯周治療を

高齢者は複数の全身疾患を持つことが多く、一般に抵抗力や免疫機能が低下している。また高齢者における全身状態の個人差は大きい。そのため、個々の高齢者の状況に応じた歯周治療を行うことが必要である（図9）。特に、全身疾患を持つ高齢者に対する歯周治療は、かかりつけ医など必要に応じて医科との連携を取りながら実施することが大切である。

積極的な歯周治療の適応である場合であっても、全身疾患を持つ高齢者によっては歯周外科治療など侵襲の強い歯周治療に耐えることができない状態であることもある。その場合は、プラークコントロール、スケーリング、スケーリング・ルートプレーニングを中心とした歯周基本治療を行い、状況に応じて繰り返し実施することで、病状を安定させることに努める（図9）。

また、身体能力の低下が見られる高齢者は口腔内のセルフコントロールが不十分であることが多く、歯周病の病状安定や治癒に至らないため、電動歯ブラシの活用や口腔ケアなどの介入が有効である（図10）。

■常に治療によるメリットとリスクを判断することが大事

全身疾患を持つ高齢者に対する歯周治療において重要なことは、歯周治療によるメリットとそれに伴うリスクを比較検討し、治療の有用性を判断することである。歯周治療により歯周病が改善することで、全身状態も改善することもあるため、全身疾患を持つ高齢者であっても、可能な限り歯周治療を行うよう努める。

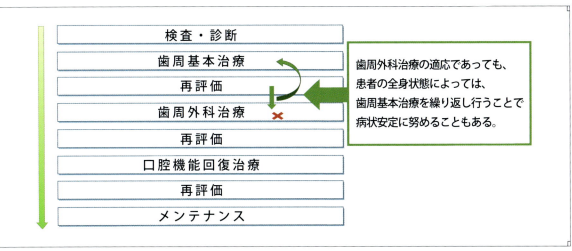

図9　歯周治療の流れ。個々の高齢者の状況に応じた歯周治療を行うことが重要である。

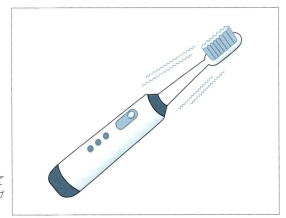

図10　電動歯ブラシ。セルフケアを行う高齢者にとっても、高齢者の口腔ケアを行う介護者にとっても、電動歯ブラシは有効である。

1-3 ② 骨粗鬆症と歯周病との関連性と因果関係

田口 明
松本歯科大学・歯科放射線学講座・教授

SUMMARY
① 日本の骨粗鬆症性大腿骨骨折患者数は、年々増加の一途を辿っている
② 骨粗鬆症性骨折は、寝たきりのリスクのみならず、死亡率を増加させる
③ 骨粗鬆症と歯周病は、直接的あるいは間接的に関連している
④ 歯周病の症状を自覚する人は、骨粗鬆症であるリスクが高い
⑤ 骨粗鬆症治療薬により歯周病の改善や、歯の喪失リスクの低下が見られる
⑥ 骨粗鬆症患者では、早期に定期的な口腔ケアを始めることが必要である

日本における骨粗鬆症の現状と予防の取り組み

■日本の現状

　骨粗鬆症は現在、「骨強度の低下を特徴とし、骨折のリスクが増大しやすくなる骨格疾患」と定義されている。骨強度は、骨密度と骨質の2つに依存し、骨密度は骨強度の約70％を、残りの30％を骨質が決定する。

　欧米では骨粗鬆症性骨折は減少しているが、日本ではいまだ増加の一途を辿っている（図1）。これは日本の高齢化率を補正しても変わらない。最初の骨折による次の骨折リスクは増加し、骨折により寝たきりのリスクだけでなく、死亡率も極端に増加する（図2）。骨粗鬆症を治療しなければならない大きな理由がここにある。

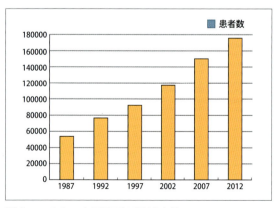

図1　5年毎の大腿骨頸部骨折患者数。

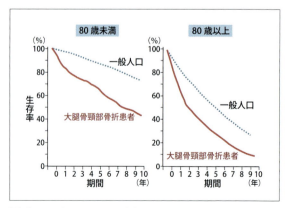

図2　一般人口および大腿骨頸部骨折患者の生存率
（Tsuboi M et al. J Bone Joint Surg, 2007）。

現在、日本の骨粗鬆症患者数は約1280万人と試算されているが、治療患者数は約300万人程度である。この最たる理由が「骨折するまで症状がない」ことである。また、日本人に多い椎体骨折では背部痛や腰痛があると思われがちだが、椎体骨折患者の2／3は症状を有さない。

■予防の取り組み

海外では、骨折リエゾンサービスと呼ばれる医療システムにより、骨粗鬆症性骨折の予防活動が展開されている。コーディネーターと呼ばれる医療担当者が骨折治療担当医とともに、二次骨折を効果的に予防する治療計画を策定する。英国ではこの活動により、骨粗鬆症性骨折の発生率が大きく低下した。

日本でも「骨粗鬆症リエゾンサービス」が開始された。英国との違いは、対象患者を一次骨折者だけでなく、骨折リスクが高く、かつ脆弱性骨折を有していない骨粗鬆症例にも広げていることにある。主目的は最初の骨折の防止であり、その担い手は医師とすべてのメディカルスタッフである。

骨粗鬆症と歯周病との関連性

■閉経後の女性の実態

内科医のDaniellは、60〜69歳の閉経後女性について検討を行い、60歳前に総義歯になる率は、正常者で15％、骨粗鬆症患者で44％と報告した。また50歳前に総義歯になる率は、喫煙者が52％、非喫煙者が26％、非喫煙骨密度正常者が8％と報告している。骨粗鬆症とう蝕との関連は考えにくいことから、骨粗鬆症患者では歯周病が進行し歯を喪失したと考えるのが妥当である。

これ以降、現在までに骨粗鬆症と歯の喪失、および歯周病との「関連あり」についての横断的、あるいは縦断的報告が国内外で多数なされている。特に閉経後女性についての報告が多いが、中・高齢男性については、未だ関連は明確になってはいない。

■口腔ケアが不十分＋骨粗鬆症がリスク

歯周病は「Silent Disease」であるが、出血や排膿、歯の動揺や歯肉の腫脹といった症状を有する閉経後女性は、そうでない女性よりも約2倍、骨粗鬆症であるリスクは高くなる（図3）。

しかしながら、口腔衛生状態が良好な群と不良な群に分けた場合、口腔ケアが十分の群では歯周病の有無は骨粗鬆症リスクとほとんど関係しなくなる。だが、不良な群では、約6倍、骨粗鬆症であるリスクは歯周病を有する人で高くなったと報告されている（図4）。すなわち、「口腔衛生不良＋骨粗鬆症」の患者では歯周病進行リスクが増加するとも言える。

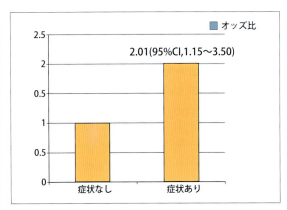

図3　歯周病の自覚症状がない人を基準とした時の自覚症状がある人の骨粗鬆症であるオッズ比（Taguchi et al. Menopause, 2005）。

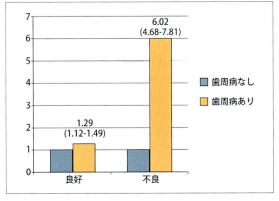

図4　口腔衛生状態が良好な群と不良な群での歯周病のない人を基準とした時の歯周病のある人の骨粗鬆症であるオッズ比（Huang et al. Medicine, 2016）。

骨粗鬆症と歯周病との因果関係

■両者の直接的な因果関係は不明

骨粗鬆症と歯周病に直接的な因果関係があるか否かは不明である。骨粗鬆症、特に閉経後骨粗鬆症では、エストロゲンの減少により全身の骨吸収が進行するが、歯周組織においては感染による炎症反応で起こる歯槽骨吸収がより進行するかもしれない。男性ではテストステロンの減少が全身の骨吸収や歯槽骨吸収に関与しているとの報告もあるが、見解は一致していない。一方で、歯周病の存在自体、あるいは歯が喪失することで全身の骨吸収促進を修飾しているという説もある。

■共通のリスク因子

骨粗鬆症と歯周病にはリスクとしての共通の因子が存在する。年齢はその最たるものであるが、喫煙、肥満、糖尿病、アルコール摂取、心理的ストレスあるいは遺伝因子など多岐にわたるために、調査研究を行った場合、これらの因子が見かけ上の関係を作り出している可能性はある。通常は統計学的な調整を行うが、十分に調整がされない場合が多い（図5）。

■骨粗鬆症治療薬の可能性

仮に骨粗鬆症と歯周病が関連しているとすれば、骨粗鬆症治療薬により歯周病が改善する可能性はある。実際にホルモン補充療法やビタミンD療法により歯の喪失リスクは低下し、副甲状腺ホルモンのテリパラチド製剤でも歯槽骨吸収の改善が認められ、近年顎骨壊死で問題になっているビスホスホネート製剤のランダム化試験では、歯周組織の改善が認められている（図6）。骨粗鬆症治療ではカルシウムの同時摂取も大事であるが、歯を維持することができれば食事からのカルシウム摂取も十分となり、骨粗鬆症治療に役立つかもしれない。

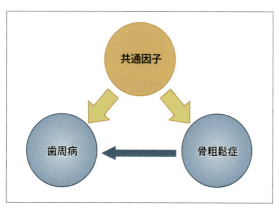

図5　骨粗鬆症は歯周病に直接的に、あるいは共通因子を介して間接的に関連している。

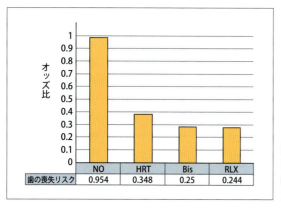

図6　日本の歯科疾患実態調査のデータを基準とした際の2年間に1本歯を失うオッズ比。No：無治療群、HRT：ホルモン補充療法、Bis：ビスホスホネート治療、RLX：選択的エストロゲン受容体モジュレータ（新谷，他．SERM, 2007）。

骨粗鬆症患者では口腔ケアが大事

■高齢になるほど口腔ケアはおろそかになる

いまだ骨粗鬆症の治療を受けていない骨粗鬆症患者は、日本には約1,000万人存在する。日本では、8020運動の推進により80歳で20本を有する人が約50％にも達した。しかしながらこれらの歯は本来の自身の歯（処置歯が多い）であることは少なく、また歯は残存していてもそのほとんどで歯槽骨吸収が進んでしまっている場合が多い（図7）。

高齢者では次第に口腔ケアもおろそかになり、かつ、骨粗鬆症患者で歯周病が進行していくとすれば、歯は残存していても感染巣を残してしまったことになる。さらに抜歯した場合、感染による治癒不全になる可能性もある。

■無兆候骨粗鬆症患者をいかに見つけ出すか

できれば早期に口腔ケアの介入を始めることができればよいが、症状がないためにわからない骨粗鬆症患者をどう見つけるか？　通常日本人に多い椎体骨折の指標は、身長低下や円背といわれている。日本では若い時に比して身長低下4cm等が有効と報告されているが、これは縦断的研究結果であり、20歳代の身長を覚えている人は少ない。一番よいのは自己申告で、「背中が曲がってきたか否か」が胸腹部側面エックス線写真で判定された無兆候椎体骨折と関連があればいい。実際に「曲がりなし」の人に比して「軽度〜中等度曲がり自覚」「高度曲がり自覚」の人では、椎体骨折リスクが増加していた（図8）。また「曲がりなし」の人に比して「高度曲がり自覚」の人では、生涯喪失歯数および過去1年間の喪失歯数が有意に多かった。

■早期の口腔ケアの重要性

無兆候骨粗鬆症患者を同定する方法は様々であろうが、骨粗鬆症患者で歯周病が増悪するのであれば、早期に定期的に歯科医院で口腔ケアを実践していくことが重要である。

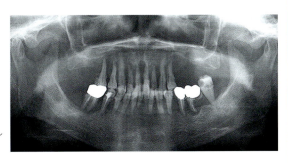

図7　80歳女性のパノラマエックス線写真。歯槽骨吸収が進行している。

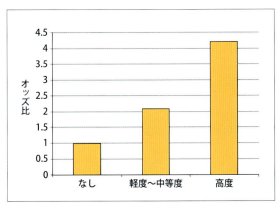

図8　腰の曲がりの自覚症状がない人を基準とした場合の自覚症状がある人が椎体骨折を有するオッズ比（Kamimura et al. Sci Rep, 2016）。

1-4 WHOが提唱するNCDsと歯周病の関連性から考える

小川祐司[*1]・宮崎秀夫[*2]
新潟大学大学院医歯学総合研究科・予防歯科学分野・准教授[*1]・教授[*2]

SUMMARY

① 国際連合が採択したSDGs（持続可能な開発目標）17項目のひとつに、保健（健康と福祉）が取り上げられている
② 口腔保健をNCDs（非感染性疾患）政策に位置付け、コモンリスクファクターをコントロールすることにより、口腔と全身の両方の健康増進を図ることが提唱されている
③ 歯周病による全身の健康への悪影響は、炎症メディエーターによる全身臓器への波及効果に加え、歯の喪失を通した低栄養、運動機能低下など、多方面から高齢者のフレイルに影響を及ぼす
④ 集団や地域の歯周病有病実態の把握や、予防・治療の介入効果の評価など、公衆衛生施策とその評価のために、リスクファクターを含む歯周病サーベイランスが必要である
⑤ 法律や条例の制定は、オーラルヘルスポリシー推進に有効であり、歯周病の地域戦略の大きな支えとなっている

SDGsと口腔保健

■ユニバーサル・ヘルス・カバレッジの1つである保健の役割

SDGs（Sustainable Development Goals：持続可能な開発目標）（図1）は、2016年から2030年までの15年間における国際目標で、17の重点項目が盛り込まれている。SDGsはあらゆる形態の貧困に終止符を打つための取り組みをさらに進めることを狙いとし、経済成長を推進する一方で、教育や健康、社会的保護、雇用機会といった幅広い社会的なニーズに取り組みつつ、気候変動対策や環境保護を図る戦略が必要であると示されている。

SDGsの3番目は、Ensure healthy lives and promote well-being for all at all ages（あらゆる年齢層のあらゆる人々の健康的生活を確かなものとし満足度を増進する）として、保健がターゲットとなっている。誰1人として置き去りにしない「ユニバーサル・ヘルス・カバレッジ」の実現には、口腔保健医療従事者が口腔健康にとどまらず包括的な健康の維持促進に貢献する責任とその役割を自覚することが求められており、他の職種と協調して医療保健サービスに積極的に参画することが必要とされている。

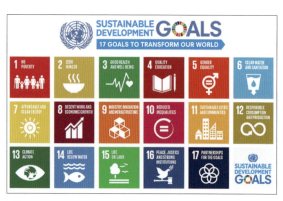

図1　国際連合が制定した2030年までのSDGs（持続可能な開発目標）。

NCDs と歯周病

■口腔と全身の両方が健康であることの意義

2011年国際連合ハイレベル会議において、口腔疾患は NCDs（Non-communicable Diseases: 非感染性疾患）の1つとして、予防や管理を有機的かつ包括的に遂行することが追加され、口腔保健を NCDs 政策に位置付けることが認知された。

これを基に WHO の国際口腔保健はタバコ（喫煙）、過度の飲酒、不適切な食生活、不衛生などの「コモンリスクファクター」をコントロールして、口腔と全身の両方の健康を増進する必要性を提唱している（図2）。歯周病のリスクファクターとしてあげられている喫煙、ストレス、衛生（口腔衛生）はがん、呼吸器疾患、心血管系疾患、メタボリック症候群、糖尿病のリスクファクターと共通している。特に、喫煙は歯周病を含む多くの NCD と共通していることから、禁煙＝タバコ嗜好習慣の是正はコモンリスクファクターアプローチとして WHO が積極的に進めており、歯科受診の場で禁煙支援を行うことを推奨している。また、近年では低栄養（抗酸化ビタミンレベルの低下）は歯周病の発症や増悪化の原因であると同時に、発がんリスクに加え、全身組織や臓器の炎症性疾患の共通リスクとなっているとの報告が出されている。

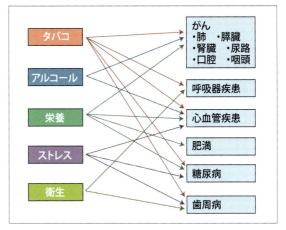

図2　リスクファクターとそれぞれに対応するNCDs（非感染性疾患）。

歯周病に始まる口腔健康悪化への負のスパイラル

■歯の喪失は多くの NCDs 発症、死亡リスクにつながる

歯周炎症メディエーターによる全身健康への悪影響については他の章（項）に譲るが、歯周病は食生活、栄養摂取や身体能力など様々な経路を介して、複合的に全身組織・臓器へ影響を及ぼしているようである。歯周病はう蝕と並び歯喪失の最大原因疾患であるが、歯の喪失は、多くの NCDs 発症リスク、さらに死亡リスクであるとの報告も多い。新潟高齢者スタディから得られた結果は、口腔疾患から咬合崩壊・咀嚼機能低下、摂取食品の多様性の低下、血清栄養素レベルの低下を経て歯周病と根面う蝕の発症・増悪化に戻り、さらなる咬合崩壊に拍車をかけるという負のスパイラル形成を示唆している（図3）。この循環経路の各段階でも、高齢者の健康に与える負の影響が認められる。

また、高齢者の歯の喪失原因である根面う蝕は、耐酸性が劣るセメント質が口腔内へ露出することで生じることから、脱灰の進行も速く治療・管理がしにくい。根面露出の原因は歯周病（歯肉退縮）に負うところが大きいにもかかわらず、高齢者の歯の喪失原因の統計量として、歯周病は低く見積もられている。

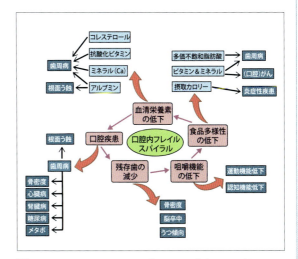

図3　口腔内のフレイルスパイラルと全身への影響。

歯周病とフレイル、ロコモティブシンドローム

■歯周病と骨代謝、寝たきりとの関連性

高齢者が寝たきりに陥る原因の1つに「転倒・骨折」があげられる。骨粗鬆症は骨折の大きな危険因子であり、一端骨折が起こると、ほとんど治癒が期待できない。骨粗鬆症や骨密度の低下は、骨代謝機能の低下に起因している。腎臓機能が低下すると、腸管からのカルシウム吸収を促す活性型ビタミンDの産生が低下することから、血中のカルシウムを補うために骨吸収が進む。こうなると、フレイル（虚弱）やロコモティブシンドローム（運動器症候群）へは一気に到達してしまう。歯周病は腎機能低下、あるいは骨代謝のいずれとも関連性が認められている（図4）。

一方、ロコモティブシンドロームと関連して、咬合支持数と下肢の筋力（脚伸展パワー）、バランス（開眼片足立ち時間）や敏捷性（ステッピング回数）といった身体能力は関連があり、咬合支持数が少ないほど、下肢筋力低下とバランス機能の低下が将来4～5倍高くなることも報告されている。すなわち、しっかりした咬合支持を保つことで、転倒やひねりなどによる骨折を可及的に防止し、フレイル、ロコモティブシンドローム予防に貢献する。

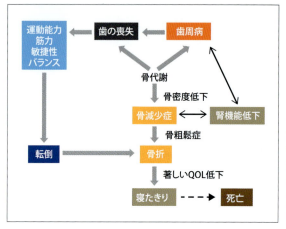

図4　歯周病と骨代謝、寝たきりとの関連性。

歯周病サーベイランス

■まだまだ少ない高齢者の歯周病データ

健康サーベイランスとは、国家的、地域的集団を対象に健康データを収集し、分析・解析、解釈（結果の意味づけ）を行い、①予防的介入の効果の評価、②健康状態の変化のモニター、③保健計画の策定とそれに必要な適切な資源配分、④ハイリスク集団や地域の識別、⑤将来予測のための有用情報の蓄積など、公衆衛生施策と地域応用までの連続した活動のことである。その目的から、歯周病サーベイランス指標に臨床で行う詳細な歯周検査は必要ではなく、CPI（Community Periodontal Index：地域歯周疾患指数）が広く使われてきた。

WHOの歯周病有病データバンクには、世界各国から収集された多くのデータが蓄積されているが、高齢者のデータは非常に少ない。さらに、そのほとんどが単発で実施されたものでしかない。日本では1957年以来、6年毎に口腔保健サーベイランス（歯科疾患実態調査）が行われてきたが、経年比較できるのは2005年以降のデータしかない。2005年から2011年にかけて85歳以上の年齢群を除き、高齢者の歯周病有病状態は、やや改善傾向にあることが示唆されている（図5）。

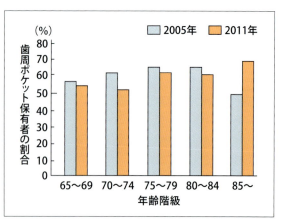

図5　4mm以上の歯周ポケット保有者の割合の推移（分母から最大コードX＝喪失を除いて集計された）（一般社団法人日本口腔衛生学会編．平成23年度歯科疾患実態調査報告．東京：口腔保健協会，2013:36. から一部改変）。

歯周病のポピュレーション戦略とハイリスク戦略

■地域の状況に応じた戦略の組み合わせを

高齢者に歯肉の色や形、歯槽骨レベルを若年者と同様に求めるのは現実的ではない。咀嚼や会話機能の維持を可能とする根長2／3まで歯槽骨吸収を許容できれば、高齢者の歯周管理にはそれほど専門性を要しない。口腔内の無菌化が不可能という意味で、歯周囲のバイオフィルム形成は避けがたく、歯周病発症リスクはすべての人に広く分布していることから、ポピュレーション戦略が第一選択となる。地域保健で企画される集団健診の機会などを活用した口腔衛生教育・相談やプラークコントロール実地指導、あるいはマスメディアを通じた歯周病予防キャンペーンなどが具体的な方法となるが、実際には、若年世代と比べると健康行動変容への効果はあまり期待できない。

一方、自立はしていても、高齢者はセルフケア自体が容易ではない。加齢とともに身体機能や認知機能の低下は避けがたく、それに加え複数の慢性疾患を有し、多種類の服薬を必要としている高齢者も少なくないからである。したがって、歯周病に関してのハイリスク戦略もまた重要となる。図6は歯周病予防・治療・管理についての地域保健戦略を示す。ポピュレーション戦略とハイリスク戦略、それをとりもつ一般歯科医（第2次予防）の役割は大きく、地域包括ケアシステムの取り組み状況など地域の状況に応じた組み合わせを考慮することとなる。

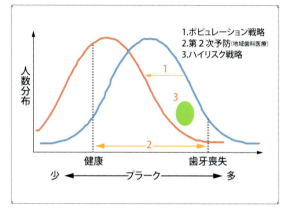

図6　歯周病予防・管理の地域戦略。

オーラルヘルスポリシー

■求められる家庭歯科医によるプライマリーケアの指導

超高齢社会では、限られた医療費・社会福祉財源と人的資源を有効に活用することが求められている。口腔保健医療の立場からまずできることは、口腔の局所炎症や歯の喪失の帰結として生じる全身組織・臓器への負の影響を排除し、医療・介護が必要となる高齢者の絶対数を減らすことに繋げることである。そもそも、死ぬ直前まで高いQOLを確保することは、国民の究極の望みであり、口腔保健医療は不適切な栄養摂取、高栄養による肥満・糖尿病、低栄養による炎症性疾患やがんを含めた生活習慣病予防に貢献できる。

WHOが世界に向け発信している口腔保健戦略を表1に示す。主要な口腔疾患は予防可能であり、セルフケアとプロフェッショナルケアを併用することで達成できることは周知の通りである。歯科口腔保健推進法や口腔保健条例が示唆する地域住民の主体的参加は、家庭歯科医によるプライマリーケアの推進で歯科医療関係者の余力を創出し、専門職の人的資源を真のハイリスク者治療およびトータルヘルスケアを必要とする（超）高齢者へ回すことができる。

表1　WHOの口腔保健戦略。

1. 口腔の健康は全身健康にとって必須
2. 口腔健康はQOLの決定要因
3. いくつかの口腔疾患と非感染性疾患（生活習慣病）は共通のリスクファクター（コモンリスクファクター）に起因する
4. 適切なオーラルヘルスケアは健康寿命を伸ばす

1-5 老年症候群の種類と病態

山根源之
東京歯科大学名誉教授（元東京歯科大学オーラルメディシン・口腔外科学講座・主任教授）

SUMMARY

① 老年症候群とは、高齢者に多く見られ、医療だけでなく看護や介護が必要な心身の症状や徴候の総称で、50以上の症候がある[1]、[2]
② 最近では、高齢者に特有な病的状態（Geriatric condition）という名称も使われている
③ 老年症候群には、生理的老化に伴う症状と病的老化に伴う症候がある
④ 初期は自覚症状は少なく、他覚症状も目立たず日常生活上困らない
⑤ 致命的でないため医療機関への受診者は少ないが、受診の場合は症状が多いため複数の診療科を受診する必要がある
⑥ 患者をとりまく社会的環境にも影響されて症状は変化する

フレイルとオーラルフレイル

■高齢者によく見られる老年症候群

フレイルはFrailty（虚弱）のことで、高齢者によくみられる老年症候群である。身体的、精神心理的、社会的な要因があり、しかるべき介入により再び健常な状態に戻ることがある。しかし、介入をしないと将来は要介護状態になる。フレイルは視力低下や聴力低下、物忘れ、うつ、栄養状態など多種多様である（図1）。

口腔機能についても、口腔への関心度の低下に始まり、滑舌の低下、食べこぼし、軽いむせ、噛めない食品の増加などの症状が見られるオーラルフレイルが問題である。オーラルフレイルはフレイルの前兆にもなり、老年症候群といえる。米国老年医学会のフレイルの評価法を図1に示した。わが国では記憶力の低下も評価項目として検討している。フレイルについてはPart1の1-3に記載されているので参照していただきたい。

フレイルでは口腔に関する関心も低下し、視力低下で口腔観察も十分にできない。歯周病に罹患する危険性は高く、治療や予防指導は大変である。

- 体重の減少（低栄養）
- 疲労しやすい（低活動、引きこもり）
- 歩行速度の低下（歩行障害）
- 身体活動レベルの低下（不動）
- 握力の低下（筋力低下、転倒）

図1 フレイルの評価法。3項目以上該当すればフレイル。

サルコペニア

■特徴
サルコペニアとは筋肉減弱症で、筋肉量と筋力の進行性かつ全身性の低下が起こる症候群である。身体機能障害、QOL（生活の質）の低下、死亡する危険がある。臨床的診断は筋肉量低下が必須条件であり、加えて筋力低下か身体能力低下のどちらかが見られればサルコペニアと診断される（図2）。

■歯科的対応
サルコペニアの発症とその進行で、転倒、歩行速度低下、活動度低下など他の老年症候群が発現する。特に転倒の内的要因となり、要介護状態に近づく危険がある。整形外科領域で2007年にロコモティブ症候群（通称ロコモ）の名称が提案され、50歳以降に多発する運動器（筋肉、骨、関節、軟骨、椎間板）障害に対して、ポピュレーションアプローチなどを通した生活指導で予防する試みがなされている。

歯科では握力低下が大きく影響し、歯磨きは十分にできない。歯ブラシの握り方や動かし方、音波や電動歯ブラシの使用も必要になる。

1. 筋肉量低下
2. 筋力低下（握力が男性で30kg未満、女性で20kg未満）
3. 身体機能低下（歩行速度0.8m/秒以下）

図2　サルコペニアの診断。65歳以上は筋肉量低下は必須条件で、2.または3.があれば確定。

嚥下機能障害（誤嚥）

■特徴
誤嚥は、誤嚥性肺炎の原因になる。脳血管障害後遺症の知覚低下や運動機能障害で不顕性に誤嚥を繰り返す（図3）。歯周病や不潔な義歯の使用で唾液が汚染され、その唾液自体や唾液の混ざった食物を気管内に誤嚥することで肺炎を惹起する。免疫力低下や栄養状態不良が発症の誘因となる。また誤嚥は咀嚼機能低下や嚥下反射の鈍化、咳嗽反射の低下なども背景になる。軽いむせ症状などのオーラルフレイルは、誤嚥につながる。

■歯科的対応
誤嚥しても誤嚥性肺炎を起こさせないためには、歯周病管理を含めた徹底した口腔健康管理が重要である。

誤嚥には、仮性球麻痺や球麻痺のような中枢神経系障害、喉頭麻痺を起こす末梢神経障害、筋力低下などだけでなく、外傷や頭頸部腫瘍術後などの構造的原因がある。これらの状態にある高齢者で、呼吸状態不良、意識障害、発熱、全身状態不良などが見られる場合には、嚥下機能検査を実施する。嚥下内視鏡で障害の原因を明らかにすることは、誤嚥性肺炎の予防に重要である。

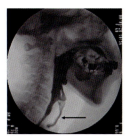

図3　嚥下造影検査で誤嚥が見られる。気管内（→）に造影剤が流入している。

健忘症候群（記憶力障害）

■特徴

健忘症候群とは、器質的脳疾患による記憶力障害を中心とする症候群で、せん妄や認知症などの知的機能障害による記憶力障害を伴わないものをいう。健忘には生理的健忘と病的健忘がある（表1）。病態は知能正常で、注意持続力も維持する。高度かつ永続的な学習障害（順行性健忘）や発症前の記憶（逆行性健忘）がない。最近の出来事は記憶にないが、古い記憶は保たれていることが多い。対面での言葉や数字の復唱は原則として問題なく、動作の習得能力は維持されている。時刻と場所に関する見当識障害を起こすことが多い。本人が真実と確信して話す作話（さくわ）がある。

■歯科的対応

歯周病患者は古い記憶が保たれ、歯磨きの重要性は理解している。が、歯周病管理を丁寧に実施してもその内容を記憶できず効果があがらない。動作の習得能力はあるため一見理解したように見える場合もあり難しい。その点を十分理解し、患者の状態に応じて臨む必要がある。

表1　生理的健忘と病的健忘。

	生理的健忘	病的健忘（認知症）
記憶障害	一部の記憶障害	著しい
見当識	保持	障害
学習能力	保持	障害
病癖	ある	ない
症状の進行	進行は遅い	進行が早い
日常生活 ADL	支障なし	支障あり

認知機能障害

■特徴

認知機能には記憶、見当識、判断、思考、計算、理解、言語などいろいろな要素が含まれている。高齢者では最近の体験や1日の出来事などの記憶、および直前の記憶が障害されやすい。記憶などの認知機能に障害があっても、日常生活に支障がなければ軽度認知障害とされ、正常と認知症の境界領域である。認知症の中核症状では、記憶障害をはじめとする認知機能障害である。認知症では時間や場所を判断する見当識障害や、行動計画の立案とその計画を状況に応じて修正しつつ実行する遂行機能も障害されるため通常の社会生活ができない（表2）。

■歯科的対応

歯科では口腔健康管理が良好でも、口腔状況が一気に悪化することがあり、その修復は非常に困難である。障害の進行状況はいろいろあり、その状態に合わせて歯周病の治療、予防指導を行う。認知症の進んだ患者には一般的歯科対応が困難なこともあることを十分理解し、診療スタッフ全員が承知しておく。この点は患者のみならず家族に対しても説明しなければならない。

表2　高齢者に見られる認知症の原因疾患（日本）。

アルツハイマー型認知症（AD）	50%
血管性認知症（VaD）	30%
レビー小体型認知症（DBL）	10%
前頭側頭葉変性症（FTD）	数%

せん妄

■特徴

原因は、入院、手術などの環境変化、術後のベッド上拘束や膀胱カテーテル挿入、持続点滴、不安、不眠などの背景因子がある。また、薬剤、発熱、脱水、疼痛、感染症、視力低下、聴力低下などが発症要因になり、高齢者では頻発する。高齢者では術後のせん妄発症率は高く、特にICUで集中管理を受けた患者では非常に高率で発症する。せん妄は他の合併症を発症し、身体機能を低下させ、離床が遅れて入院期間が長引く。病態は意識混濁、錯覚、幻覚・妄想などであり、突然始まり数時間から数日継続する。さらに長期間継続することがあり、認知症と間違われやすい。一般的には、原因がなくなれば改善することが多い。

■歯科的対応

せん妄が著明な患者の歯科診療は救急処置を除いて行わない。時間の経過で患者が落ちついた状態にあれば、普通の歯周病治療は可能である。入院や手術後のせん妄は家族との会話を積極的に行い、不安要因がなくなれば比較的早期に回復するので、様子を見ながらその時を待つ。

うつ

■特徴

認知症と並んで高齢者に多い精神疾患である。高齢者の発症は遺伝的要因よりも精神的ストレスや身体的ストレスの重なりによる、心理・身体・社会家庭的要因が大きい。

眠れない、食欲がない、気分が落ち込む、何をしても楽しめないといったことが続いている場合はうつの可能性がある。老年期うつの特徴を図4に示す。発症の危険因子は、性別では女性、身体疾患の合併、認知機能障害、運動機能障害、社会性の欠如、うつ病の既往などである。

また、うつは心筋梗塞、脳卒中、糖尿病などとの相互関係が指摘されている。

■歯科的対応

歯科では口腔症状に対する訴えで受診しても、背景にうつがあると口腔症状にいろいろ影響し、訴えと症状が一致しないことがある。そのため行った治療に対して、患者の反応に開きがあり、双方に不満が残る。歯周病については、患者に口腔健康管理が不十分と指摘したことさえ患者を精神的に追い込み、いろいろな問題が派生する。

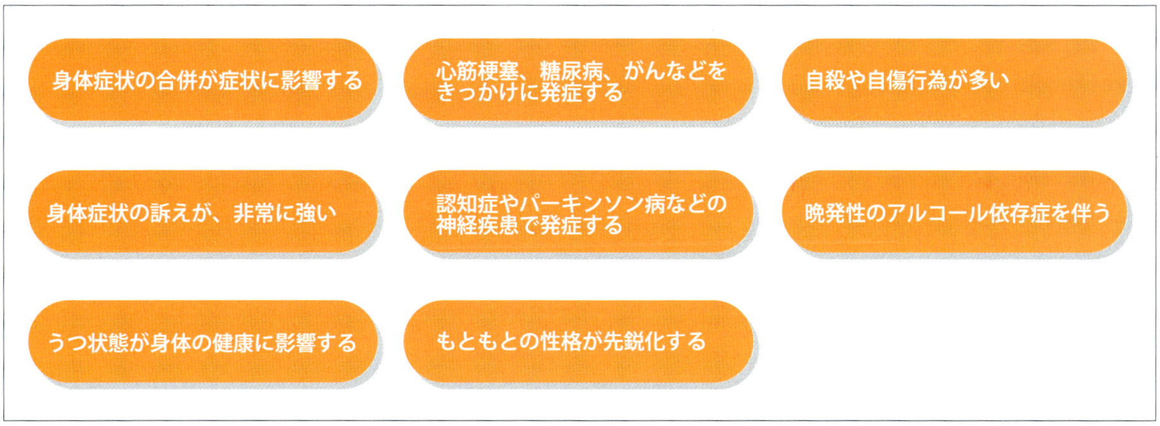

- 身体症状の合併が症状に影響する
- 心筋梗塞、糖尿病、がんなどをきっかけに発症する
- 自殺や自傷行為が多い
- 身体症状の訴えが、非常に強い
- 認知症やパーキンソン病などの神経疾患で発症する
- 晩発性のアルコール依存症を伴う
- うつ状態が身体の健康に影響する
- もともとの性格が先鋭化する

図4　老年期うつの特徴。

排尿障害（尿失禁）、排便障害（便失禁、便秘）

■特徴
　神経支配はほぼ同じなので、排尿障害と排便障害は同時に発症しやすい。排尿障害は加齢に伴い発現するが、生理的老化の範囲なのか、病的かの判断は難しい。代表的な原因は男性の前立腺肥大症、女性の過活動膀胱である。高齢男女共通のものは神経因性膀胱である。トイレに行くまでに漏れる切迫性尿失禁が多いが、腹圧性、溢流性、機能性尿失禁がある（図5）。

　便失禁とは、便が不随意または無意識に排出されることである。肛門の静止圧は70歳を過ぎると急に弱くなり、便失禁が起こる。直腸内の便梗塞（便秘）は便失禁の最も多い原因なので、便秘や慢性下痢には注意する。

■歯科的対応
　歯科診療では診療所要時間を患者に予告し、診療が長くなったときにはトイレ休憩を取る。尿意から排尿まで短時間なので、早めに尿意の有無を聞く。トイレまで距離がある場合は尿瓶を用意し、診療室内で処理することも考える。歯周病の検査、処置は時間を要するので、歯科衛生士も注意する。

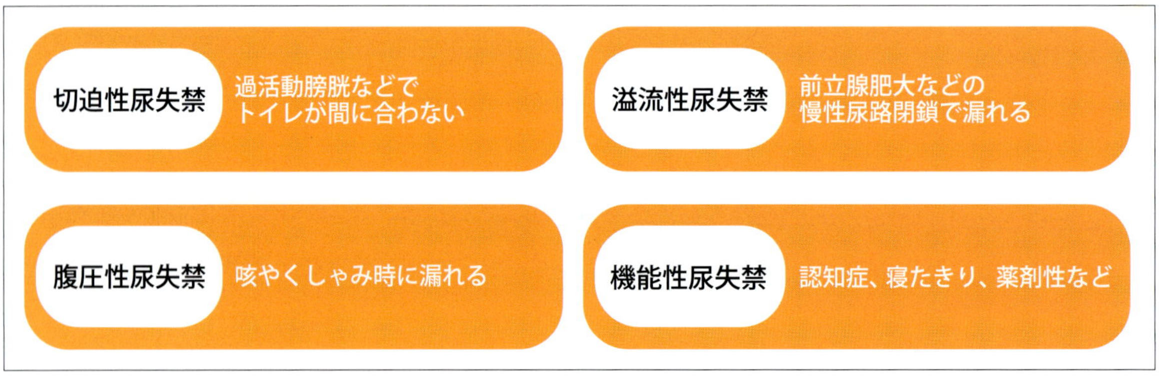

切迫性尿失禁 過活動膀胱などでトイレが間に合わない	**溢流性尿失禁** 前立腺肥大などの慢性尿路閉鎖で漏れる
腹圧性尿失禁 咳やくしゃみ時に漏れる	**機能性尿失禁** 認知症、寝たきり、薬剤性など

図5　尿失禁の原因による分類。

視聴覚障害

■特徴
　加齢とともに視力、色覚、調節力などの低下が起こり、新聞が読みにくいや肩がこるなどの症状が見られる。白内障は個人差はあるが70歳台で84〜97％、80歳台では100％に見られる。その他、加齢に伴い増加するのは眼圧上昇で起こる緑内障と加齢黄斑変形症であり、いずれも視力が低下する。

　聴覚障害は加齢性難聴で、中枢性でなく末梢の蝸牛神経節の加齢性変化で起こる。補聴器でサポートできるので会話は可能である。小さな声は聞き取りにくい、騒音はうるさい、テレビの音量を大きくする、家族との会話がスムーズにできないなど孤立感を招き、心理的にも追い込まれる。

■歯科的対応
　歯周病の指導では視聴覚が大事であるが、デジタルカメラで口腔写真を撮影し、大きなディスプレイで供覧する。聴覚障害者に対しては耳元で話すが、患者が聴き取れる音域を探し、女性に代わったりして工夫する。筆談も有用である。難聴を自覚せず、また隠している人もいる。補聴器を装着していても、スイッチを切っている人もいる。

低栄養

■特徴

低栄養状態は、主としてエネルギー不足で起こるマラスムスと、主としてタンパク質不足から起こるクワシオルコルに分けられる。低栄養は両者が混じって起こる（表3）。マラスムスでは著しい体重減少、筋力低下、皮下脂肪減少などが見られるが、重症化しなければ肝機能や血清タンパク濃度、免疫能は保たれる。クワシオルコルでは低アルブミン血症、浮腫、脂肪肝、肝腫大、腹部膨隆、貧血、免疫能低下が起こる。

栄養状態は既往歴、身体所見、身体測定、体格指数（BMI）、血清アルブミン値などから総合的に判断する。簡易栄養状態評価法 Mini Nutritional Assessment（MNA®）[3]が一般的な栄養状態評価に使用されている。

■歯科的対応

歯周疾患や歯の欠損を放置していると食事摂取量は低下し、低栄養状態に陥り経管栄養や胃瘻造設を行うことになる。高齢者の低栄養はフレイルの大きな要素でADLに重大な影響を与え、免疫能の低下で感染症に罹患しやすくなる。

表3　低栄養。

	原因	症状
マラスムス	エネルギー不足で起こる	体重減少　筋力低下　皮下脂肪減少　徐々に進行
クワシオルコル	タンパク質が不足した状態 糖質の摂取維持で内蔵細胞の機能障害	低アルブミン血症　浮腫　脂肪肝　肝腫大 腹部膨隆　貧血　免疫能低下

褥瘡

■特徴

褥瘡は身体に外力が加わり、皮膚表層と骨との間の軟組織の血流障害が一定期間続くと発生する。しかし、外力や圧迫だけでは発生せず、患者の皮膚組織耐久性も要因である。組織耐久性の外的因子は、該当部皮膚の湿潤の増加、摩擦の増加およびズレの増加がある。内的因子にはエネルギー不足、栄養の低下、加齢、血圧の低下などが挙げられる。

前述の低栄養状態は褥瘡の発生要因の1つである（図6）。

病態は視診・触診で判断可能であるが、その深さ（深達度）や範囲を調べて重症度を診断する。的確に褥瘡の診断を行うため、日本褥瘡学会より褥瘡評価ツール「DESIGN-R」が出されている。それには、褥瘡部の深さ、滲出液の状態、大きさ、炎症と感染の状態、肉芽組織の状態、壊死組織の状態などをチェックして治療経過の評価としている。最近では病院内に褥瘡委員会を設置して、病院を挙げて褥瘡の発生を防止している。

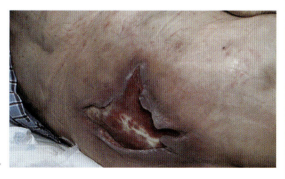

図6　仙骨部皮膚の褥瘡（褥瘡発生の好発部位）。

脱水

■特徴

脱水とは、身体から水分と電解質が失われることである。体内の総水分量は加齢で減少し、70歳台では約50％になる。高齢者は口が渇いた感じが弱くなり、脱水に気づきにくい。また、尿が濃縮傾向になり、電解質のナトリウムを保持する力が低下することで、成人に比べて脱水に陥りやすい危険がある。高齢者が脱水になりやすい原因を図7に示す。

脱水は3つに分類される。嘔吐や下痢、出血などでNaを主とした電解質の喪失量が水分喪失量を超えた低張性脱水症。電解質と水が同時に喪失する等張性脱水症。熱中症治療や高カロリー輸液などで起こる、浸透圧利尿を原因とする高張性脱水症である。

■歯科的対応

病態は、口腔乾燥、皮膚乾燥、悪心・嘔吐、めまい・立ちくらみ、頭痛、痙攣、傾眠から錯乱・興奮・幻覚、尿量の減少、血圧低下などである。

口腔乾燥は自浄作用が低下し、歯周病や口腔健康管理に悪影響を与える。

筋肉や皮下組織内の備蓄水分量の減少	水分含有の筋肉の細胞数が減少 水分を貯蔵しにくい脂肪量の増加
代謝水の産生量が低下	若年者の代謝水産生は 300ml/day
腎臓内での Na 保持能力が低下	
水分摂取量の減少	口渇感の低下、頻尿や尿失禁を心配
利尿剤投与	尿量増加

図7　高齢者が脱水になりやすい原因。

めまい・ふらつき（平衡障害）

■特徴

高齢者のめまいやふらつきは、身体の平衡障害で意外と多い。原因で大別すると、中枢性疾患（脳卒中）、心原性疾患（血圧の変動）、内耳性疾患（三半規管や耳石器）に分けられる。その他、ストレスや薬剤の副作用でも発症する。

めまいやふらつきは転倒の原因となり、転倒の際の頭部外傷は死因になる。また、転倒して大腿骨頸部を骨折すればADLに影響し、手術を受けても高齢者はリハビリに苦労し、最悪の場合は車椅子生活や寝たきりになる。

めまいには、回転性、前失神（眼前暗黒感）、平衡障害（身体の動揺）、ふらつき感がある（表4）。

高齢者の回転性めまいでは、良性発作性頭位めまい症が最も多く、急に頭の位置を変えることで誘発される。しかし、めまいの原因は他にも重大疾患があるので慎重な精査が必要である。

■歯科的対応

歯科での注意点は診療中の含嗽である。体位を起こした際にめまいを生じる。また、診療後に診療椅子から降りて立った時も注意する。

回転性 （視野が回転）	脳幹および小脳の出血、梗塞
	内耳炎、中耳炎、Ramsey-Hunt症候群
	メニエール病
	一過性脳虚血発作
	甲状腺機能低下症
	外傷、感染
前失神 （眼前が真っ暗）	起立性低血圧
	不整脈（徐脈）
	貧血
	てんかん
	脳血管障害
	過換気症候群
	低血糖
	低酸素血症
平衡障害	抗不安薬、睡眠薬、筋弛緩薬などの服用
	感覚障害
	小脳性運動失調
	パーキンソニズム
	聴神経腫瘍
ふらつき感	視覚異常
	うつ病
	不安神経症
	脳血管障害後遺症

表4　めまいの原因疾患。

歩行障害

■特徴

加齢に伴い歩行速度は減少する。しばしば青信号の間に横断歩道をわたりきれない高齢者を見かけるが、女性にその傾向は強い。女性の75歳以上では約半数が青信号の間にわたりきれないといわれている。

ヒトは歩行することが日常の重要な運動であり、歩けなくなること、また車社会で歩かなくなることは高齢者の自立に影響し生活機能を低下させる。

歩行障害をきたす主要な疾患と病態は、脳血管障害後遺症、腰部脊柱管狭窄症、変形性関節炎、関節リウマチ、大腿骨頸部骨折などである（図8）。

内科疾患で離床が遅れると高齢者では容易に歩行障害を起こす。歩行に対する自信が失われ、意欲も減退する。そのため、なるべく早期にリハビリを開始しないと歩行障害が改善せず、寝たきりになる危険がある。

■歯科的対応

歯科では診療前後の歩行に気をつけ、診療室での転倒を防止する。また、診療椅子への移乗も補助が必要である。

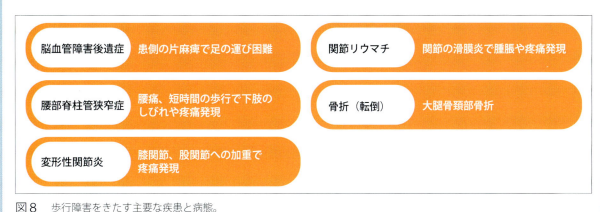

図8　歩行障害をきたす主要な疾患と病態。

転倒

■特徴

転倒による骨折は老年症候群の代表的症候である。高齢者の転倒の特徴は、転倒を繰り返す、低い段差につまずく、良性発作性頭位めまい症や薬の副作用のめまい、およびふらつきが原因になることである。白内障などによる視力の低下で足もとがよく見えないことも多い。

高齢者に多い大腿骨頸部骨折は、その原因の90％が転倒である。人工骨頭置換手術後のリハビリが大変で、車椅子生活に入る受傷者もいる。再転倒とそれによる骨折が心配で、行動範囲が狭くなり、生活が萎縮してADLは低下する。

■歯科的対応

転倒の予防には、段差のない住居、手すりの設置など環境整備が必要である。歯科診療所も同様で、バリアフリーとする。また、転倒しても頭や身体を硬いものや鋭いものにぶつけないように、備品の配置に注意する。高齢者に対する、転倒の危険度を予知するための5項目の質問調査がある。過去1年間の転倒の有無、歩行速度の低下傾向、杖の使用、背中が丸くなってきた、薬を5種類以上飲んでいるかである。

転倒を繰り返す高齢者については、咬合の安定がこれらを予防するとの報告がある[4]。

寝たきり

■特徴

　寝たきりとは長期間臥床している状態で、90％が高齢者であり、「寝たきり老人」といわれている。運動不足となり、身体の活動性は低下するため、原疾患による機能障害はさらに重くなる。「寝たきり老人」を「寝かせきり老人」と揶揄した言葉があるが、本来は障害の程度に応じた生活環境の整備や社会的援助で、人手をかけることにより寝たきりの状態は改善される。日本固有の畳上での寝起き動作は、高齢者にとっては厳しい。椅子、ベッドの生活は、臥床から座位になり、そして立位へとスムーズに動くことが可能であり、リハビリに楽に取り組める。

　転倒、認知機能低下、視力低下、聴力低下、うつ、脳血管障害などはADLを低下させ、寝たきりになる危険要因である。

　寝たきりの基準が明確でなかったが、1996年厚労省から「障害老人の日常生活自立度（寝たきり度）判定基準」（表5）が出されている。寝たきりは認知症高齢者と同じく要介護者となっている。

表5　障害老人の日常生活自立度（寝たきり度）判定基準（厚労省，1996年）。

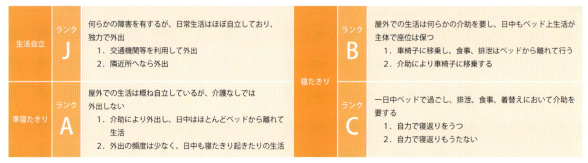

※判定にあたっては、補装具や自助具等の器具を使用した状態であってもよい。

廃用症候群

■特徴

　廃用症候群とは、「身体の不活動状態により生ずる二次的障害」である。長期間の安静臥床が廃用症候群を招くため、早期離床、早期リハビリテーションが推奨されている。高齢者はフレイルになりやすく、身体的機能低下だけでなく心理的にも落ち込みやすく、また周囲も必要以上の介助を行うことでそれらを増長する危険がある。身体的要因、心理的要因、環境的要因のいずれが障害しても、不動になり廃用症候群につながる。

　病態は、筋の萎縮、骨の萎縮、関節の拘縮が起こり、運動耐容能が低下する。不動は循環器系に影響し、起立性低血圧や静脈血栓を起こす。その他、無気肺、低栄養状態と体重減少、食欲の低下、便秘が見られる。また、うつ、不安、見当識障害、せん妄、睡眠覚醒リズム障害が認められる。

■歯科的対応

　歯科では手指の運動障害のため自分で行う口腔健康管理は不十分になる。歯周病管理は患者の状態を評価しながら可能な方法を選択する。歯科衛生士は専門的口腔健康管理を定期的に実施する。

1-6 ① 咀嚼と歯周病と生命予後

吉田光由
広島大学大学院医歯薬保健学研究科・先端歯科補綴学研究室・准教授

SUMMARY

① 歯の喪失と生命予後との間に関係があることが報告されている
② とりわけ脳心血管系疾患による死亡率が高まることから、歯周病による感染や炎症との関連が考えられている
③ 歯の喪失はまた、悪い食習慣や生活習慣による障害であり、栄養障害を通じて生命予後に影響を及ぼしている可能性もある
④ 義歯補綴治療により、死亡率が軽減されるといった報告もあり、咀嚼機能の回復が栄養改善を通じて健康長寿に寄与できるものと思われる

歯の喪失と生命予後

■歯の喪失は死亡率と有意に関係する

歯の喪失と生命予後との関係を見た研究を取りまとめた総説論文が、2012年にPolzerら[1]により発表されている。ここでは、歯の喪失と生命予後との関わりを見た論文が15編、脳心血管系疾患による死亡率との関わりを見た論文が9編あったことが報告されている。

そして、15編中12編の論文が歯の喪失により死亡率が高まることを報告しており、9編中7編の論文が脳心血管系疾患による死亡率が高まることを明らかにした。

しかしながら、すべての死亡率との関係を評価した15編の論文中、研究の質が高いと評価されたものは1編にすぎなかった。一方、脳心血管系疾患との関係を見た9編の論文では、うち3編が研究の質が高いと評価されており、これらのすべてで歯の喪失は、死亡率と有意に関係していることが報告されている。

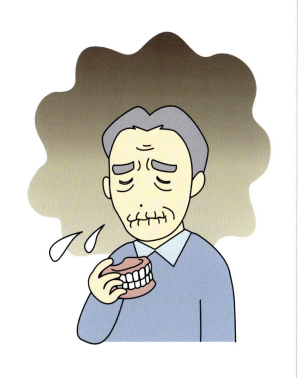

歯周病と脳心血管系疾患による死亡

■歯の喪失が脳心血管系疾患による死亡率を高める

上記の総説の中で両方の死亡率について検討した質の高い研究とされているAbnetら[2]は、40〜69歳の地方に在住する中国人29,584名を15年追跡した結果を示している。残存歯数を、それぞれの対象者の年代の平均残存歯数よりも多いか、少ないかで2群に分け、死亡率の比較を行った。結果、残存歯数が平均を下回った場合、喫煙や飲酒、身長・体重、血圧等の影響を考慮しても、全死亡率を13%（95%信頼区間：9〜18%）、心疾患による死亡率を28%（95%信頼区間：17〜40%）、脳卒中による死亡率を12%（95%信頼区間：2〜23%）高めることを明らかにしている。

このように、歯の喪失がとりわけ脳心血管系疾患による死亡率を高めていることから、歯周病による炎症がこれら脳心血管系疾患のリスクを高め、ひいては死亡率にまで影響しているのではないかといった考察が多くの論文でなされている。しかしながら、歯周病が心血管疾患を引き起こして死亡率を高めることを証明するためには、より若い年代の歯周病による歯の喪失状況を追跡した研究が求められる。

義歯の使用と生命予後

■義歯装着者と未装着者の死亡率の違い

上記総説論文では、義歯の使用と生命予後についても同様の検索が行われた。結果、全死亡率との関係を見た論文は5編のみであった。これら5編の論文中、研究の質が高いと評価された論文はなく、中等度と評価された論文2編がともに日本人を対象とした研究であった。このうち1編は、筆者らの研究である[3]。

筆者らの研究では、1995年に広島県呉市在住の65歳以上高齢者を対象に口腔内調査を実施し、その8年後に予後調査を行い、義歯使用者と未使用者の生命予後の比較を行っている。すなわち、初回調査時に自立した日常生活を送っていた高齢者の中から、残存歯の有無に関わらず、上下顎での咬合がない者を義歯使用群と不使用群とに分類し、8年後の死亡状況を調査した。

その結果、義歯使用群は478名（男性181名、女性297名、平均年齢76.1±6.0歳）であり、義歯不使用群は60名（男性24名、女性36名、平均年齢76.9±6.5歳）となり、Coxの比例ハザードモデルにより年齢と性別を調整し、生存率を比較したところ、義歯不使用群は、義歯使用群に比較して1.52倍（95% CI：1.25〜1.83）高いことが示されている（図1）。

もう1編は深井らの研究である[4]。これら2つの論文をあわせてメタ解析を行ったところ、義歯未装着者の死亡率は、義歯装着者に比べて1.3倍（95%信頼区間：1.03〜1.65）死亡率が高まることが示されている（図2）。

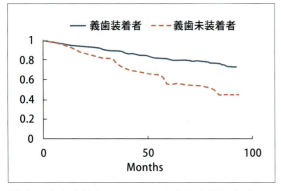

図1　義歯装着者（Wearers）と義歯未装着者（Non-wearers）の生存率の比較。

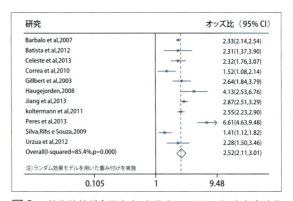

図2　義歯装着が全死亡率（All-Cause Mortality）を高めるリスク（Hazard Ratio）に対するメタ解析。

歯の有無が生命予後に影響を及ぼす要因について

■生活習慣は生命予後の一番の危険因子

歯の喪失の2大原因であるう蝕と歯周病は、ともに生活習慣病ともいわれている。生活習慣は生命予後に対する一番の危険因子ともいわれていることから、歯の有無が生命予後に及ぼす影響をより明確にするためには、この交絡因子である生活習慣を明確にしていく必要がある。Felton は[5]、歯の喪失が全身疾患に及ぼす要因として、咀嚼障害による栄養障害や細菌叢であるバイオフィルム感染症による炎症による可能性を示している。さらに、そのような生活習慣の背景に教育歴や収入があることを示している（図3）。先の総説においても、残存歯数の区分がそれぞれの研究で異なっていたり、交絡因子である教育歴や収入をはじめ、喫煙歴や併存疾患といった要因の調整も異なっていたため、残存歯数と生命予後に関するメタ解析は実施できなかったと結論付けられている。

■歯の喪失と収入

この歯の喪失と収入に関して、最近メタ解析が行われており[6]、高収入群と低収入群に分けて残存歯数を比較すると、収入群の分け方や残存歯数の分け方にはさまざまな違いはあるものの、低収入群とされた者では1.66倍（95％信頼区間：1.48～1.86）歯の喪失リスクが高まることが報告されている（図4）。収入の少ない者では喫煙者が多かったり、労働負担が多かったりと健康を損なうリスクが高まることも想定されたことから見ても、全身健康と口腔の健康は同じ生活習慣という交絡因子によって修飾されており、歯や咬合の存在が生命予後に直接的に影響を及ぼしているのか、もしくは間接的な結果なのかを明確にすることは極めて困難といえる。

■義歯による咀嚼機能の回復の新たな意義

しかしながら、同じように多数の歯を喪失した高齢者においても、義歯による咀嚼機能の回復が高齢者の長寿をもたらす可能性があることを質の高い研究により明らかにしていくことが、超高齢社会における歯科医療の意義を指し示す上で極めて意義深いものと考える

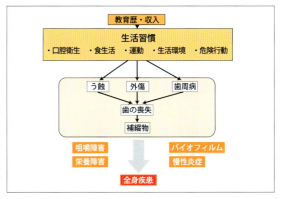

図3 歯の喪失が全身疾患に及ぼす要因に関する概念図（参考文献5より引用改変）。

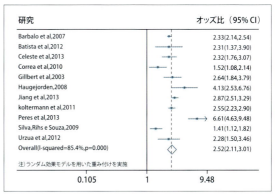

図4 歯の喪失と収入に関するメタ解析結果。

1-6 ② 口腔機能と歯周病

菊谷　武
日本歯科大学口腔リハビリテーション科・教授

SUMMARY

① 口腔機能の低下は、歯の欠損や義歯の不適合によるものが原因とされる器質的な問題と、舌や頬や口唇といった口腔器官の運動機能低下や障害によって生じる運動障害によるものに分類される
② 口腔機能の低下により口腔の自浄作用は悪化し、歯科疾患のリスクが高まる
③ 口腔機能の低下が見られる者は、身体機能、認知機能の低下した者に多く、これらの者は口腔衛生管理の自立度が著しく低下するため、支援が必要となる

高齢者に見られる口腔機能の低下

■歯の欠損による口腔機能低下とその影響

　8020運動をはじめとする歯科保健の推進によって、高齢者においても多くの歯を保持する者が増加し、80歳において20歯以上の歯を有する者の割合は約5割に達しているという。一方で、20歯以上を持つ者の割合の低下は50歳台より始まっており、咀嚼機能の低下を示す兆候は高齢期を迎える前に始まる。この器質性咀嚼障害に対しては、歯周疾患による歯の欠損の予防と咬合回復が治癒への近道である。高齢者における喪失歯の減少は近年著しいが、いまだ多くの高齢者が歯の喪失によって咬合支持の崩壊を招いている。

　筆者らが行った調査では[1]、在宅療養中の高齢者（716名、平均年齢83.2歳）の75％が天然歯による咬合支持を失っている。そのうち1／3が義歯によっても回復されることなく、咬合支持の崩壊状態であった。咬合支持が維持されていなければ、食事摂取が困難になることが容易に想像できる。年齢、性別、ADL、認知機能など低栄養と関連を示す他の因子を調整してもなお、咬合支持が維持されている者に対し、咬合支持の崩壊した者の低栄養リスクは有意に高かった（義歯咬合支持群：1.7倍、咬合崩壊群3.19倍）。

　さらに、食物による窒息事故の問題も深刻である。この事故による死亡は不慮の事故の中で最も多く、年間5,000人を超えるという。介護老人福祉施設で行った著者らの調査においては、そのリスク因子として示されたものは、認知機能の低下等とともに、咬合支持の状態が上げられた。咬合支持が維持されている者に対し、咬合支持の崩壊した者の窒息リスクは有意に（1.75倍）高いことが示された（図1）[2]。このように、高齢者に見られる歯の欠損による咀嚼障害は低栄養、窒息の危険といった問題にも影響を与え、その兆候は50歳台から見られる。

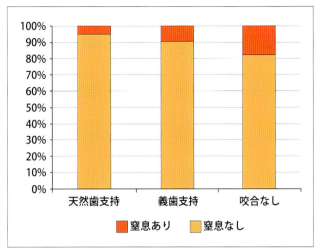

図1　咬合支持と窒息事故の発生率。介護老人福祉施設入所者486名に対して窒息の危険因子について調査した。認知機能の低下とともに、咬合支持の崩壊が有意な危険因子として抽出された。

運動障害による口腔機能の低下とその対策

■避けては通れない生理的老化による運動機能の低下

　咀嚼障害は、その原因から器質性咀嚼障害と運動障害性咀嚼障害に分けることができる。避けては通れない生理的老化により運動機能は低下を示す。また、依然日本人の死亡原因の上位を占める脳血管疾患やパーキンソン病などの神経筋疾患、そしてアルツハイマー病をはじめとする認知症を示す疾患の多くが、著しい運動機能の低下を伴う。当然、これらの運動機能の障害は口腔にも及び、嚥下前に行われる口腔内での食物の処理（咀嚼）が困難になる。言わば、運動障害性咀嚼障害とされるものである[3]。70歳未満の者を100とした時に、咀嚼回数、舌圧、舌の反復運動回数はいずれも加齢とともに低下し、80歳以上においては、70歳未満に対して75～90％の低下を示す[4]。舌の運動の力に加えて、舌運動の巧みさも失われることを示している。これらは、咀嚼力にも大きな影響を与える。運動機能低下による咀嚼機能の低下である。

　口腔機能障害の原因が器質的な問題が単独である時よりも、運動障害の問題が合併してきた時には、その重症度を増す。さらに、その回復の可能性は限定的となる。対応法としては、舌圧を向上させることを目的とした運動機能訓練などの治療的アプローチが、機能回復が望める回復期の高齢者には適応となる。一方で、回復がプラトーに達した高齢者や、進行性疾患などを原因とした機能回復が望めない高齢者には、口腔機能に合致した嚥下調整食の提供などによる食の調整が重要となる（代償的アプローチ）。さらには、嚥下調整食を提供できる施設の拡充や地域における社会資源の共有など、社会環境の整備が重要となる（環境改善的アプローチ）（図2）。

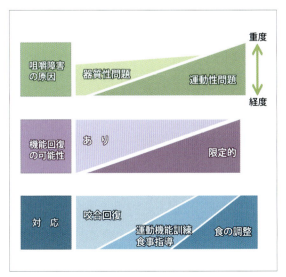

図2　高齢期における咀嚼（口腔機能）障害に対する考え方。

口腔機能低下による自浄作用の低下と口腔不潔に対する歯の存在のリスク

■高齢者の口腔内はバイオフィルムが付着しやすい環境にある

本来、口腔には口腔内に分泌されてきた唾液の環流や食物の動き、また、舌や頬といった口腔器官の動きによって、ある一定の洗浄作用を有している。しかし、唾液分泌量の低下や食物の軟食化、口腔の運動機能の低下等から、これらの自浄作用が低下する。自浄作用の低下は、口腔内を不潔にし、歯周病等、歯科疾患の発症や重篤化を招く。

歯を持つ高齢者が増加する中、臨床現場は多くの問題に直面している。歯の存在が、口腔の不潔を促進しているという事実である。バイオフィルムは歯に付着し、歯間隙や不適合な補綴物や修復物の周囲にも多く付着する。歯が多く残存している高齢者の口腔内には、このようなバイオフィルムが付着しやすい環境が整っているともいえ、実際に要介護高齢者の歯には多くのバイオフィルムの存在が見られる（図3）。要介護高齢者約700人に対する筆者らの調査では、細菌の増加因子に歯の数が上げられた。咀嚼機能に大きく関与する咬合支持を維持するために、歯の存在は欠かせない。一方で、歯の存在が口腔内細菌増加の因子になり、仮に、歯周病の発症リスクや重篤化リスクに、さらには誤嚥性肺炎の発症リスクになっているとしたならば、大きな問題と捉えなければならない[5]。

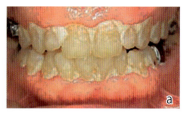 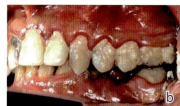

図3a、b　口腔衛生管理の自立が失われ、自浄作用が低下した口腔内は、バイオフィルムに覆われる。

要介護期における歯の存在のリスク

■患者のステージに応じた治療方針を

歯を残すことは歯科医師の使命といってよい。患者も歯の保存を強く望む。一方で、口腔の管理が困難になった際の歯の存在は、我々や患者が望む役割を果たせないばかりでなく、時として患者の生命をも脅かす存在になる。ただ、闇雲に歯の保存を追求するのではなく、患者のステージに応じた治療方針等の提案が必要となる（図4、5）。

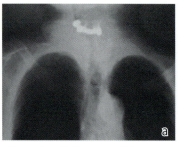 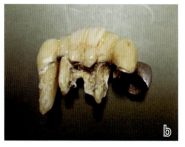 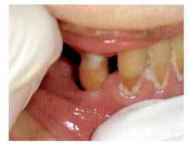

図4a、b　介護を要する状態における歯の脱落は、補綴物などの誤飲・誤嚥のリスクを高める。

図5　咬合支持を失った孤立歯は、対顎の歯槽部に対して、凶器となる。

1-6 ③ 唾液の機能と口腔乾燥症（ドライマウス）

斎藤一郎
鶴見大学歯学部病理学講座・同大附属病院ドライマウス外来・教授

SUMMARY
① 口腔乾燥症は、更年期以降の女性に多く発症する
② 唾液量の低下は歯周病やう蝕の罹患率を上げ、特に根面う蝕は特徴的である
③ 粘膜の乾燥・発赤、舌乳頭の萎縮、口角びらんなどを多く認める
④ 口腔カンジダ症を併発することが多く、抗真菌薬が奏功する
⑤ 本症は、口腔の不快感、摂食・嚥下困難、舌痛、味覚異常、口臭だけでなく、全身的な感染症のリスクを上げ、誤嚥性肺炎や萎縮性胃炎などの誘因となる

唾液の機能

■口腔の多様な機能を司る唾液

　口腔内には1日約1,500 mlの唾液が分泌されている。唾液には水分の他に、生体の恒常性の維持に重要な液性因子として生理活性物質、抗菌物質、免疫グロブリンなど多種多様な成分が含まれている。これらは口腔内において抗菌作用、消化作用、自浄作用、粘膜・歯質の潤滑・保護作用、緩衝作用、修復作用を有し、円滑な摂食嚥下や、義歯の安定にも寄与することで口腔の多様な機能を担っている（図1）。

　このことから、唾液の分泌が減少する口腔乾燥症（以下、ドライマウス）の予防や対処はQOL (Quality of Life)を改善させるだけでなく、高齢者の生命維持にも極めて重要である。

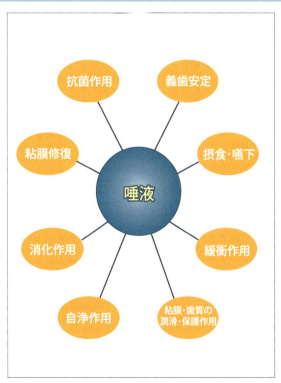

図1　唾液の役割。

ドライマウスの定義

■様々な全身疾患の原因となるドライマウス

　ドライマウスは唾液の分泌量が減少し、唾液の質が変化する疾患である。本症によりう蝕や歯周病のリスクが上がるだけでなく、感染症、誤嚥性肺炎、味覚障害、上部消化管の障害、摂食・嚥下機能の低下など、様々な全身的な疾患の原因となる。さらに、唾液量が著しく減少したドライマウスの口腔内では、常在しているカンジダ菌の増殖が認められ、これに起因して口腔の不快感をはじめ、舌痛症や粘膜疾患など様々な病態をもたらすことも知られている（図2）。

　本邦でのドライマウス患者数の詳細な疫学調査はないが、海外の報告から算出すると少なくとも800万人は存在し、潜在患者を含めると3,000万人と推定されているが、国内での認知度は低く、自覚症状を感じていても受診していないことも多い。

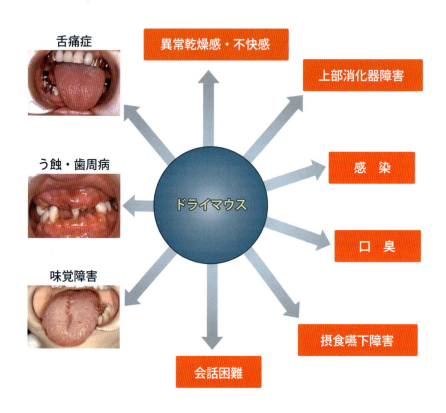

図2　ドライマウスにより発症する病態。

ドライマウスの原因

■唾液量を低下させる3つの原因

　唾液分泌量低下の原因は、①唾液腺組織の傷害、②自律神経の障害、③神経－唾液腺間ならびに細胞内情報伝達障害の3つに分けられるが、本症の原因は複合的であるため、常に下記の要因を念頭におく必要がある。

　加えて、現在、加齢に伴う生理的な唾液分泌量の低下は否定的に捉えられており、老化に伴う病態を介した二次的な唾液分泌量の低下として考える必要がある。よって「加齢」を口腔乾燥の原因と断定して患者に告げることは適切ではなく、下記の要因の可能性を十分に考慮する必要がある。

■唾液量を低下させる3つの原因
①唾液腺組織の障害を起こす原因には、シェーグレン症候群、頭頸部腫瘍に対する放射線治療、腫瘍や外傷、糖尿病などがある。
②神経-唾液腺間ならびに細胞内情報伝達障害を起こす原因には、薬物の副作用、うつ状態、ストレス、糖尿病などの全身疾患が考えられる。薬物の副作用のうち、「口渇」の記載は700種類以上もあり、代表的なものは向神経薬（向精神病薬、抗不安薬、抗うつ薬）、利尿薬、カルシウム拮抗薬、抗ヒスタミン薬などである（表1）。

　薬剤のムスカリン受容体への結合、唾液腺における水の分泌に作用するセカンドメッセンジャーであるCa^{2+}の低下などが、唾液分泌量の低下をきたす作用機序として考えられており、これら薬剤の服用量は加齢とともに増加傾向にある。

　ストレス下では、交感神経刺激により唾液分泌量の低下を生じる。そのため、高齢者においても様々な環境要因からドライマウスを生じることがある。

■口呼吸の影響
　口呼吸などにより口腔からの水分の蒸発が多くなると、唾液分泌量の低下を認めなくても口腔乾燥を呈する。鼻疾患、歯列不正による口唇閉鎖不全の他、高齢者における口腔周囲の筋力の低下が、就寝中の口呼吸や開口の原因となる。

　一方、身体表現性障害などを背景とする口腔乾燥症患者も存在することから、心療内科や精神科との他科との医療連携が不可欠である。

表1　唾液分泌量の低下（口渇）の副作用を示す薬剤の一例。

薬効分類
抗うつ薬
抗不安薬
向精神薬
抗パーキンソン薬
消化性潰瘍治療薬
利尿薬
抗不整脈薬
鎮痛薬
抗ヒスタミン薬
気管支拡張薬
降圧利尿薬

ドライマウスの対応

■原因療法と対症療法
　ドライマウスの対応は、原因療法と対症療法に分かれる。原因療法では、基礎疾患がある場合はその疾患の治療を継続し、薬剤の副作用から生じる症例に対しては、薬剤の変更や減量を提案する。ストレスなど起因する医学的に説明のできない症例には、薬物療法の他に自律訓練法や認知行動療法の実践が有効である。

　一方、原因が特定できない、あるいは原因が除去できない症例では、対症療法が必要となる。自己免疫疾患であるシェーグレン症候群（SS）には唾液分泌促進薬の処方が可能であるが、多くは非SSによるドライマウスであるため、ガムの咀嚼や口腔周囲の筋肉の運動などによる唾液腺を刺激する療法、ジェルやスプレーなどの保湿剤の使用の他にマスクの着用もよく用いられる。夜間のみ乾燥を訴える症例では、就寝時の保湿装置が有効である。漢方薬（白虎加人参湯、五苓散）が有効な症例もあり保険適用になっている。加えて、唾液分泌量の低下により生じる口腔カンジダ症の粘膜疾患への対処に抗真菌薬が汎用されている。末梢性神経障害から口腔の乾燥感と疼痛を訴える患者も少なからず存在し、三環系抗うつ薬が奏功する症例がある。

　紙面の都合で検査や対処法の詳細は割愛したが、他の優れた成書を参照していただきたい。

1-6 ④ 高齢者の摂食嚥下障害と歯周病

植田耕一郎
日本大学歯学部・摂食機能療法学講座・教授

SUMMARY
① 歯周病の管理は、リハビリテーションの理念に準じて、生活支援の目線で行う
② 先行期障害の歯周病の管理には、介護者をはじめとする環境改善的アプローチが必須である
③ 歯ブラシによる機械的清掃は、摂食機能訓練の役割も果たしている
④ 禁食だからこそ、歯周疾患が進行しやすい
⑤ 摂食機能障害への歯周病管理には、多職種協働が欠かせない
⑥ 摂食嚥下障害者への口腔管理は、「口腔を通じての生活支援」という視野で取り組む

リハビリテーションと歯周病管理

■4つの側面からのアプローチ

　摂食嚥下障害は、リハビリテーション医学の理念に準じ、4つの側面からアプローチすることで体系立てられる。脳卒中で右片麻痺を例（図1）にすると、右側上下肢の機能改善のために機能訓練を実施する（治療的アプローチ）。麻痺は、発症前の状態に戻るとは限らないため、利き手交換や車椅子を利用して機能の代償を図る（代償的）。社会的資源の導入、食具の改良、環境整備（環境改善的）を行い、絶えず心理的支援をする（心理的）の4つである。

　リハビリテーションで特筆すべき点は、①生活目線で患者を対応する、②治癒しない場合があるからこその医療である、③結果ではなく「かかわり」に価値観を求める。歯周病管理においても、患者自身のセルフケアには限界があるため、指導ではなく支援であることを認識する。摂食嚥下は、①先行期、②口腔相（準備期、口腔期）、③咽頭期、④食道期に分類される。

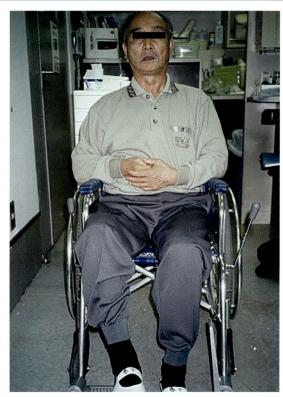

図1　脳卒中（右片麻痺）例。リハビリテーションは、治療的、代償的、環境改善的、心理的アプローチの4つの側面からアプローチをする。

日常生活活動（ADL）に介助を必要とする先行期障害への歯周管理

■人的な環境改善が不可欠

先行期（認知期）障害は、食事介助を受けているという行為の問題と、嗜好や空腹具合とは別に食事を拒否したりする認知の問題を含んでいる。両者は、口腔管理にも直接影響を及ぼす。

例えば、脳卒中後の右片麻痺で利き手の機能障害であれば、利き手交換のトレーニングをしてブラッシング行為の自立を図る。左片麻痺の場合は、右側大脳病変があるため、利き手は機能しても、認知機能に障害（失認）のある可能性があり、麻痺側を無視するなどトレーニングとしての学習効果を得にくい（図2）。

この場合、歯科専門職は口腔内のどの範囲を失認しているのかを見極め、日常の介助による清掃法の根拠とする。いずれにおいても本人の生活意欲に働きかけ、自身で可能な範囲の口腔清掃法を見出し、介助が必要な清掃部位における介護者の負担にならないような歯周病管理法を検討する。

摂食嚥下障害に対する歯周病および口腔管理は、患者の口腔内に触れる前に、介助者をはじめとする人的な環境改善へのアプローチが欠かせない。

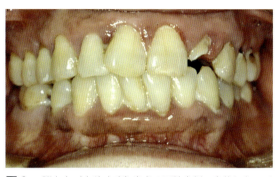

図2　脳卒中（左片麻痺）患者の口腔内例。身体においても麻痺側（左側）を失認しており、自身のブラッシングは右側のみであるため、左側では歯頸部等にう蝕が発生している。

口腔相（準備期、口腔期）障害と歯周病

■口腔機能訓練の実施が不可欠

摂食嚥下障害は、点滴や胃瘻管理で経口摂取の困難な咽頭期障害が注視される傾向にあるが、全身疾患が急性期から回復期を経て慢性期（生活期）に至ると、それは咽頭相から口腔相障害に移行する（図3）。慢性期における、口唇、舌、頰、口蓋の機能障害は、咀嚼不良が摂食嚥下障害の主軸となる。

経口摂取可能な口腔相障害の口腔内は、プラーク、歯石以前の問題として食渣がそのままの形で歯の表面に付着している。摂食、会話、呼吸、表情表出の機能が不活発な状態は、唾液循環の自浄作用が働かず、たとえ清掃が行き届いていても、歯周病やう蝕の進行を制御しきれない。清掃と機能が両輪になって、はじめて歯周病予防が達成される。そこで、摂食機能療法の一環である口腔機能訓練を実施する。

ブラッシングは、清掃にとどまらず、口腔に一定の機械的刺激を与えることで嚥下反射や咳嗽反射が賦活化し、気道感染の感染経路対策としても重要である。機能訓練としての役割もブラッシングは果たしている。

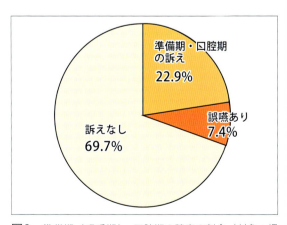

図3　準備期（咀嚼期）、口腔期の障害の割合（対象：慢性期脳卒中533名）。急性期では8割が咽頭期障害であるが、生活期に至ると誤嚥は7〜8％になり、口腔相障害が主になる（歯科が実施する摂食嚥下リハビリテーション．日本摂食嚥下リハ学会誌 2014;18(3)205-220.より引用改変）。

咽頭相障害と歯周病

■禁食状態でも歯周病は進行する

　意識の低下が顕著であったり、誤嚥が認められる場合には、点滴や経管栄養管理で禁食状態の場合がある。糖の経口供給が断たれているため、う蝕発生の機序は成り立たないが、そのかわりに嫌気性菌の細菌叢が増加し、歯周疾患は加速する。図4は、2年前にくも膜下出血を発症し、以来経管栄養管理下にて、経口摂取の機会はなく、口腔清掃も施されてこなかった。う蝕はないものの、全歯にわたり動揺があり、咬合すると下顎の前歯に突き上げられた上顎の前歯は、フレアー状に唇側へ開いてしまう。

　経皮的肺穿刺吸引法による分離菌検査で、*peptostreptococcus sp.* に代表される嫌気性菌の検出が顕著である者に、肺炎と肺化膿症の発症が高いことが証明されている。誤嚥性肺炎の原因菌を特定することは不可能だが、少なくとも歯周病の原因菌の除去が、肺炎発症のリスクを下げていることに異論はないだろう。経口摂取をしていないからこそ、誤嚥性肺炎と歯周疾患予防のための口腔清掃は必須である。

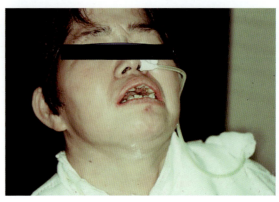

図4　2年前に、くも膜下出血を発症し、経鼻経管栄養管理下にある女性。経口摂取の機会はなく、口腔清掃が施されない場合、う蝕は発生しなくても歯周病は進行する。

多職種協働と歯周病管理

■顔の見える関係での管理を

　摂食嚥下障害は、口腔や咽喉頭のみに障害があるわけではないため、歩行、排泄等の日常生活活動（ADL）全般にわたり大小の差こそあれ介助が必要である。したがって、1人の摂食機能障害者に看護師（在宅であれば訪問看護師）、理学療法士、言語聴覚士、介護支援員などの多職種が関わっている。

　歯科衛生士が毎日患者に口腔清掃を施すことは不可能であるため、家族や歯科以外の他職種に日常の清掃介助をお願いすることになる。ここでは、歯科衛生士と同等の手技・内容を求めるものではない。例えば前歯部だけのブラッシング、含嗽の励行、あるいは義歯の清掃のみといった家族や他職種の負担にならない効率的な口腔衛生管理の環境作りをするのが歯科専門職としての役割であろう。

　他職種への支援を求める時には、お互いが顔と名前が一致する関係になるよう努め、文書による情報提供を怠らない。そのために、いかに現場に足を運ぶかが多職種協働の基本である（図5）。

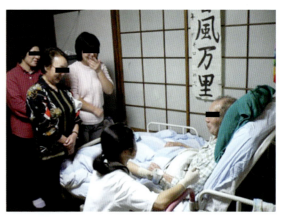

図5　在宅での多職種協働。現場に足を運び、双方の名前と顔の一致する関係が多職種協働の基本である。

口腔管理に対するリハビリテーションとしての評価

■ゴールは行為の自立と意欲

図6aは、図6bの患者の口腔内である。歯面にはプラークや食渣が付着しており、口腔衛生管理がなされているとは言い難いが、まず評価するべきは図6bの状態である。リハビリテーションのゴールは、プラークの100%除去ではなく、ブラッシングという「行為」の自立と、その「意欲」である。前述の4つの側面からのアプローチに準じると、前提にあるのは心理的側面である。脳梗塞というダイナミックな変容をどのように受容し、新たな生活意欲を引き出すか。それはブラッシング1つをとっても今後の生活に必要不可欠であることを認識してもらわなくてはならない。

図6cは、Candidaが検出された被検者（高齢者福祉施設入所の要介護高齢）を歯科専門職の介入頻度別にグループ分けし（1、2、3、4、6週間毎の5群、各群10名）、Candidaが消失した期間を追ったものである。1週間に1度の介入群は10週、2週間毎の群は20週ほどでCandidaの消失を認めた。すなわち疾患慢性期（生活期）における要介護高齢者に対する口腔衛生管理は、本人の口腔清掃行為を日常の基軸にしてプラークや歯石の完全除去といった歯科的アプローチを1週あるいは2週毎に施すことで、その目的を達成することができよう。

高齢摂食嚥下障害の口腔管理は、加齢や病態の安定が前提にあるため、必ずしも右肩上がりの効果は望めない。機能維持を効果と見なし、あるいは機能低下があっても苦痛を伴うことなく穏やかな日々を送れることに効果としての価値観を持ちたいものである。

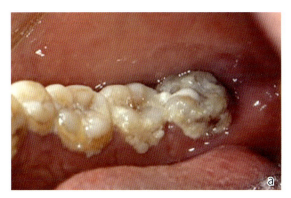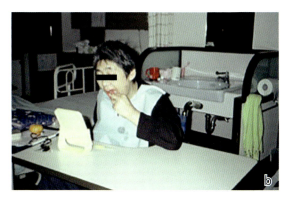

図6a、b　リハビリテーションのゴール。本人によるブラッシングを終えた口腔内。

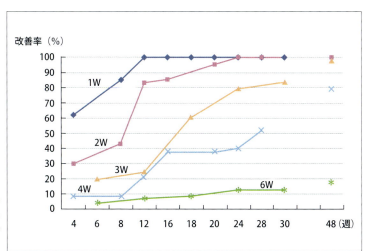

図6c　介入頻度別口腔衛生状態改善率（Ueda K. Effect of functional trainning for Dysphagia to prevent pneumonia. Gerodontology 2004;21:108-111.より引用改変）。

参考文献一覧

【1-2 高齢者における歯周病罹患率の推移から考える（沼部幸博、関野 愉）】

●参考資料

1. 厚生労働省ホームページ　平成28年度診療報酬改定説明（歯科）その1．https://hodanren.doc-net.or.jp/iryoukankei/16kaitei/0304_1/160304_setumei_7shika.pdf
2. 厚生労働省ホームページ　平成25年度　国民医療費の概況　結果の概要，http://www.mhlw.go.jp/toukei/saikin/hw/k-iryohi/13/dl/kekka.pdf
3. 厚生労働省ホームページ　平成28年歯科疾患実態調査の結果の概要．http://www.mhlw.go.jp/toukei/list/dl/62-28-02.pdf

●参考文献

1. Wu B, Hybels C, Liang J, Landerman L, Plassman B. Social stratification and tooth loss among middle-aged and older Americans from 1988 to 2004. Community Dent Oral Epidemiol 2014;42(6):495-502.
2. Borrell LN, Talih M. Examining periodontal disease disparities among U.S. adults 20 years of age and older: NHANES III (1988-1994) and NHANES 1999-2004. Public Health Rep 2012;127(5):497-506.
3. Hugoson A, Sjödin B, Norderyd O. Trends over 30 years, 1973-2003, in the prevalence and severity of periodontal disease. J Clin Periodontol 2008;35(5):405-414.
4. 米山武義，荒井真一，鴨井久一．口腔衛生状態と歯肉の炎症について．日歯周病会誌 1985;27(2):458-463.
5. Miyazaki H, Shirahama R, Ohtani I, Takehara T, Shimada N, Pilot T. CPITN assessments in institutionalised elderly people in Kitakyushu, Japan. Community Dent Health 1991;8(3):239-243.
6. 関野愉，久野彰子，菊谷武，田村文誉，沼部幸博，島田昌子．介護老人福祉施設入居者の歯周疾患罹患況．日歯周病会誌 2009;51(3):229—237.
7. Okamoto H, Yoneyama T, Lindhe J, Haffajee A, Socransky S. Methods of evaluating periodontal disease data in epidemiological research. J Clin Periodontol 1988;15(7):430-439.
8. Lindhe J, Okamoto H, Yoneyama T, Haffajee A, Socransky SS. Longitudinal changes in periodontal disease in untreated subjects. J Clin Periodontol 1989;16(10):662-670.
9. Lindhe J, Okamoto H, Yoneyama T, Haffajee A, Socransky SS. Periodontal loser sites in untreated adult subjects. J Clin Periodontol 1989;16(10):671-678.
10. Hirotomi T, Yoshihara A, Yano M, Ando Y, Miyazaki H. Longitudinal study on periodontal conditions in healthy elderly people in Japan. Community Dent Oral Epidemiol 2002;30(6):409-417.

【1-5 老年症候群の種類と病態（山根源之）】

1. 大内尉義，秋山裕子（編集代表）．新老年学．第3版．東京：東京大学出版会，2010:529 − 670.
2. 日本老年学会（編集）．老年医学．系統講義テキスト．東京：西村書店，2013:91-126.
3. www.mna-elderly.com
4. Yoshida M, Morikawa H, Kanehisa Y, Taji T, Tsuga K, Akagawa Y. Functional dental occlusion may prevent falls in elderly individuals with dementia. J Am Geriatr Soc 2005;53(9):1631-1632.

【1-6-1 咀嚼と歯周病と生命予後（吉田光由）】

1. Polzer I, Schwahn C, Völzke H, Mundt T, Biffar R. The association of tooth loss with all-cause and circulatory mortality. Is there a benefit of replaced teeth? A systematic review and meta-analysis. Clin Oral Investig 2012;16(2):333-351.
2. Abnet CC, Qiao YL, Dawsey SM, Dong ZW, Taylor PR, Mark SD. Tooth loss is associated with increased risk of total death and death from upper gastrointestinal cancer, heart disease, and stroke in a Chinese population-based cohort. Int J Epidemiol 2005;34(2):467-474.
3. Yoshida M, Morikawa H, Yoshikawa M, Tsuga K, Akagawa Y. Eight-year mortality associated with dental occlusion and denture use in community-dwelling elderly persons. Gerodontology 2005;22(4):234-237.
4. Fukai K, Takiguchi T, Ando Y, Aoyama H, Miyakawa Y, Ito G, Inoue M, Sasaki H. Mortality rates of community-residing adults with and without dentures. Geriatr Gerontol Int 2008;8(3):152-159.
5. Felton DA. Complete Edentulism and Comorbid Diseases: An Update. J Prosthodont 2016;25(1):5-20.
6. Seerig LM, Nascimento GG, Peres MA, Horta BL, Demarco FF. Tooth loss in adults and income: Systematic review and meta-analysis. J Dent 2015;43(9):1051-1059.

【1-6-2 口腔機能と歯周病（菊谷 武）】

1. Kikutani T, Yoshida M, Enoki H, Yamashita Y, Akifusa S, Shimazaki Y, Hirano H, Tamura F. Relationship between nutrition status and dental occlusion in community-dwelling frail elderly people. Geriatr Gerontol INT 2013;11(3):315-319.
2. Kikutani T, Tamura F, Tohara T, Takahashi N, Yaegaki K. Tooth loss as risk factor for foreign-body asphyxiation in nursing-home patients. Arch Gerontol Geriatr 2012;54(3):e431-435.
3. 菊谷武．運動障害性咀嚼障害を伴う高齢者の食形態の決定．日補綴会誌 2016;8:126-131.
4. Kikutani T, Tamura F, Nishiwaki K, Kodama M, Suda M, Fukui T, Takahashi N, Yoshida M, Akagawa Y, Kimura M. Oral motor function and masticatory performance in the community-dwelling elderly. Odontology 2009;97(1):38-42.
5. Tohara T, Kikutani T, Tamura F, Yoshida M, Kuboki T. Multicentered epidemiological study of factors associated with total bacterial count in the saliva of older people requiring nursing care. Geriatr Gerontol Int 2017;17(2):219-225.

Part 2

第2章 高齢者歯周治療と口腔管理の特性を理解するための基礎知識

2-1 加齢による歯・歯周組織の変化と対策・治療上の注意点

吉成伸夫
松本歯科大学・歯科保存学講座（歯周）・教授

SUMMARY

① 加齢により歯には咬耗・摩耗、亀裂・破折、根面う蝕、歯頸部のくさび状欠損等の形態的変化と色調の変化が起こる
② 加齢により歯周組織には歯肉退縮、粘膜疾患、舌、カンジダ症等の変化が起こる
③ 高齢者の歯の咬耗・磨耗の出現頻度は高いが、知覚過敏症、食片圧入、食物残留などの症状が出現してから対処することが多い
④ 歯肉上皮の菲薄化、角化程度の減少などにより歯肉退縮は、高齢者に一般的である

加齢に伴う歯の変化

■エナメル質、象牙質、歯髄の変化

エナメル質に生じる加齢変化は、イオン交換機構に基づいている。加齢によってエナメル質の透過性は低下し、高齢者の歯の色調変化の一因となる。また、エナメル質表面とその内側の組成に関する研究からフッ素含有量が加齢とともに増加し、色調が薄黒くなるとも考えられている。透過性は、ごくわずかだが加齢とともに減少する。この変化は加齢よりも、咬耗・摩耗、う蝕等の影響を受ける（図1）。

象牙質には2種類の加齢変化が起こる。すなわち、第二象牙質形成と象牙細管の緩やかな狭窄・閉塞である。これらの変化は同時に、しかも独立して起こる。前者では象牙芽細胞が原生象牙質の形成を終えた後もゆっくりと形成し続ける。これは髄床底部や天蓋部に多く堆積し、歯髄腔を狭くする。後者は、管周象牙質の漸増により起こり、典型的な加齢変化である。この象牙細管の狭窄・閉塞は、象牙質の知覚を鈍麻させると同時に、接着性レジンなどの接着特性にも変化を生じさせるため、臨床的にも重要である。

歯髄には、加齢とともに細胞成分の減少、線維の増加が起こる。さらに血管分布、血行の減少によって血液供給量は減少し、歯髄神経も変性することから再生能力が減少し、臨床的に覆髄や生活歯髄切断法といった歯髄の生活力が要求される処置の成功率は低くなる。

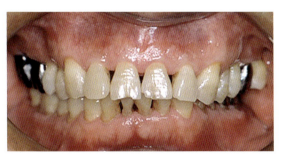

図1　70歳、男性。上顎前歯部には咬耗・摩耗、亀裂、歯頸部のくさび状欠損が見られる。

加齢に伴う歯周組織の変化

■歯肉の変化
　組織学的な変化として歯肉では、歯肉上皮の菲薄化、角化程度の減少、メラニン色素の増加が起こり、結合組織は肥厚する。

■セメント質の変化
　セメント質は付着している歯根膜線維束が石灰化し、表面は不規則になる。また、加齢に伴う有細胞性セメント質の肥厚が起き、表層は平滑でなくなる。さらに、歯根表層に近いセメント小腔のみに生きたセメント細胞が見られ、深層では細胞が壊死して空隙になる。

　よって、SRPを施行しても歯根面は滑沢になりにくく、付着が起こりにくい。歯肉退縮により口腔内に露出した場合、根面の粗糙な部位に細菌が付着しやすく、また容易に根面カリエスになる。歯根膜では、線維芽細胞によるコラーゲン合成が減少する結果、コラーゲン線維が減少し、その間に卵形、球形のセメント粒が歯根に沿って増加する。すなわち、歯根膜腔の幅は狭小化し、線維芽細胞、セメント芽細胞、骨芽細胞、マラッセの上皮遺残などの細胞成分、線維成分が減少する。特にコラーゲン線維からなる歯根膜の主線維の機能的配列は不規則になる。

■歯槽骨の変化
　歯槽骨の固有歯槽骨では平滑な歯槽壁から、歯根膜線維束を保持している線維の周囲に硬組織が形成され、スカラップ（扇形）状面を作り、粗く凹凸な歯槽壁へと変化する。骨やセメント質に貫入するコラーゲン線維束（シャーピー線維）も配列が不規則になり減少する。

　支持歯槽骨では海綿骨が減少し、セメント質と同様、加齢に伴い骨小腔中には生きた細胞が少なくなり、骨髄腔は脂肪細胞で占められ歯の支持力は弱まる。

歯肉退縮

■歯肉退縮と加齢との関係は、いまだ不透明
　歯肉上皮の菲薄化、角化程度の減少などにより歯肉退縮は高齢者に一般的であり（図2）、歯頸部の無細胞セメント質は口腔内に露出し、喪失、あるいは変性する。これにより、くさび状欠損や象牙質知覚過敏、根面う蝕が発症しやすくなる。

　しかし、これには口腔清掃状態の悪化など周囲の諸因子が大きく影響するため、本質的な加齢変化としては考えられない。高齢者において、歯周疾患組織破壊の程度は年齢と関連がないとの報告もあり、加齢変化とするか、過去の炎症性変化の蓄積ととらえるかについては結論が出ていない。実際、高齢者でも歯肉退縮、歯槽骨吸収がほとんど起こっていない症例に遭遇することがあり、今後の研究結果が待たれる。

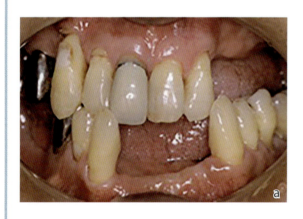
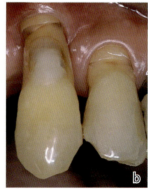

図2a、b　70歳男性。ほぼ全歯に歯肉退縮が認められる。特にオーバーブラッシングによるものであるが、上顎右側犬歯で著明である。

根面う蝕

■進行期か、停滞期かの判断が不可欠

一般的に、高齢者は歯肉が退縮し、歯根面が露出する傾向が見られるが、セメント質はエナメル質に比べると柔らかいため、根面う蝕に罹患しやすい（図3）。また、ブラッシングやスケーリング・ルートプレーニングで磨耗しやすく象牙質が露出するので、根面う蝕はセメント質よりも象牙質に細菌が侵入して発症することが多い。しかし、象牙質は再石灰化するため、歯髄変性を生じにくく、口腔清掃や唾液の自浄作用により歯根部のpHは常に変化し、細菌感染した場合でも進行が遅い場合もある。したがって、治療時には、進行期なのか停止期なのか、さらに唾液の分泌量などの状態を精査することが重要である。

治療に関しては、アマルガムや金属の充填処置からコンポジットレジンやグラスアイオノマーセメント、光重合レジンによるいろいろな手段が用いられてきたが、現状において満足できる処置方法はない。

予防としてのフッ化物応用は、唾液機能が低下した高齢者でう蝕が多発する人に有効である。

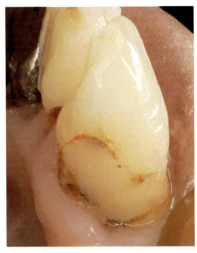

図3　70歳男性。下顎犬歯遠心部に根面う蝕が認められ、光重合レジンにて修復するも、4年後に再発した。

歯の亀裂・破折

■高齢になると高まる亀裂、破折のリスク

現代の高齢者は現在歯数が増加しており、歯の亀裂、破折などの消耗性歯科疾患も増加している（図4）。上述の通り、加齢により咬合面象牙質が露出、摩耗し、周囲の遊離エナメル質は破折しやすくなる。よって、高齢者では外傷性咬合のみならず、通常の咬合力でも亀裂、破折の危険性が高まる。

破折、亀裂に対する予防と治療法としては、咬合調整により咬合力を多数歯に分散したり、鋭利な部位の削合、研磨などの歯冠形態の調整、マウスピースの装着も有効であると報告されている。また、経過中に亀裂の拡大や歯の破折を生じさせない配慮も必要である。歯冠エナメル質に限局した破折では、エナメルエッチング・ボンディングで接着処理後、フロアブルコンポジットレジンで修復、非露髄の象牙質に至る小欠損は、窩洞形成後、セルフエッチングシステムとユニバーサルレジン修復処置を行う。また、欠損部が大きい場合は、咬頭被覆型のメタル修復が妥当と思われる。露髄と疼痛を伴う破折の場合は、歯髄処置が必要となる。さらに、亀裂、破折が垂直的に歯根まで達した場合は保存不可能となり、抜歯となることが多い。

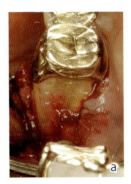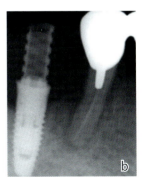

図4a、b　70歳、男性。下顎右側第一大臼歯近心根遠心に歯根破折が見られる。エックス線写真による所見では咬合性外傷のような歯根膜腔の拡大が認められる。

歯の咬耗・磨耗

■う蝕、歯周病に次ぐ第三の歯科疾患

加齢に伴って起こる歯の咬耗は、う蝕、歯周病に次ぐ第三の歯科疾患として注目されている。また、磨耗による歯の実質欠損は、高齢者にきわめて頻繁に観察される（図5a、b）。

エナメル質の咬耗は生涯にわたって生じ、主な原因は咀嚼とブラキシズムであるが、加齢による生理的変化、臼歯の多数歯欠損、食生活、長年の誤った歯磨き(磨耗)も原因と報告されている。

一方、咬耗によって咬合高径の低下が生じることはまれであり、歯槽骨を含む歯の咬合面方向への挺出により補償されることが多い。よって、高齢者では咬耗が存在しても、咬合異常が見られることはまれである。また、歯肉退縮部位に対しての過度なブラッシング圧、義歯のクラスプや床縁によって磨耗が生じる。

咬耗、磨耗が進行すると、エナメル質が磨減し象牙質が露出する。露出象牙質は硬度が低いため周囲エナメル質よりも早く磨耗し、経時的に陥凹し、象牙質周囲のエナメル質が遊離エナメル質となり容易に破折しやすくなる。症状がないため、知覚過敏症、食片圧入、食物残留などの症状が出現してから対処することが多い。治療は、原因因子(ブラッシング方法、食生活、習癖)の改善、バイトプレートによる治療、修復、補綴治療などである。

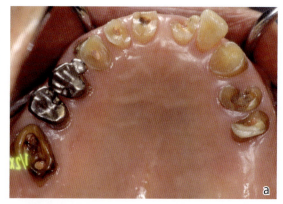

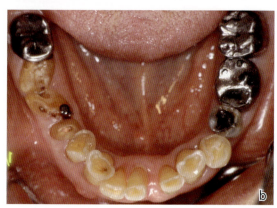

図5a、b　91歳、男性の上下顎咬合面観。天然歯の著明な咬耗が多数歯に認められる。

2-2 免疫・骨の変化とその対策・治療上の注意点

宇田川信之[*1]、小出雅則[*1]、中村美どり[*1]、尾崎友輝[*2]、吉成伸夫[*2]

松本歯科大学・口腔生化学講座・総合歯科医学研究所[*1]・歯科保存学講座[*2]

SUMMARY

① 加齢による歯槽骨吸収には、破骨細胞の分化亢進と活性化が関与する
② 加齢によって骨吸収と骨形成の平衡状態（骨組織のカップリング現象）は破綻を来す
③ 歯周病では、破骨細胞分化因子（RANKL）の増加と破骨細胞分化阻害因子（OPG）の減少により、RANKL／OPG比が増大する
④ 嫌気性細菌の細胞壁成分であるリポ多糖（LPS）は、TLR4を介して骨吸収を促進する
⑤ 骨粗鬆症治療薬（ビスホスホネートや抗RANKL中和抗体）は、マウスにおける歯槽骨破壊を抑制できる

加齢により活性化される破骨細胞

■破骨細胞の特徴

　破骨細胞は、骨組織にのみ存在し、高度に石灰化した骨組織を破壊・吸収する。破骨細胞はマクロファージ系の造血細胞に由来するが、骨吸収という重要な目的のために、マクロファージには認められない形態学的ならびに生化学的に特異な形質を有している。

　破骨細胞の最も大きな特徴は、多核巨細胞であることである。これらの多核破骨細胞が骨吸収を行っている部位は、骨基質表面がくぼんだ形状を呈し、ハウシップ窩とよばれている（図1）。

　破骨細胞は骨基質に接着すると細胞極性を持つようになり、その細胞膜は明帯、波状縁、血管側細胞膜の3領域に区別される。明帯は骨基質との接着に関与する部位であり、その細胞膜には、ビトロネクチン受容体であるインテグリン$\alpha_v\beta_3$が局在し、オステオポンチンを介して骨基質に接着すると考えられている。また、明帯には細胞骨格タンパク質であるアクチンフィラメントが網目状に発達しており、アクチンのドットがリング状に集合しているアクチンリングが観察される（図1）。波状縁は、細胞膜が細胞質側に陥入してできるヒダ状の構造で、破骨細胞が骨吸収を行う部位である。

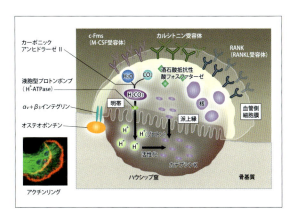

図1　破骨細胞の形態学的および生化学的特徴。多核破骨細胞は酸（プロトン）とカテプシンKを分泌して骨を吸収する。明帯の部分は、アクチンのドットがリング状に細胞周囲に認められ（赤色）、破骨細胞の移動方向（右側）にむかって三日月状を呈する。

破骨細胞の分化・融合・活性化をサポートする骨芽細胞

■骨芽細胞の特徴

　将来、破骨細胞となり得る細胞（マクロファージ系の造血細胞）は全身の至るところに存在するのに、破骨細胞はなぜ骨組織にしか存在しないのだろうか。その疑問に答える鍵は、骨組織にのみ存在する骨芽細胞が握っているのではと推察されていたが、その本体は永年不明であった。破骨細胞とその前駆細胞は Receptor activator of NF-κB（RANK）を発現し、骨芽細胞との細胞間接触を介して破骨細胞分化因子である RANK ligand（RANKL）を認識し、破骨細胞に分化することが明らかとなった（図2）。骨芽細胞における RANKL の発現は、活性型ビタミンD、プロスタグランジン、インターロイキン1、リポ多糖（LPS）等の骨吸収因子により誘導される。

　一方、骨芽細胞が分泌するオステオプロテゲリン（Osteoprotegerin：OPG）は、破骨細胞分化因子 RANKL のデコイ（おとり）受容体であり、RANKL に結合することで、RANKL-RANK の結合を競争阻害し、破骨細胞の分化と骨吸収機能を強力に阻害する（図2）。

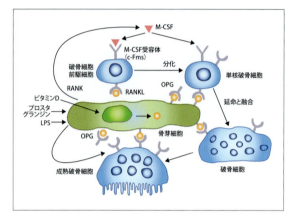

図2　破骨細胞の分化と骨吸収機能を制御する破骨細胞分化因子RANKL。破骨細胞の分化には、骨芽細胞由来のRANKLとM-CSFが必須である。一方、骨芽細胞が産生するOPG（RANKLのデコイ受容体）は、破骨細胞の分化と骨吸収機能を抑制する。

加齢による骨組織のカップリング現象の破綻

■骨組織のアンカップリング状態が問題

　ヒトの骨格は成長期に大きさを増すが、その基本的な形状に著しい変化はない。このような形状を維持し成長する機構を「モデリング」という。しかし、ヒトの骨格は骨の成長停止後も絶えず古い骨から新しい骨に入れ替わっている。その変化は顕微鏡で観察されるレベルだが、破骨細胞による骨吸収と骨芽細胞による骨形成の均衡を保ちつつ再構築を繰り返している。そのため、骨は常に一定の骨量を維持する。既存の骨が吸収され、その部位に新しい骨が形成され、元の形状が維持される現象を「リモデリング（改造）＝カップリング」という（図3）。

　骨組織は、吸収と形成が絶えず繰り返される動的組織で、破骨細胞による骨吸収に続き、骨芽細胞が正確に吸収部位に骨を作ることで、骨組織の形と量は生涯維持されている。これが骨代謝共役と呼ばれる現象である。骨粗鬆症や歯周病では、骨代謝共役は破綻し、吸収量が形成量を上回るために骨量は減少する。よって、骨吸収を抑制することが重要な治療法となることはいうまでもない。

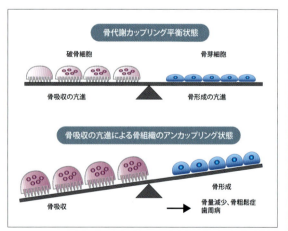

図3　破骨細胞と骨芽細胞による骨代謝カップリング平衡状態。骨組織においては、骨吸収と骨形成の共役現象がアクティブに行われ、骨代謝カップリング平衡状態を保っている。しかし、骨吸収の過剰な亢進により、骨粗鬆症や歯周病などの骨組織のアンカップリング状態が惹起される。

重度歯周病における RANKL の増加と OPG の減少による RANKL/OPG 比の増大

■ RANKL/OPG 比は未治療の歯周病患者の診断には有効

　Bostanci らは、歯周病患者由来の歯肉溝滲出液中の RANKL と OPG の濃度を測定した。その結果、重度歯周病患者では、健常者および歯肉炎患者と比較して RANKL 濃度が高くなり OPG 濃度が低下することにより、RANKL/OPG 比が著しく増大することが明らかとなった（図4）。一方、歯周基本治療後2～4ヵ月後の歯肉溝滲出液の RANKL/OPG 比は変化しなかった。

　以上の臨床データは、RANKL/OPG 比は未治療の歯周病患者の診断に応用できるが、その後の歯周病治療の効果を判定するまでには至らないことを示している。

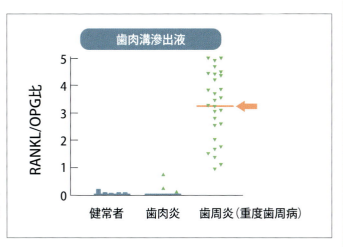

図4　重度歯周病患者由来の歯肉溝滲出液において破骨細胞分化因子RANKLの増加と破骨細胞分化阻害因子OPGの減少により、RANKL/OPG比は増大する。

細菌由来のリポ多糖（LPS）による歯槽骨吸収メカニズム

■ LPS は、歯槽骨破壊の最も重要な病因

　歯槽骨破壊には、歯周病の原因となる嫌気性細菌の細胞壁成分である LPS が最も重要な病因と考えられる。LPS は、骨芽細胞に作用して RANKL 発現を促進させ、破骨細胞を誘導する。LPS は、細胞膜に存在する Toll like receptor 4（TLR 4）と結合し、シグナルを細胞内に伝達する。TLR 4 のシグナル伝達には Myeloid differentiation factor 88（MyD88）を介する経路と、MyD88 非依存的経路がある（図5）。

　MyD88 を介する場合には、骨芽細胞の MEK/ERK シグナルを介し RANKL 発現を促進し、破骨細胞の分化と延命に作用する。一方、MyD88 を介さない場合は、骨芽細胞において PGE_2 合成酵素（Cyclooxygenase-2、COX-2）の上昇により、PGE_2 の合成が促進される。PGE_2 は、骨芽細胞内の PKA を介し破骨細胞の形成を抑制する OPG を低下させることで、結果的に破骨細胞の分化と延命を促進する（図5）。

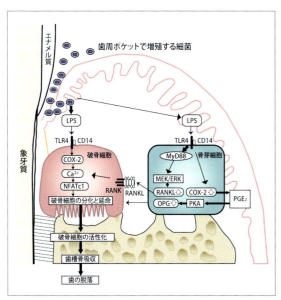

図5　細菌由来のリポ多糖（LPS）による歯槽骨吸収メカニズム。LPSは、骨芽細胞と破骨細胞に対して直接作用することにより、破骨細胞性の骨吸収を惹起し、歯周病を悪化させていく。

OPG遺伝子欠損マウス（OPG⁻/⁻マウス）における歯槽骨吸収の亢進

■ OPGの歯周病発症における重要性

前述のように、RANKL/OPG比の増大は、歯周病における歯槽骨の吸収を惹起する。そこで、OPGの歯周病発症における重要性への関与を明らかにするため、OPG⁻/⁻遺伝子欠損マウス（OPG⁻/⁻マウス）とRANKL遺伝子強発現マウス（RANKL Tg）の歯槽骨を解析した。その結果、12週齢のOPG⁻/⁻マウスにおいて著しい歯槽骨吸収が認められた（図6）。しかし、OPG⁻/⁻マウスと同様に骨粗鬆症を呈するRANKLの強発現マウスにおいては、歯槽骨吸収は認められなかった。

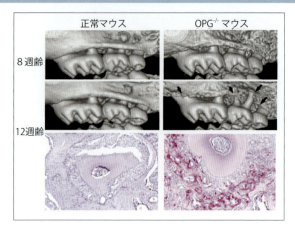

図6 OPG遺伝子欠損マウスにおける歯槽骨吸収の亢進。正常マウスと比較して、12週齢OPG遺伝子欠損マウス（OPG⁻/⁻）の歯槽骨は、歯根の露出（矢印）OPG⁻/⁻マウスの歯槽骨には、多数のTRAP陽性（赤色部）の破骨細胞が出現し、活発に骨吸収を行っている。

骨粗鬆症治療薬による歯周病モデルマウスにおける歯槽骨再生と臨床応用への可能性

■ 歯槽骨再生に対するRANKL中和抗体の効果

OPG⁻/⁻マウスにビスホスホネート、またはRANKL中和抗体を投与すると、歯槽骨の再生が著明に認められた（図7）。歯槽骨の骨細胞において強いOPGの発現が認められることから、骨細胞由来のオステオプロテゲリンは、その命名のとおり、骨（オステオ）を保護（プロテクト）している可能性を示している。また、OPGの発現低下は、歯周病の進行にも関与する可能性が示唆される。

■ 新規骨形成促進薬の歯槽骨再生に対する応用

歯周病の原因の1つであるLPSはRANKLを増加させ、OPG発現を低下させることで、歯槽骨を破壊する。したがって、骨吸収阻害薬であるビスホスホネートやRANKL中和抗体は、歯周病治療薬として応用できる可能性を十分有する。

一方、最近発売となった骨粗鬆治療薬である副甲状腺ホルモン（PTH）は、骨形成抑制に作用するサイトカインであるスクレロスチン産生を阻害することにより、骨形成促進に作用する画期的なものである。今後、歯槽骨再生を促進する新しい歯周病治療薬の開発が望まれる。

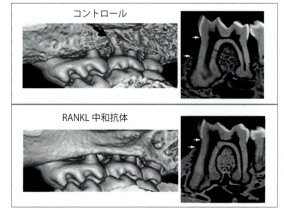

図7 RANKL中和抗体投与による歯槽骨再生効果。8週齢のOPG遺伝子欠損マウスに骨粗鬆症患者と同様にRANKL中和抗体を1回投与し、4週後に歯槽骨吸収を評価した。RANKL中和抗体の投与により、歯槽骨吸収の亢進は著明に抑制され、骨量は増大した。

2-3 血管系の変化とその対策・治療上の注意点

東　幸仁
広島大学原爆放射線医科学研究所ゲノム障害医学研究センター・教授、広島大学病院未来医療センター・センター長

SUMMARY

① 血管内皮機能障害は、動脈硬化の第1段階であり、動脈硬化の維持・進展・破綻に関与している
② 高齢者歯周病は、生活習慣病の1つである
③ 歯周病は血管内皮機能障害の危険因子であり、心血管イベント発症の危険因子でもある
④ 歯周病による血管内皮機能障害には、炎症が関連している
⑤ 歯周病による血管内皮機能障害は、適切な介入治療により改善可能である
⑥ 適切なブラッシングは、血管内皮機能障害を予防し、心血管イベントを抑制する可能性がある
⑦ 高血圧、脂質異常症、糖尿病などの基礎疾患を有する高齢者歯周病では、基礎疾患の治療も重要である

動脈硬化の発症・進展と血管内皮機能

■血管内皮機能障害は、動脈硬化の第一段階

　血管内皮は、解剖学的には動脈や静脈の血管、リンパ管から心臓内腔に至る脈管系の最内層に位置しており、一層の細胞層よりなっている。また、一酸化窒素（NO）、プロスタグランジン系、ナトリウム利尿ペプチドや内皮由来血管過分極因子などの血管拡張因子、さらにエンドセリンやアンジオテンシンⅡなどの血管収縮因子をはじめとした多くの生理活性物質が産生・分泌する。

　正常な血管内皮は、血管の拡張と収縮、血管平滑筋細胞の増殖と抗増殖、凝固と抗凝固作用、炎症と抗炎症作用、酸化と抗酸化作用を有しており、これらのバランスにより血管トーヌスや血管構造の調節・維持に働いている。全身の血管内皮の総重量は肝臓に匹敵し、総面積はテニスコート6面分に、一列に繋げれば地球2周半にも相当する（図1）。血管内皮が障害されるとこれらのバランスが崩れ、血管トーヌスや血管構造の破綻へとつながる。動脈硬化は、血管内皮機能障害を第一段階として発症し、進展する。さらに進行すれば心血管合併症を惹起する（図1）。

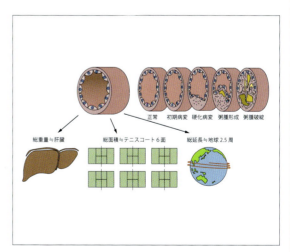

図1　血管内皮はヒト最大の内分泌器官である。血管内皮機能障害を端緒に動脈硬化は発症し、進展する。

歯周病と心血管イベントの関連

■高齢者歯周病は、生活習慣病の1つ

歯周病関連疾患として、糖尿病、急性冠動脈症候群、大動脈瘤、末梢性虚血性疾患、脳卒中、誤嚥性肺炎、低体重児出産や早産などが知られている。歯周病が様々な全身疾患に関連していることは疑いない。

特に、生命予後や生活の質に関連する心血管イベント発症との関連も注目されている。糖尿病合併の歯周病患者における検討では、糖尿病、歯周病ともに心血管イベント発症の独立した危険因子であることが確認されている。興味深いことに、心筋梗塞患者、閉塞性動脈硬化患者や腹部大動脈瘤患者の病変部組織より歯周病原細菌の存在が同定されており、これら疾患において末梢血からも歯周病原細菌が検出されることもある。

これまでの臨床研究や疫学研究により、歯周病は、全身の歯周病原細菌感染を介して心血管イベントに関与していることが想定されるが（図2）、歯周病が心血管イベント発症の独立した危険因子であるか否かの結論は得られていない。いずれにせよ、歯周病は、高血圧、脂質異常症、糖尿病と並んで生活習慣病の1つとして捉えるべきである。

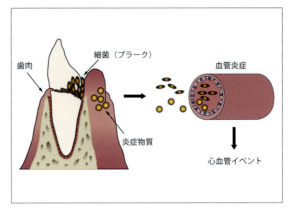

図2　歯周病は、血管での歯周病菌感染による慢性炎症を介して血管障害を障害し、心血管イベントにつながる可能性がある。

加齢と心血管イベントの関連

■最大の血管内皮機能障害因子は加齢

わが国の主要死因別死亡率の年次推移を見ても、心疾患や脳血管疾患等をあわせた心血管疾患による死亡は、悪性新生物と並んで死因のトップである。

これまでの膨大な基礎的、臨床的知見の集積により、心血管イベント発症は、動脈硬化の発症・進展・破綻によるものであり、その端緒には血管内皮機能障害が存在していることが明らかとなってきた。

高血圧、脂質異常症や糖尿病等の疾患や運動不足、喫煙、塩分の過剰摂取、閉経などの因子が血管内皮障害に働いているが、最大の血管内皮機能障害因子は加齢である。「A man is as old as his arteries.」との先人の言葉もある。加齢は、最も強力な動脈硬化促進因子といえる。

血管の老化を論じる際、いわゆる暦年齢に伴う狭義の血管老化と動脈硬化に伴う広義の血管老化を考える必要がある。血管内皮機能障害因子は全て、血管年齢上昇に寄与する。血管を評価することは、動脈硬化の病態、成因、進展過程を解明する上で、さらに治療戦略を立てる上でも非常に重要である（図3）。

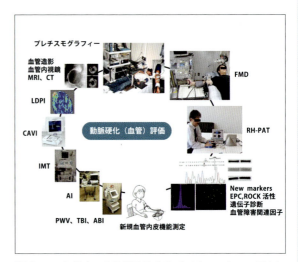

図3　画像検査、血管機能検査やバイオマーカーの測定により総合的に血管評価を行うことが重要である。

歯周病と血管内皮機能

■歯周病は血管内皮機能障害の危険因子

歯周病による全身炎症が、生化学反応のカスケード、血管内皮機能障害やプラーク形成の端緒や進展に関与していると考えられる。冠動脈危険因子をまったく持たない若年者においても、歯周病の存在が血管内皮機能障害をもたらすことにより、歯周病は血管内皮機能障害の危険因子と考えて間違いなさそうである。

特に歯周病による慢性炎症は、NOの生物学的活性を低下させることで、血管内皮機能障害に寄与している（図4）。

慢性炎症下では、炎症物質や炎症惹起物質が、内皮型NO産生酵素(eNOS)の活性を抑制し、eNOS mRNAの半減期を減少させ、eNOSの発現を抑制させる。炎症物資や炎症惹起物質を投与すると、生体での血管内皮依存性血管拡張反応を減弱させる。

炎症はまた、活性酸素の産生増加や消去系の抑制をもたらすことも知られている。血管内皮機能障害は血管壁での炎症を惹起し、炎症はさらに血管内皮機能障害を増悪させる悪循環を形成するようになる。

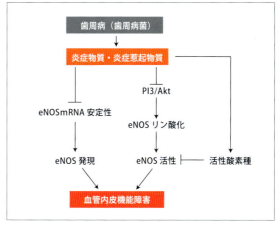

図4　歯周病による血管内皮機能障害の機序は、主に炎症を介したものであると考えられる。

加齢と血管内皮機能

■加齢も血管内皮機能障の危険因子

血管内皮機能障害の機序において、歯周病では炎症を主な機転にしているのに対し、加齢では酸化ストレスが重要な役割を果たしている（図5）。

加齢による血管内皮機能障害には、eNOSの補酵素であるテトラハイドロビオプテリン（BH4）が深く関与している。加齢によりBH4の欠乏状態となる。BH4の欠乏状態では、eNOSの不対加によりNO産生より大過剰の活性酸素産生に働く。

さらにNOと結合した活性酸素は、非常に強力な細胞毒性を有するペルオキシナイトライトに変換される。また、NOの減少により血管内皮前駆細胞の動員が抑制される。

老化に伴うNO産生減少やNO不活性化亢進によるNO自体の生物学的活性低下は、悪循環を形成しながら、動脈硬化の進展に寄与していると考えられる。血管内皮細胞自体の細胞老化も、酸化ストレスによるSrc/TERT/eNOSカスケードへの影響などを介して、血管内皮機能障害に関与している。

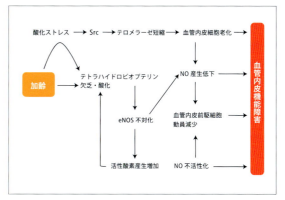

図5　加齢による血管内皮機能障害の機序は、主に酸化ストレスを介してものであると考えられる。

高齢者歯周病の治療と動脈硬化

■適切な歯周治療の重要性

メタ解析によって、血管内皮機能が心血管合併症の独立した予測因子であることが確認されている。血管内皮機能は、動脈硬化による血管障害の治療標的としても捉えることができる。

血管内皮機能障害は不可逆的なものではなく、血糖降下薬、脂質低下薬や降圧薬などの薬物療法、各種補充療法、有酸素運動、減量や禁煙などの生活習慣の改善といった適切な治療介入により改善可能である。

歯周病治療は、全身の炎症指標であるインターロイキン6や高感度CRPを減少させ、血管内皮機能を改善する。歯周病治療による血管内皮機能改善作用は、健常人のみならず、高血圧や冠動脈疾患患者においても認められる（図6）。

高齢者における歯周病の合併は、高度な血管内皮機能障害の存在を示唆しているが、適切な歯周病治療により、血管内皮機能障害の改善が十分に期待できる。さらに、歯周病治療は、心血管イベント発症抑制する可能性がある（図6）。

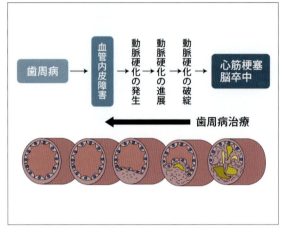

図6　適切な歯周病治療は、血管内皮機能障害を改善することで、心血管イベントを抑制することが期待される。

口腔管理から血管機能障害の治療と予防

■口腔管理と血管内皮機能の健康維持

口腔管理も血管内皮機能を健康に保ち、心血管合併症を抑制する上で重要である。事実、歯磨き回数と心血管イベント発症の関連において、歯磨き回数が少ないと心血管イベントの発症が増加する。歯磨き回数が1日1回以下の人は、2回以上歯磨きする人に比し、血管内皮機能が悪い（図7）。

さらに、回数だけでなく、1回の歯磨き時間と血管内皮機能に関連があることから、歯磨き回数に加え1回の歯磨き時間を増やすことも、歯周病予防や治療のみならず、血管内皮機能の改善につながる。まだ検討はなされていないが、歯磨き回数や歯磨き頻度を増やすことで心血管イベントを抑制することが期待される。

高齢者の歯周病では、生活習慣病の合併も多く見られる。血管機能障害の要因であり、心血管イベントの独立した危険因子である生活習慣（有酸素運動、減量、禁煙や減塩）の改善も肝要である。

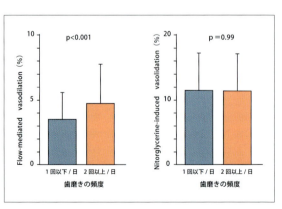

図7　歯磨き回数の減少は、血管内皮機能の指標であるflow-mediated vasodilationを低下させる。

2-4 ① 発熱・誤嚥性肺炎予防としての専門的口腔管理の根拠

米山武義

静岡県・米山歯科クリニック・歯科医師

SUMMARY

① 口腔衛生管理と誤嚥性肺炎予防についての理解が医科でも進んでいる
② 誤嚥性肺炎の多くが、不顕性誤嚥を原因とする
③ 専門的口腔衛生管理により、嚥下反射や咳反射が改善する
④ 咽頭細菌も口腔の衛生、管理により影響を受け、菌数が減少する
⑤ 誤嚥性肺炎の予防には、歯周基本治療をベースとした口腔機能管理が欠かせない

誤嚥性肺炎予防と口腔管理

■日米で注目される誤嚥性肺炎に対する口腔管理の意義

2002年、アメリカ老年医学会誌（JAGS）にEditorとCo-editorによる「Oral health is cost-effective to maintain but costly to ignore」というタイトルの論文が掲載され[1]、世界的な話題になった。その内容は口腔ケアによって高齢者に発生する肺炎を減少することができ、アメリカでこれを試算すると経済効果は、3億ドル以上であるという内容であった。

さらにその後、東京大学大学院医学系研究科（加齢医学講座）の大内尉義教授（当時）が厚労省の社会保障審議会医療保険部会で同上の調査結果や論文を紹介し、「口腔ケアによる肺炎患者の減少を見込んだ額はさらに3倍以上になる」と報告した。老年学をリードする学会の重鎮が口腔のことについてコメントすること自体、異例のことであった。

また、2002年日本内科学会誌創立100周年記念号（第91巻第6号）の内科100年のあゆみ（呼吸器分野）の中に「加齢とともに老人の口腔衛生状態が悪化するのは世界共通といわれている。口腔清掃を食後行い、2年間実行した群と非実行群を比較すると、肺炎発症は、およそ40％減少せしめた。」という文章が記載された。すべて異例づくめの口腔ケアに対する評価であった。

「肺炎は老人の友」からの脱却

■**肺炎はQOLの低下のみならず、死に至ることも稀ではない**

今からおよそ100年前、内科学の祖といわれるOslerが「肺炎は老人の友」と表現したように、高齢者にとって肺炎は避けられない疾病であり、諦めにも似た捉え方をされてきた歴史があった。

肺炎は日本における死因の第3位である。肺炎の発症率は加齢とともに増加する。肺炎で死亡する人の大部分は65歳以上の高齢者であり、年々増加傾向にある。また、肺炎のほとんどが誤嚥性肺炎で、加齢とともにその割合が高くなる。

誤嚥性肺炎は、食物や口腔細菌を含む口腔・咽頭の分泌物を誤嚥（吸引）することにより引き起こされるが、一般的に在宅や施設、および病院に入所する高齢者の口腔衛生状態は劣悪なケースが多く、歯がある場合は高い頻度で歯周病に罹患している（図1）。また、義歯を装着している場合も、義歯の衛生管理がなされていないのが実状である。

肺炎のために入院を余儀なくされ、長期の安静臥床を続ける間に廃用症候群が進行し、様々な合併症を引き起こし、結果的に要介護状態となる危険性もはらんでいる。すなわち、肺炎は高齢者のQOLを低下させるだけでなく、死亡率を上昇させ、医療費や介護費用を増大させる大きな要因となる。肺炎を発症した高齢者は、食事の時にむせこんだり、食べ物が喉につかえたりするという症状がなくとも、夜間睡眠中に唾液を下気道や肺に不顕性に誤嚥することにより、生じていることがわかっている。肺炎になると、栄養状態や免疫機能がさらに低下し、繰り返す不顕性誤嚥のために肺炎が反復、重症化し、ついには死に至ることも稀ではない。

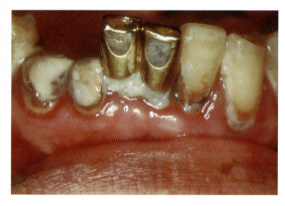

図1　多量の食渣やプラークが歯間部に堆積し、これらによる歯肉炎が顕著に認められる。口臭も著しく、介護の質を落としていた。

バイオフィルムと誤嚥性肺炎との関連性

■誤嚥性肺炎の予防に不可欠な歯周基本治療

嫌気性菌による重度の肺感染症が唾液の吸引後に引き起こされ、特に歯周病を有している患者に顕著であることは古くから知られている。また、歯周病と細菌性肺炎の関連性が、2003年にScannapiecoらにより報告されている[2]。

したがって、誤嚥性肺炎の予防には歯肉縁上のプラークコントロールだけではなく、歯肉縁下までも視野に入れたプラークコントロール、いわゆる歯周基本治療が必要になる。

また、忘れてならないのが義歯上の付着物、つまり細菌性のバイオフィルムとしてのデンチャープラークである。有歯顎者で義歯やインプラントを装着している患者では、継続した歯周治療と義歯やインプラントの衛生管理（バイオフィルム管理）が重要であり、無歯顎の患者では義歯表面の衛生管理（バイオフィルム管理）が大切である（図2）。

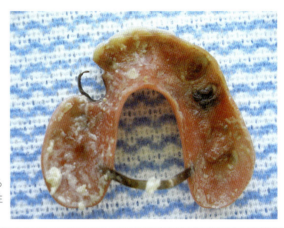

図2　義歯の裏面は食渣とデンチャープラークに覆われ、これらの義歯表面の付着物が周囲の微生物とともに気道に入り、誤嚥性肺炎の下地がつくられる。

専門的口腔清掃と嚥下・咳反射

■専門的口腔清掃による刺激が嚥下・咳反射を改善する

通常、唾液は無意識のうちに嚥下され、誤嚥することは稀である。これはヒトの生体は本来、誤嚥を防ぐメカニズムが備わっているためである。誤嚥を防ぐ主要な仕組みは2つある。1つは、食べ物を飲み込む際に働く嚥下反射、もう1つは気管・気管支内に入り込もうとする異物を押し出そうとする喀出に関連する咳嗽反射である。

最近、この2つの反射の改善に専門的な機械的口腔清掃の有効性が示された。専門的口腔清掃による、感染源対策としての細菌の除去だけではなく、嚥下反射、咳反射に関与する物質であるサブスタンスPの分泌を増加させ[3]、両反射を活性化する感染経路対策としても有効であることが明らかになった。

咽頭細菌と口腔衛生管理

■咽頭ケアにおける専門的口腔清掃の効果

特別養護老人ホームで、寝たきり度と咽頭細菌数、発熱日数と咽頭細菌数の関係について調べた結果、自立度が低く介護が必要な人ほど、咽頭細菌数が有意に高いことが判明した。

また、特別養護老人ホームにおいて、5ヵ月間にわたり入所者を2群に分け、口腔清掃介入群と対照群を比較したところ、咽頭細菌数は対照群ではほとんど変動がなかったのに対し、専門的口腔清掃群では有意に減少し、5ヵ月目にはケア開始前の約1/10となった[4]（図3）。

一方、機械的清掃による口腔ケアと非機械的（化学的）清掃の効果について比較したところ、含嗽剤による化学（薬物）的な口腔のケアだけでは、咽頭部の細菌数の減少効果は限られ、機械的な口腔清掃が効果的であることが示唆された。

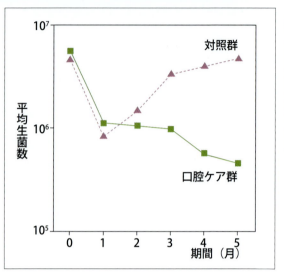

図3　口腔ケア群と対照群の咽頭部総細菌数の変動。口腔ケアを継続することにより、咽頭部細菌数が当初の1/10に減少。口腔ケアによる咽頭部細菌叢への影響が示唆された。

専門的口腔衛生管理と誤嚥性肺炎の予防効果

■調査でも明らかな口腔ケアの効果

全国11ヵ所の特別養護老人ホーム入所者を対象として、施設ごとに入所者を介護者による毎日の口腔清掃に加え、週に1回、歯科衛生士による専門的、機械的な口腔清掃を行う群と新たな介入を行わない、これまで通りの対照群とに無作為に分け、2年間の発熱日数、肺炎による入院、死亡者数を比較した（図4）。その結果、期間中に7日以上の発熱を発生した者は、口腔ケア群27名（15%）、対照群54名（29%）と対照群で有意に多かった（$p < 0.01$）。同様に、肺炎を引き起こした者は、口腔ケア群21名（11%）、対照群34名（19%）であり、対照群の方が有意に多く発症していた（$p < 0.05$）。特に、肺炎による死亡者数を見ると、口腔ケア群では14名（7%）であったが対照群では30名（16%）と有意に多く（$p < 0.01$）、発症した肺炎がより重度となっていた（表1）[5,6]。

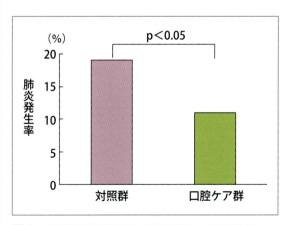

図4　2年間の肺炎発症率（参考文献5より引用改変）。

表1　口腔ケア群と対照群の比較

	口腔ケア群	対照群
発熱発生者数	27（15）	54（29）＊＊
肺炎発症者数	21（11）	31（19）＊
肺炎死亡者数	14（7）	30（16）＊

（＊：$p < 0.05$　＊＊：$p < 0.01$）

口腔領域における廃用症候群

■口腔リハビリテーションの意義

脳血管障害の後遺症などで口腔内や口腔周囲筋に運動障害や口腔内の感覚の低下が見られることがある。さらに、高齢者においては廃用症候群と呼ばれる不活動状態によって生じる2次障害が生じることが多い。口腔領域おける廃用症候群には、口腔内や顔面の感覚の低下、顔面表情筋の萎縮、舌などの咀嚼・嚥下関連筋の萎縮、唾液腺の萎縮（分泌低下）、顎関節の拘縮などが見られる。

口腔リハビリテーションはこれらによって生じた口腔機能の低下に対しその回復を目的とし、また廃用症候群の予防に努めることを目的とした療法（ケア）である。

歯周基本治療を行う上で、患者の口腔機能を把握することは、治療中の誤嚥等を防ぎ、安全で安楽な診療につながる。

誤嚥性肺炎予防を念頭に置いた歯周治療の実際

■口腔細菌の確実なコントロールを

歯周基本治療の要点は、様々な感染症の原因となる口腔細菌の確実なコントロール（制御）である。適切な清掃器具を使用し、物理的、機械的に舌の表面の清掃と共に歯間隣接部等の清掃や、歯周ポケット内のプラークコントロールに重点を置くべきである。専門的な口腔のケアは、プラークが堆積しやすく、要介護者自身や介護者が日頃清掃しにくい部位に焦点を当て、限られた時間の中で対応する。

■誤嚥性肺炎予防を想定した歯周基本治療時のポイント

①清掃器具はできるだけ、精選されたもので良質なものを選択する。特に歯ブラシは若干柔らかめのものを選択し、歯肉を傷つけないようにする。対象者が易感染性であることが多く、何より菌血症予防に配慮する。力を入れすぎず、痛くなく、爽やかに行うことが大切。

②食物残渣や炎症の位置や部位に注意を向け、口腔機能も評価する。歯間ブラシを使用するタイミングは初期治療が順調に進んでいることを確認し、頬側、舌側の炎症が改善してきた段階が望ましいと考える。歯間部は、最後まで炎症が残存しやすい部位であり、菌血症予防のために重要だからである。

③歯周基本治療においては、導入時が肝心となる。特に要介護高齢者や認知症の患者では焦らず、ゆっくりと治療を進める。不快な経験や痛い思いから、次回治療時に協力してくれない可能性があり、人間関係を構築するように温かい雰囲気の中で処置を行う（図5）。

④口腔周囲のマッサージ等で口腔とその周囲の緊張をとり安楽に、しかし的確に歯面清掃やスケーリングを行う。口腔粘膜を刺激することで唾液の流出量を増加させ、唾液による自浄作用を強化することも大切である。

⑤除去したプラークや歯石を確実に回収し、誤嚥させないようにする。このことは特に重要である。

⑥多職種連携の中では、磨き残しが発生しやすい箇所をしっかりと紙媒体等を使って伝える。

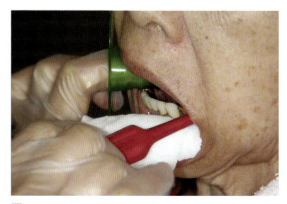

図5　口腔ケアの基本は歯周基本治療であり、安全かつ安楽な環境を提供することが何より大切。長い時間、口を開けていることが苦痛にならないようにバイトブロックが大変有効である。

質の高い歯周基本治療と口腔・嚥下機能の向上で誤嚥性肺炎予防を図る

■ 求められる歯科診療室内外での啓発活動

　誤嚥性肺炎の発症メカニズムには「口腔・咽頭の細菌叢」、「誤嚥」、そして「固体の抵抗力」が関与する（図6）。歯周基本治療による口腔・咽頭の細菌叢の正常化、さらにブラッシングと歯周基本治療によるサブスタンスPを介した嚥下反射の改善、さらには嚥下機能の改善が重要である。さらに呼吸法によって肺の機能を向上させ、さらに口腔リハビリによって嚥下機能の向上（誤嚥の軽減）につながる。また唾液を出させ、食欲を喚起することにより栄養状態の改善をもたらす。この栄養改善が免疫力を向上させ、肺炎予防につながる。

　このように誤嚥性肺炎予防に関わる重要な器官、部分は歯と歯肉および口腔・咽頭部であることがこれまでの研究や臨床によって裏付けられている。我々臨床医が歯周病管理と誤嚥性肺炎予防のために、診療室内外で啓発活動を行ない、在宅等で実践することが社会から切に求められている。

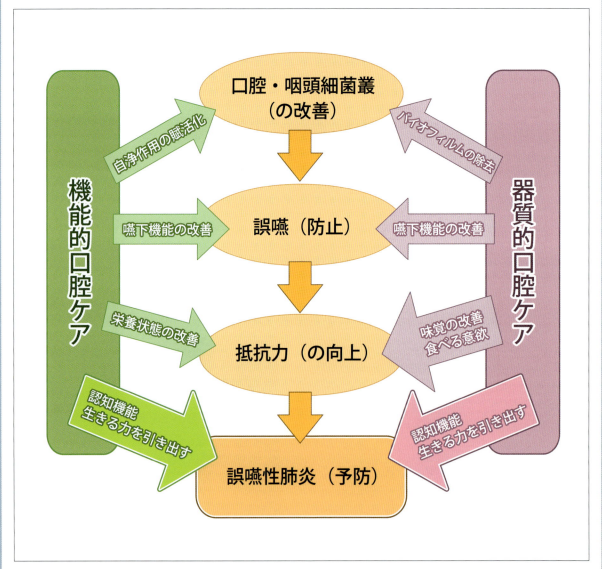

図6　誤嚥性肺炎発症の予測モデルと口腔ケア。誤嚥性肺炎発症のメカニズムとこれを予防する際の口腔ケアの意義を、器質面と機能面の両方から示している。

2-4 ② 菌血症

吉江弘正[*1]、両角俊哉[*2]
新潟大学大学院医歯学総合研究科・歯周診断・再建学分野・教授[*1]
新潟大学医歯学総合病院予防・保存系歯科　歯周病科・病院講師[*2]

SUMMARY

① 血流中に細菌が存在する一過性菌血症は、歯科治療・歯周治療で頻回におきる
② 抵抗力の低下した高齢者では、一過性でなく長時間菌血状態が続く可能性がある
③ 感染性心内膜炎のリスクを有する患者、人工関節置換術後の感染、免疫低下者は特に注意が必要である
④ 広範なSRP後の発熱、CRP上昇、一過性サイトカイン血症は今後検討すべきである
⑤ 治療直前の菌血症対策は、入念な洗口とポケット内洗浄である
⑥ 治療中の菌血症対策は、超音波・音波スケーラーの併用、1回での観血処置である
⑦ 治療後の菌血症対策は、抗菌薬経口投与であり、治癒状態の観察が重要である

歯科治療により誘発される菌血症

■ SRPによる発症は高頻度

「血流中に細菌が一過性に検出されるが、増殖せずに消失する状態」を菌血症という。歯科治療では、抜歯や切開、インプラント植立、抜髄、SRP、歯石除去といった観血処置時に口腔内細菌が血管内へ流入し、高頻度で発生する。また、プロービングや根管治療時の出血、不適切なクランプ装着などでも起きる。特に歯周治療において必ず実施する歯石除去（SRP）は、3～7割と高頻度で幅が広い。各種治療法における菌血症の頻度を図1に示す。

血液中の細菌は高速度で全身を循環し、多くは肝臓に捕獲され処理される。そして、その多くが1時間以内に検出されなくなる。したがって健常者では、この一過性の菌血症はほとんど問題とならない。しかし、近年ブラッシングや噛みしめといった「度重なる日常の口腔活動（Everyday oral activities）によって起きる菌血症」が注目されている。誤ったブラッシング法による出血が長期にわたって続くと、生体に対する脅威になり得る。

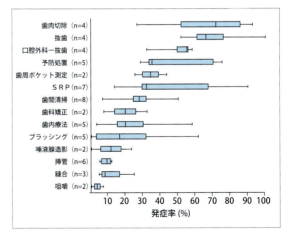

図1　歯科医療関連処置による菌血症の発症率。各種歯周治療により高頻度で生じ、SRPで3～7割と高頻度である。

高齢者が菌血症に特に注意すべき理由

■高齢者の口腔内は細菌数が増える条件が整っている

歯周病の罹患率が高く、重症化しやすい高齢者において、口腔内細菌数が多くなることが菌血症のリスクを高めることになる。すなわち、加齢に伴う唾液の分泌機能の低下により、唾液の自浄作用の低下、口腔衛生状態が悪化し、結果、口腔内の細菌数も増加する。また、身体機能の低下によりセルフケアが十分に行えず、清掃不良となる場合が多い（図2）。

さらに、高齢者では、基礎疾患の有病率も高く、免疫力が低下し、易感染性の傾向が強くなる。そのため、健常者と違って、血管内の細菌が生体防御機構をすり抜けて臓器に定着しやすくなる。すると菌血症が一過性で終わらない可能性が高くなる。

また、高齢者では複数の薬剤を服用していることが多い。個人によっては、抗凝固薬や降圧薬内服により易出血性となり、歯肉出血に影響する。このことにより、より多数の細菌が血液中に侵入して、生体に悪影響を及ぼす可能性がある。

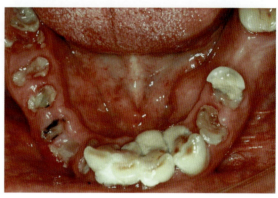

図2　要介護となった人の口腔内。う蝕、残根、歯石沈着により多量の細菌が蓄積し、歯周炎が生じている。

歯周治療前に菌血症を予防すべき疾患・患者

■感染性心内膜炎

感染性心内膜炎とは細菌により心内膜や心臓弁に生じた感染症のことである。人工弁置換術の既往がある者や心臓弁に障害がある者に細菌感染が起きると、心内膜炎を引き起こす。この疾患が生じると、合併症を起こしやすく死亡率も高くなる。

■人工関節置換術後の感染

近年、関節の変形やリウマチ、骨頭壊死などに対し、人工関節置換術が多く行われている。この手術は細菌感染が絶対禁忌ゆえ、感染は術中だけでなく術後も避ける必要がある。しかし、人工関節は異物で複雑な構造を有するため、稀に血行性の感染が起きてしまう。

■免疫力低下者

現在、歯周病と様々な疾患との関連が示唆されている。よって、菌血症が歯周病と全身疾患とを取り持つ因子である可能性も考えられる。それゆえ、免疫疾患や重度の糖尿病患者および免疫力が低下した高齢者においては抗菌薬の予防投与が必要である（表1）。

表1　抗菌薬の選択肢

【第1選択】
- アモキシシリン：ペニシリン系（サワシリン®、パセトシン®、アモリン®など）

【第2選択】
患者がペニシリンアレルギーを有する場合
- クリンダマイシンリン酸エステル：リンコマイシン系（ダラシン®など）
- セファレキシン：セフェム系（ケフレックス®、センセファリン®など）
- アジスロマイシン：15員環マクロライド系（ジスロマック®）
- クラリスロマイシン：マクロライド系（クラリス®、クラリシッド®など）

菌血症後に起こりえる軽度発熱、一過性サイトカイン血症

■抵抗力の減少した高齢者にとっては全身性のリスク

　全身的に健康な歯周炎患者に、広範囲のSRPを行う、あるいは1〜2回で全顎のSRPを行う（フルマウスSRP、FM-SRP）と、軽度発熱や一過性サイトカイン血症が処置後数日で起こることが近年報告されている。サイトカイン血症とは、血中における炎症性サイトカインが一次的に上昇することで、菌血症や血中CRP（C反応性蛋白）上昇とも関連していると考えられている。我々の報告でも、FM-SRPの1日後にわずかな体温上昇、血液中のCRP、IL-6の上昇が認められた（図3）。高齢者における報告はなく、また、この現象の生体への影響についてはあきらかにされていない。しかしながら、抵抗力の減少した高齢者においては、全身性のリスクとなる可能性があり、広範囲の侵襲性の観血性歯周治療は慎むべきであろう。

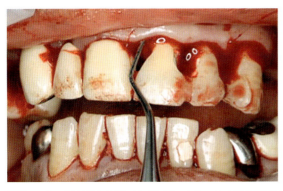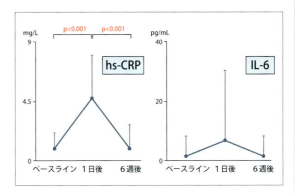

図3a、b　フルマウスディスインフェクション中の口腔内と、処置1日後の血清中高感度CRP、IL-6の上昇。

歯周治療直前の菌血症対策

■洗口＋ポケット内洗浄の重要性

　菌血症の発症を予防するためには、「洗口およびポケット内洗浄を行う」ことが有効である。特に観血処置の前には、洗口剤による洗口やポケット内洗浄によって口腔内およびポケット内細菌を可及的に減らすことが重要である。洗口剤の選択にあたっては、口腔乾燥への配慮から、低刺激で抗菌成分が含まれる医薬品・医薬部外品がよい。超音波スケーラー等を用いることによって、口腔内の細菌が飛散し、気流にのって室内に拡散する可能性がある。歯周治療前の洗口やポケット内洗浄は、菌血症対策のみでなく、他の患者やスタッフへの感染対策も兼ねている。

　また、菌血症が禁忌の患者に対しては、洗口、ポケット内洗浄後に、抗菌薬のポケット内投与も検討する（図4）。ただし、抗菌薬の副作用（薬物耐性、菌交代現象）を十分に考慮した上で、患者にとって総合的に見て有益となることを判断した上で使用する。

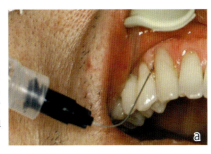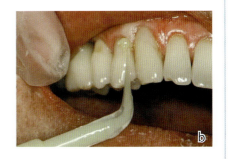

図4a、b　ポケット内洗浄（a）と抗菌薬のポケット内投与（b）。注水システムやシリンジを用いて洗浄するが、深く入れすぎて出血させないようにする。

歯周治療中の菌血症対策

■ SRPと観血処置時の対策

SRPは「超音波・音波スケーラーを併用する」。菌血症への配慮からも、SRPはスピーディーかつ効率よく行う。手用スケーラーは深い歯周ポケットや微小な歯石除去に対応できるという利点の一方で、時間がかかる、刃部が歯肉上皮を傷つけ出血を伴うという欠点がある。そこで、超音波・音波スケーラー（歯肉縁上や浅いポケットの歯石を短時間で除去でき、比較的少量の出血で済む）を併用することで、出血量を最小限に抑えつつ効果的な結果が得られる（図5）。

また、「観血処置はできる限り1回で行う」。菌血症予防のため、観血処置は1回で済ませる。複数回に分けて行う場合は、1～2週間あけて実施することがよい。さらに、歯周外科治療のみならず、SRPであっても出血が多い場合は、縫合や歯肉パックで創部を保護し、細菌が血管内に流れ込まないようにすべきである。

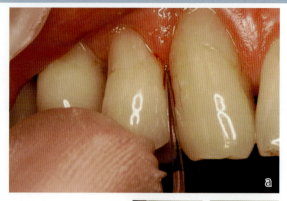
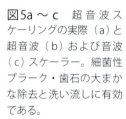
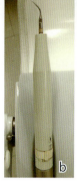
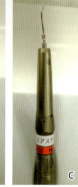

図5a～c　超音波スケーリングの実際（a）と超音波（b）および音波（c）スケーラー。細菌性プラーク・歯石の大まかな除去と洗い流しに有効である。

歯周治療後と日常の菌血症対策

■ 抗菌薬の投与が必須

歯周外科治療や侵襲度の大きいSRP後には、「術後感染のために抗菌薬の経口投与」が必須である。高齢者では治癒にも時間がかかることが予想されるので、洗浄や抜糸の後も日を追って治癒を確認する。いつまでも傷が治らない場合や傷口からの自然出血が続く場合は、継続的な菌血症が起きている可能性があるので、抗菌薬の数日分の追加投与を行う。

高齢者において菌血症をできる限り起こさせないようにするために日常から注意することは、まず、「手用歯ブラシと電動歯ブラシの両方」をうまく利用することである。健康な高齢者でも、いずれ運動機能が大幅に低下する時期がくるので、そのためにも電動歯ブラシの使い方を覚える準備が必要である。

また、義歯を使用している高齢者では、義歯床縁の適合不良で口腔粘膜に潰瘍を形成していることが大きい（図6）。この部位から血中に細菌が流入する可能性があるので、「義歯のメインテナンス」も定期的に行うことが必要である。

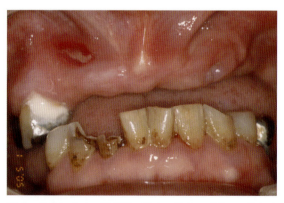

図6　義歯による口腔粘膜の潰瘍。潰瘍面が深いと菌血症のリスクが増す。軟膏塗布と義歯の調整が必要である（写真提供：野村修一先生）。

2-5 精神・心理状態や生活環境の変化とその対策と治療上の注意点

遠藤英俊
国立長寿医療研究センター・長寿医療研修センター長

SUMMARY

① 高齢者の精神・心理状態の変化にはうつ、せん妄、意欲低下、認知症がある
② うつや意欲低下（アパシー）に配慮しつつ、治療を進める
③ 高齢者の生活環境については、治療上配慮する必要がある
④ 治療上の注意点として、歯科領域だけでなく、高齢者の身体疾患や生活を診る必要がある

高齢者の精神・心理状態の変化と対策

高齢者の主な精神疾患として、うつ、せん妄、認知症が3大病といえよう。本項ではうつ、せん妄、意欲低下（アパシー）をとりあげる。

■うつの特徴

うつとは気分の落ち込みをいう。一般的にうつ病のある人は励まさないほうがよいとされている。認知症の人においても、うつ症状がでる場合もあり、鑑別に注意が必要である（表1）。よけいに気分が落ち込んだり、悪影響があるともいわれている。歯科治療においても、治療対象になりにくい場合もある。

高齢者は、配偶者の死をきっかけにうつになる人も多い。うつが重度の場合には、食欲が低下し、口腔内の衛生も保てない場合も多い。例えば、うつによって毎日の歯磨きをしなくなる場合もある。また、セルフネグレクトの状態となり、低栄養から死亡に至るケースも存在する。中等度・重度の場合には、薬剤が使用されるが、副作用により眠気や唾液分泌の低下、口渇などがでる場合もある。こんな場合には、薬剤のチェックが必要である。

■せん妄の特徴

せん妄とは注意および意識の障害であり、短時間のうちに出現し、消失することが多い。原因は術後や夜間せん妄であったり、体調不良であったりと様々である。

せん妄への対応のポイントをまとめる。せん妄は身体的問題で生じた意識障害であるため、その治療を行うことで、予防や改善が可能である。せん妄には、過活動型せん妄と低活動型せん妄があり、どちらも患者の生命予後に影響する。過活動型せん妄は問題行動として認知されやすいが、活動が低下する。低活動型せん妄は、症状に気づきにくいため、見落とされがちである。せん妄は単一の要因で生じることは少なく、複数の要因が重なり生じるため、その要因を丁寧に検索し、対応することが基本である。原因検索と対応は、看護だけではなく、医師やリハビリを交えた多職種で進めることが効果的である。せん妄が引き起こす問題については医療管理上の問題（転倒、転落、ルートトラブル）との関連の他、家族とのコミュニケーションの阻害や意思決定能力の低下・喪失と、

治療方針決定の遅れの結果として患者の意向に沿った治療を提供できない、対応の負担による医療スタッフの疲弊・入院期間の長期化が指摘されている。

表1　うつ病とアルツハイマー型認知症の臨床的特徴

	うつ病	アルツハイマー病
発症	週か月単位、何らかの経緯	緩徐
もの忘れの訴え方	強調する	自覚がない、自覚があっても生活に支障がない
答え方	否定的答え（わからない）	つじつまを合わせる
思考内容	自責的、自罰的	他罰的
失見当	軽い割にADL障害が強い	ADLの障害と一致
記憶障害	軽い割にADL障害が強い 最近の記憶と昔の記憶に差がない	ADLの障害と一致 最近の記憶が主体
日内変動	あり	乏しい

高齢者の精神・心理状態の変化と対策

■生活と生活歴・生活障害がキー

　高齢者は、生活環境の変化を大きく受ける。転居や入所の影響が大きいが、配偶者や家族のみならず愛玩動物の死や、急な独居も大きなリスクとなる。

　高齢者の場合、生活環境の変化が大きいと、それが体調や精神・心理状態にも影響を与えることがある。医療者はその予防と対策を常に念頭におき、患者に向き合う必要がある。すなわち、高齢者の診察において生活と生活歴、そして生活障害を診る視点が重要である。

■家族、本人へのサポートのあり方

　認知症の介護は1人でやりすぎないこと、60点でよいことを介護者に伝えるとよい場合もある。さらに介護保険を申請し、介護サービスの利用を勧めること。すなわち、相談できる人をみつけることである。良いかかりつけ医、良いケアマネジャーなどである。

　介護サービスをすべて拒否する人が存在するが、その場合、家族は本当に大変である。少しゆっくりサービスが利用できるようになるまで待つこともある。認知症の進行を遅らせたり、落ち着いた状態を維持することが大事である。治療薬を使用しての改善も重要であるが、まずは認知機能や生活機能の維持をめざすことを説明する。認知症の人には良い状態と悪い状態があり、可能な限り良い状態を保つことが望ましい。

　接し方としては怒ったり、否定したりしないことである。まずは笑顔で接すること、そしてほめることである。何でも認知症の人ができたこと、やれたことをほめることは有用である。本当に困った時には、ケアマネジャーや、行政、地域包括支援センターなどにSOSをだすべきであることを介護者に伝えるとよい。

生活環境の変化と対策

■家族の抱える悩みへのサポート

　家族の抱える悩みを和らげるには、気持ちの面でどうサポートしたらよいのか、各種サービスに関するアドバイスをしてみる。家族の悩みの解消には、まず認知症の症状についての知識の提供がとても重要である。知識があるのと、ないのでは対応や気持ちに大きな違いがある。

　家族の悩みについては、介護経験者や友人など、第三者に悩みを聞いてもらうとよい。心理カウンセリングなどもあるが、介護仲間や経験者であれば、なおよい結果を生む。夫などの配偶者がきちんと話を聞いて受け止めてくれることも大事である。これがないと精神的な介護負担は解消されず、いずれバーンアウトしてしまう。

　また、時には友人と食事や旅行などで、介護を一時的に忘れることも必要である。そのためにはお預かり（レスパイト）サービスといわれるデイサービスや、ショートステイの利用が有用である。利用前には市町村で相談して、要介護認定を受ける必要があることはいうまでもない。介護を必要としている方に、ショートステイなどにふだんから慣れてもらうことも大事である。

■地域での助けあい

　最後には地域での助け合いが重要になる。ゴミだしや、買い物、日々の安否確認などによる地域の支えがあれば、在宅療養が継続でき、本人も生活しやすくなる。孤立化しないようなまちづくり、人間関係づくりが大事となる。認知症の場合は残存機能の活用や自立支援も重要であるが、近隣の共助や生活支援が重要である。そのため歯科医師にも認知症ケアパスの資源の一つとしてコミットすることが求められている（図1）。今後は歯科医師も地域ケア会議などに参加し、困難事例を地域で解決することを目指すとよい。

■居住環境の整備

　居住環境の整備は一言でいえば、なじみの環境を調整することである。家庭的で静かな環境は認知症の症状も緩和する。本人の視点で環境を見つめ直すことが重要である。ものの位置、音や光などにも配慮する。また、安楽に過ごせる机や椅子も重要である。

精神・生活環境の変化に対応した治療上の注意点

■アセスメントの重要性

　高齢者の診療において、重要なことは、まず相手を知ることである。すなわち、アセスメントが重要となる。口腔内の状況もさることながら、うつはないか、認知症はないかなど、本人の日頃の言動や、診察時の会話や表情から、読み取る必要がある。

■服薬の内容確認

　次に重要なことは服薬の内容確認である。特に高齢者の場合、糖尿病や高血圧症の有無のほか、抗凝固療法の薬剤が歯科の治療上時折問題となる。医師や薬剤師との情報共有が重要である。近年はポリファーマシーが問題となっている。

■生活機能障害の確認

　高齢者の食事の摂取状況など、生活機能障害に注意すること、すなわち生活の困難に対応する必要がある。また、義歯やインプラントなど口腔の多様性にも注意する。さらに身体の機能低下に口腔の機能低下がリンクすることが多い体重の変化や、栄養摂取への影響にも配慮することなどが注意点である。

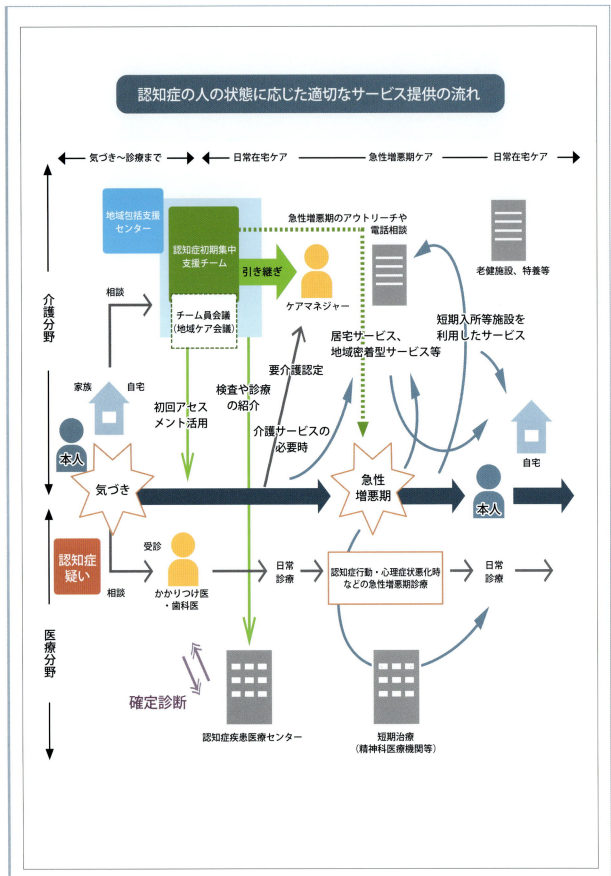

図1 認知症ケアパス。認知症の人やその家族が、認知症と疑われる症状が発生した場合に、いつ、どこで、どのような医療や介護サービスを受ければよいか理解できる。

2-6 認知症

平野浩彦
東京都健康長寿医療センター・歯科口腔外科・部長

SUMMARY

① 認知症は、コモンディジーズ（身近な疾患）であり、高齢者認知症の人は約460万といわれる
② 年齢が高くなるにつれ、認知症の発症率は顕著に高まる
③ 認知症高齢者等にやさしい地域づくりにむけた各種施策として、新オレンジプランが進められている
④ BPSD（認知症の行動・心理症状）は、認知症による中核症状（記憶障害、見当識障害等）による、環境との関わりの不具合として生じる
⑤ 認知症の人への円滑な歯科治療実施の可能性を高めるには、BPSDが生じる背景を理解する必要がある
⑥ 認知症の原因で最も多いのはアルツハイマー病で、半数以上を占める
⑦ レビー小体型認知症は、日内変動が顕著で早期から嚥下機能障害が生じる場合があるため、配慮が必要である

認知症の疫学（数と原因疾患）

■ 65歳以上の約4人に1人が認知症かその予備軍

認知症の定義は多々示されているが、2013年5月に刊行された米国精神医学会によるDSM-5における認知症の診断基準が最も質の高い基準の1つといえよう。その基準の要旨は、「1つ以上の認知領域（複雑性注意、実行機能、学習および記憶、言語、知覚-運動、社会的認知）が以前の機能レベルから低下しており、その障害によって日常の社会生活や対人関係に支障を来たし、せん妄やその他の精神疾患（うつ病や統合失調症等）が除外されれば認知症」である。

日本の認知症の人の数は、2013年の厚労省研究班（朝田班）の調査から2012年で約462万人、正常と認知症との中間の状態の軽度認知障害（MCI[注1]：Mild Cognitive Impairment）と推計される約400万人と合わせると、65歳以上の高齢者の約4人に1人が認知症の人、またはその予備群と報告された。今後、高齢者数が増加するにつれ、その数はふえることが予想されている。図1に認知症の年齢階級別割合（%）を示すが、年齢が高くなるにつれ、認知症の発症割合は顕著に増加することがわかる。

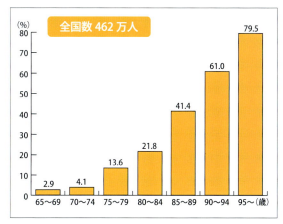

図1 認知症高齢者の割合（厚生労働省研究班推計2013）。

[注1] MCI：本来アルツハイマー病（AD）など認知症の前駆状態という臨床的意義を有する概念で、知的に正常ともいえない状態を指す。しかし、すべてが認知症へと進展するわけではなく、正常に戻る例もあり、MCI段階での早期発見が重要視されている。

認知症を支える視点

■求められる高齢者にやさしい地域づくり

認知症高齢者などにやさしい地域づくりにむけた各種施策をまとめたものとして、2015年1月、厚生労働省から「認知症施策推進総合戦略（新オレンジプラン）」が公表された。新オレンジプランは、「認知症の人の意思が尊重され、できる限り住み慣れた地域のよい環境で自分らしく暮らし続けることができる社会の実現を目指す」ことを目標として掲げている。歯科医師・歯科医療機関も、歯科治療の実施・継続だけでなく、地域の社会資源として認知症の人の生活を支える役割が求められている。

■認知機能障害とBPSD

認知症の人には、脳の器質的変化によって「見当識」「実行機能」「記憶」などに関する中核的な認知機能障害（中核症状）が生じる。さらに、この認知機能障害により、環境との関わりが円滑にできなくなり、様々な要因・誘因が重なりBPSD[注2]（行動・心理症状）が引き起こされる。さらに「本人にとって不適切な要因（周囲の認知症への理解不足による不適切な対応など）」が重なることにより、大声を出したり、暴力行為などのBPSDがさらに増大してしまうと考えられる（図2）。

BPSDを引き起こす様々な要因・誘因として、身体的要因、環境的要因、社会的要因がある。また我々にとっては気が付きにくいささいなことが、BPSDを引き起こす要因となるため配慮が必要である。以上のBPSDの背景を理解することにより、認知症の人への円滑な歯科治療実施の可能性が高まる。

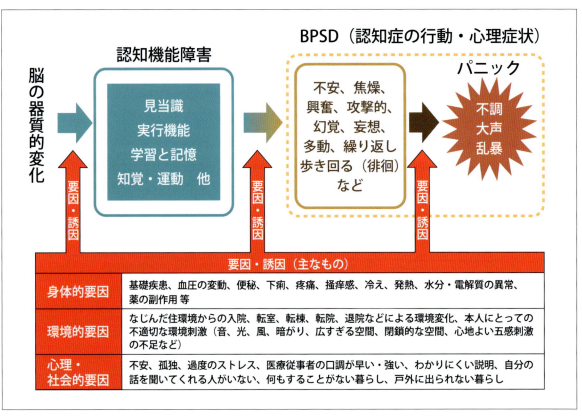

図2 認知症の人の場合は、認知機能障害により、周囲の情報に対し揺らいだ判断をしてしまう。その判断を基に行動を起こすため、その行動は多くの場合、往々にして大きく揺らぎ、結果的にその人を取り巻く環境になじまない行動となる。こういった行動は、周囲の者にとって一見奇異な行動と映ってしまうため、適切な対応が困難となることが多く、BPSDを増大させてしまうケースも少なくない。一方で、認知機能障害により揺らいでしまった判断を理解し、さらにそこから生じたBPSDへ適切に対応することにより、認知症の人のパフォーマンスは大きく変化する可能性がある。

[注2] BPSD：Behavioral and Psychological Symptoms of Dementia（認知症に伴う行動症状や心理症状）。具体的には、行動症状として暴力、徘徊など、心理症状として幻覚、妄想などが主症状としてあげられる。以前は「周辺症状」とも呼ばれていた。

認知症のタイプ別特徴（アルツハイマー病、レビー小体型認知症）

■高齢期認知症の原因トップ4

高齢期認知症の原因の上位トップ4が、アルツハイマー病（AD：Alzheimer's disease）、脳血管性認知症、レビー小体型認知症（DLB: Dementia with Lewy bodies）、前頭側頭変性症であり、4大認知症と呼ばれる。

ADは、認知症高齢者の原因疾患として最も多く、半数以上を占める。特徴として、大脳皮質の委縮（図3）、病理学的所見として大脳皮質、海馬を中心とした神経細胞脱落、老人斑の形成と血管周囲のアミロイド沈着、細胞内に蓄積する神経原線維変化である。主な症状としては、記憶障害の他、段取りが立てられない（遂行機能障害）、時間・場所・人間関係などの理解が低下する（見当識障害）等がある。

DLBは、1995年に初めて統一された病名と診断基準が提唱された、疾患概念設定の比較的新しい認知症である。臨床的には認知症の10数％とされる。臨床症状の特徴として、認知機能の変動（日内変動）や特有の幻視、パーキンソニズム、自律神経症状、といった多彩な症状を呈する。ADと比較して早くから嚥下障害が顕在化する。またパーキンソン病と同一スペクトラム上の疾患と位置付けられている。

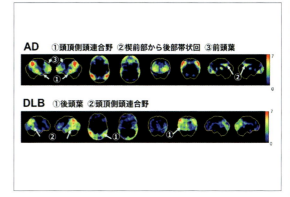

図3 ADでは頭頂側頭連合野、後部帯状回、楔前部の血流低下が、DLBでは頭頂側頭連合野に加えて内側後頭葉の血流低下が見られる場合が比較的典型的である。

アルツハイマー病の進行と口腔管理ニーズの変遷

■アルツハイマー病の評価法：FAST

ADは古くから認識されている認知症であることから評価法も多く考案されており、その中でも多用されている評価法の1つに、Functional Assessment. Staging：FASTがある。FASTは観察評価で、ADの進行とともに生じる症状についてADL障害を基準にして判定する評価法である。FASTに口腔の問題を付記したものを表1に示す。FAST1～5までは、ADによる高次脳機能障害による「環境との関わりの障害」によるBPSDが顕在化し、FAST6以降になると身体障害が顕在化する。ADの進行により、口腔衛生管理の視点は推移することから、"いつ" "何が" 起こるのかを十分に理解し、予知性のある歯科的対応が求められる（図4）。

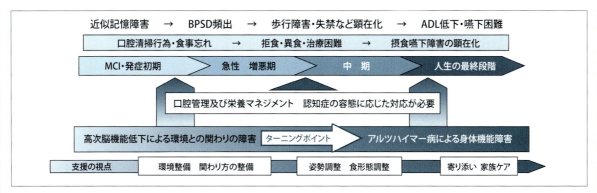

図4 FAST1～5まではADの高次脳機能障害によって生じる「認知症の人の生活する環境との関わりの障害」が主原因のBPSDが顕在化する。またFAST6以降になると、ADによる身体障害が顕在化し、その課題はADの進行とともに変化することとなり、口腔衛生、口腔機能管理の課題も同様に変化する。

表1 FASTによる認知症重症度評価と関連した口腔のセルフケアおよび摂食嚥下機能と口腔機能管理の要点.

FAST		既存のFASTの特徴	口腔のセルフケアと口腔機能	摂食嚥下機能	口腔衛生と食の支援の要点
正常	1	認知機能低下は認められない。	自立している。	正常	特に支援なし。
年齢相応	2	物の置き忘れを訴えるが、年相応の物忘れ程度。	おおむね自立している。	正常	料理の変更。
境界状態	3	日常生活の中で、これまでやってきた慣れた仕事（作業）は遂行できる。一方、熟練を要する複雑な仕事を遂行することが困難、新しい場所に出かけることが困難。	一見自立しているが、セルフケアの精度は低下している。	正常	新しい清掃用具を導入する場合は支援が必要。
軽度	4	夕食に客を招く段取りをつけたり、家計を管理したり、買い物をしたりする程度の仕事でも支障を来す。例えば、買い物に必要なものを必要なだけ買うことができなかったり、誰かがついていないと買い物の勘定を正しく払うことができない。入浴や更衣など家庭内での日常生活は概ね介助なしで可能。	口腔清掃のセルフケアが不十分になる。忘れてしまうこともある。誘導が必要。ガーグリング、リンシングは自立している。	大きな問題はないが、咀嚼が不十分になりがちなまま食べている。	清掃用具の支援に加え、口腔清掃行為の誘導や、日々の習慣化などに配慮する必要がある。口腔清掃の介助の受け入れは自身心が障害となり困難な場合が多い。
中等度	5	買い物をひとりですることは困難。明らかに釣り合いがとれていない組み合わせで服を着たり、自動車の安全な運転ができない。季節にあった洋服を自分で適切に選ぶことができないために、介助が必要となる。毎日の入浴を嫌がることもあるが、入浴させるときちんと納得して入浴することもある。ときに入浴するかどうかためらうなどがあるが、入浴行為は概ね介助なしで可能。睡眠障害や多動、感情障害などを伴う。	口腔清掃を1人で遂行することは困難。誘導や介助が必要。本人にさせなくてもしばらくはみずから納めすることもある。ガーグリングが困難になる。	口腔の巧緻性の低下、咀嚼運動の協調性の低下、咀嚼力低下が起こり始める。目の前に食べ物があると食べてしまうことがある。	口腔清掃行為の誘導に拒否が起こらないように、本人のリズムに合わせる必要がある。義歯紛失に注意が必要。食事の様子の変化に注意深く観察し、提供方法を工夫する。
	6a	寝巻の上に普段着を重ねて着てしまう。靴ひもが結べなかったり、左右間違えて靴を履いてしまうことがある。ボタンを掛けられなかったり、お湯の温度・量を調節できなくなり、体をうまく洗えなくなる。浴槽に入ったり出たりすることもできなくなり、風呂場にきちんと体を拭くことができない。風呂に入りたがらない、嫌がることもあるなどという行動が見られることがある。	口腔清掃全般に介助が必要。リンシング・ガーグリングは困難だが、リンシングが促せれば自立している。	食べ物の種類に合わせて食べ方が困難となり、機械的誤嚥が生じる。	食事中、咀嚼せずに丸呑みしたり頻張りすぎないように、食具の大きさなどに配慮する。
	6b	入浴時、お湯を調節できなくなる。歯ブラシの使用が困難になる。口腔清掃したがらない。	歯ブラシの使用が困難になる。口腔清掃したがらない。	嚥下との協調運動が困難になることがある。隣の人の皿から食べることがある。	口腔清掃を誘導し、必要があれば介助清掃する。介助の導入は配慮を要する。食事の提供の仕方や、食具に配慮が必要。
やや高度	6c	トイレで用を済ませた後、水を流すのを忘れたり、拭くのを忘れたり、用便後に服をきちんと直せなかったりする。	口腔清掃したがらず、複雑な義歯の着脱、取り扱いが困難になってくる。	口腔内での食物の処理、食塊形成が不確かにできず、食形態によってはむせるようになる。	食形態に配慮が必要。義歯の着脱の支援が必要。口腔清掃の介助が本人のリズムに配慮して行う。
	6d	尿失禁。	うがいの水を飲んでしまうことがある。口腔清掃の介助を嫌がる。	食形態によっては飲み込みにくくなり、嚥下機能が低下し始める。	理解力低下に伴う口腔清掃介助拒否に配慮し、セルフケアもうながしながら介助を行う。
	6e	便失禁。適切な排泄行動が起こせないことがある。無為的行為、攻撃的行為などがある。	口腔清掃の介助を嫌がる。簡単な義歯の着脱も困難になる。	舌運動機能低下があり、食べ方と嚥下機能の協調の不整合による誤嚥が認められる。	口腔清掃はセルフケアに介助を行する必要がある。嚥下機能に合わせて食形態を変更する。
高度	7a	言葉が最大限約6語程度に限定される。	セルフケア困難。コップを渡してもリンシング困難で、しばしば水を飲んでしまう。	口腔、特に舌の巧緻性の低下がより著しい。食事介助に拒否がある場合もある。	口腔清掃はすべて介助する必要がある。
	7b	理解し得る言葉が限定され、発語も限られた1つ程度の単語となる。	リンシング不可。	水分嚥下困難になる。咳出反射は弱くしか出せない。	口腔感覚の意識を目的に、食事前に口腔ケアを行う。水分の誤嚥に配慮する。
	7c	トイレで用を済ませた後、水を流すのを忘れたり、歩行のバランスがとれない、拘縮がある。	義歯使用困難になる。介助口腔清掃時の水出ができない。	舌圧低下、嚥下反射遅延、水分嚥下時にはむせる。咳出はあっても弱く喀される。	誤嚥に留意して、姿勢に配慮して食事介助を行う。一口量、ペーシングに配慮する。
	7d	歩行能力の喪失、介助なしで歩行できなくなる。	口腔清掃時の水分や睡液を誤嚥しやすいため、介助清掃では吸水の拭き取りが必要。	睡液でも誤嚥する。咳出が困難になる。食欲低下がある。	介助口腔清掃時の水分は咽頭に侵入しないように拭き取る。食事介助は疲労を避けて補助栄養を検討する。
	7e	着座能力の喪失、介助なしで座位を保てなくなる。	セルフケア不可。口腔乾燥がある。	口腔乾燥を伴いながら、口腔機能低下、喀出困難がある。	口腔機能低下から口腔乾燥になりやすく、積極的な保湿が必要。
	7f	笑う能力の喪失。		口腔筋に弛緩を認めしがち、さらに呼吸機能低下がある。	
	7g	無表情で寝たきり。	口腔乾燥が高く、積極的な保湿の必要がある。	常に睡液の誤嚥がある。	介助の口腔清掃は疲労を避けるように行うことが必要ある。

本間昭、臼井樹子. 痴呆症学. 高齢社会と脳科学の進歩. 臨床編. 病期（ステージ）分類. Functional Assessment Staging(FAST). 日本臨床 2003; 61 (増9): 125-128.より改変引用
枝広あや子、平野浩彦、他. 認知症重度化にともなう口腔関連機能の変遷. Functional Assessment Staging (FAST) を基準にした検討. 老年歯科医学 2014;29(2):176-177.

2-7 高齢者の栄養管理

杉山清子[*1]、下田 靜[*2]
三島総合病院・管理栄養士[*1]、熱海ちとせ病院・管理栄養士[*2]

SUMMARY

① 加齢に伴い記憶力、免疫力の低下等、様々な身体機能の変化が見られる
② 口腔内にも咀嚼力や嚥下機能、味覚の低下のほか、口腔衛生の低下等、数多くの変化が見られるようになる
③ 歯周病は高齢者が歯を失う主原因であるが、咀嚼能力を低下させ、ひいては低栄養状態を招き、歯周病を促進する
④ 歯周病は全身の健康にも影響を及ぼし、糖尿病、心疾患、誤嚥性肺炎、骨粗鬆症等、様々な病気と関わるため、栄養状態を管理する上で、予後を左右する大きな因子である
⑤ 高齢者の歯周病に対しては、歯科医師の早期からの介入、栄養士による食形態の調整等の適切な対応が非常に重要である

歯周病と各疾患、栄養状態の関係について

■歯科の介入が重要な意味を持つ

歯周病は治療成績の低下によって悪化するだけでなく、疾患自体を引き起こす原因ともなる。通常、栄養士は検査結果などを基に栄養相談を実施するが、この時点で歯周病リスクを考慮した指導や歯科への受診などを促すことが必要である。代表的な疾患と栄養状態の関係は以下のとおりである。

糖尿病

糖尿病は免疫力の低下、歯肉の血流量の悪化、炎症を起こしやすくし、歯周病を発症、悪化させる。逆に歯周病は炎症性サイトカイン「TNF-α」を発生させる。「TNF-α」は、インスリンの働きを妨げるため、血糖値のコントロールが難しくなり、糖尿病を悪化させる。糖尿病患者にとって、適正な食事摂取は糖尿病性網膜症や糖尿病性壊疽などの合併症の発生率にも大きく関わっており、早期の介入が重要となる。

心疾患

歯周病が進行し炎症がひどくなると、歯周病菌や歯周病菌の出す毒素（LPS：リポ多糖）が歯肉の血管に入り込み、体全体を巡る。これらが血管に入ると血管内で炎症を起こし、血栓を作る。血栓の影響で心臓の血管が狭くなると狭心症、完全に詰まると心筋梗塞になる。

心疾患の食事療法の原則は減塩である。だが、多くの高齢者は塩味への感度が低下しており塩分を極度に控えた食事では食欲が低下し、食事摂取量の減少を招くことも少なくない。歯周病が進み歯が喪失するなど、食べることに障害があればなおのこと、栄養状態への影響が懸念される。

骨粗鬆症

更年期以降の女性に多い骨粗鬆症だが、女性ホルモン（エストロゲン）の分泌量が低下すると歯槽骨の骨密度にも影響を及ぼし、歯周病を悪化させる。

予防としてカルシウム摂取が推奨されるが、カルシウム含有量が豊かな小魚などは硬く、歯周病で弱った歯では摂取が容易ではない。今日、多くの高齢者が骨粗鬆症の進行に伴う下肢筋力の低下などで転倒し、大腿骨骨折を起因とした寝たきり状態となっている。こういった状況からも、若年層から歯周病予防の正しい知識を得ていることが豊かな老後につながることを周知する必要性を感じる。

誤嚥性肺炎

気管は、咳をすることで異物の混入を防ぐことで守ることができる。しかし、高齢になるとこれらの機能が衰えるため、食べ物などと一緒に口腔内の細菌を飲み込み、細菌が気管から肺の中へ入ることがある。その結果、免疫力の衰えた高齢者は、誤嚥性肺炎を発症してしまう。誤嚥性肺炎の原因となる細菌の多くは、歯周病原細菌といわれている。誤嚥性肺炎は、多くの高齢者の経口摂取継続を妨げる大きな要因であり、安全な経口摂取を継続するためにも、口腔ケアの充実が必須となる。

栄養素摂取量と歯周病について

■歯がないことの悪循環を防ぐ

現在、様々な研究により栄養素摂取量が歯の数と直接関連することが報告されている。中でも歯数が少なくなると炭水化物の摂取量が増加することは、高齢者の嗜好からもうかがい知ることができ、歯がないために硬い食品が噛めず、偏りのある食生活に陥るといった悪循環を生み出している。歯数が少ない人に不足する栄養素としては、エネルギー、動物性たんぱく質、動物性脂質、カリウム、マグネシウム、リン、亜鉛銅、ビタミンD、K、B2、ナイアシン、葉酸、パントテン酸、食物繊維があげられる。以下、WHOによる歯の疾患を発症させる（あるいは、予防する）食事について示す（表1）。

表1 世界保健機関（WHO）の紀要で示された歯科疾患を発症（予防する）させる食事（Moynihan PJ. The role of diet and nutrition in the etiology and prevention of oral diseases. Bulletin of the World Health Organization 2005;83:694-699. より引用改変）。

1	低栄養は、歯周病を悪化させる
2	抗酸化物質（ビタミンC、ベーターカロチンとビタミンE）は、歯周病の予防因子
3	ビタミンB群欠乏症は、舌炎、口唇炎と口角炎
4	低栄養は、壊疽性口内炎の危険因子
5	ビタミンCは、口腔がんの予防因子
6	やけどするほど熱い飲食物と炭火焼きの食品は、口腔がんの危険因子
7	全粒穀物、野菜と果物（特に柑橘類）は、口腔がんの予防因子
8	ビタミンA、ビタミンDおよびタンパク質の欠乏は、エナメル質減形成と唾液腺萎縮
9	クエン酸、リン酸、リンゴ酸、酒石酸、蓚酸および炭酸など食品、あるいは飲料中の酸は、酸蝕症の危険因子
10	砂糖は、う蝕症の最大の危険因子
11	チーズと牛乳（カルシウム、リンとカゼイン）はう蝕症の予防因子
12	全粒穀物、ピーナッツ、硬いチーズとチューインガム（砂糖なし）はう蝕症の予防因子

歯周疾患と高齢者をとりまく環境について

■高齢者の状態に大きな影響を与える口腔内環境

生活習慣病と診断された患者の多くが歯周病を患っていることは周知のとおりであり、高齢者の栄養状態と口腔内環境が大きく関係することは明らかである。そのため、生活習慣病の治療開始時に、口腔内診査を行うことは予後を左右する上で重要であり、患者のQOLを決める大きな要因となっている。

医療や介護施設における高齢者の多くは、加齢や歯周病による歯の脱落、欠損により、義歯もしくは少ない残存歯で食事を摂取している。糖尿病など歯周病が大きく影響する病態においては、口腔内環境の低下が見受けられ、栄養状態はもちろん、血糖値の維持改善には食形態の調整を必要とするケースも少なくない。

また、近年ではがん、特に消化器系を起因とする病態において、化学療法などの治療による副作用が口腔内に及ぼす影響が著しく、栄養管理において検討すべき重要な問題となっている。治療開始前から口腔ケアの必要性に対して理解を得られる環境が必要となるわけである。

■障害なく食べられることの重要性

私達は、『食べる』という行為を通し、栄養の摂取だけでなく、幸福感や満足感、人間らしさを味わっている。高齢者の栄養状態を管理する上で、この『食べる』行為がどれだけ障害がなくなされているかの評価が必要と考える。そして多くの場合、摂食嚥下障害ではなく、摂食『咀嚼』嚥下障害であることを公言したい。

平成28年度の診療報酬改定に伴い、摂食嚥下障害、低栄養においては栄養相談における算定が可能となった。このことは超高齢社会の中で『食べる』を支えることが、非常に重要な要因であることを示唆している。同時に口腔内の環境を整えることが全身状態に大きく関わることを、歯科専門職以外も理解をすることが求められてきている。

この動きは介護保険下においても、ミールラウンド（多職種による食事の観察）の実施のほか、口腔機能向上加算算定の拡大などに現れており、『食べる』を支えるための体制が少しずつ構築され始めている。訪問歯科診療の浸透、充実なども大きな要因であり、義歯の調整や再作製などがADLやQOLの向上に効果的であったとの報告も少なくない。

■急性期患者に対する口腔ケアの価値と課題

慢性期の療養環境下において『食べる』を支える整備が進む中、急性期の環境下では、DPC（Diagnosis Procedure Combination）の導入により在院日数の短期化が進み、多くの病院では口腔ケアまでもが十分になされる環境にない。だが、全身的にも患者の急激な侵襲、ストレスによる口腔内環境の著しい低下は否めない。

早期の口腔ケアの実施は、誤嚥性肺炎等の重症な合併症予防に対し非常に効果的であることからも、理解を深めていくことが重要と考える。実際のところ、筆者の勤務する療養病床では、歯科診療を行っていたこともあり、以前から口腔ケアに対しての理解が高く、経口摂取困難な患者に対し歯科衛生士による口腔ケアが実施されていた。おかげで、誤嚥性肺炎の発症リスクは軽減し、口臭を起因とした院内の悪臭も抑えられている。また、口腔ケアを継続することで、『食べる』機能や患者本人の意欲が回復し、再度、経口摂取へとつながっていくケースも多く経験している。口腔ケアの重要性を感じる瞬間である。

■地域格差という課題

また、高齢者の栄養管理を行う中で、地域格差は切り離せない問題となっている。現在都心部では、病院や施設とは無縁で、活動性の高い高齢者も多く見受けられる。だが、地方、特に少子高齢化の進む地域では、十分な医療介護のサービスを受けることができないまま、生活をしている高齢者も少なくない。歯周病が進み、咀嚼が困難となっていても、歯科受診をする機会を得られずに、栄養状態の低下を招き衰弱している事例は決してめずらしくない。独居であればそのまま亡くなっていることもあり得る。行政の協力、理解も必須であり、地域一丸となったサポート体制が望まれる。

多職種連携において期待される効果

■口腔疾患を全身疾患として捉えるアプローチを

　医療の現場では各職種の専門性を生かしつつ、多職種協働におけるチームアプローチを行うことが重要である。しかし、歯科領域では、これまで永い間歯科医師と歯科衛生士、歯科助手以外が診療に携わることが少なく、疾患との関係性や治療に対する知識を他職種と共有する機会がほとんどなかった。

　歯周病は全身に影響を及ぼす疾患であり、経口摂取継続のために、歯科治療は不可欠である。歯周病をはじめとした口腔疾患を歯科領域における疾患ではなく、全身疾患と捉えることで、多職種によるチームアプローチが可能となるように感じる。

栄養士にできること

■歯科医師と連携し、「食べるための口」を維持させる

　では、具体的な関わりとして栄養士ができることは何か。私達栄養士が今後取り組むべき課題としては、栄養管理や指導の対象となる患者の口腔内をチェックし、問題を早期に発見し、歯科受診を促していくことである。

　栄養士自身が口腔内の環境悪化が、現在の栄養状態を表していることはもちろん、その後の栄養状態に大きく関わっていくことを広く理解し、歯科医師と協力しながら「食べるための口」を維持していくことが大きな使命と考える。

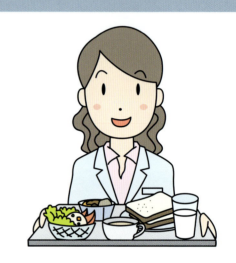

歯科領域に望むこと

■歯科治療に対するネガティブなイメージの払拭を

　歯周病の予防、早期治療の大切さは、コマーシャルなどの情報からも日常的に得ることができ、以前と比べ一般消費者の関心も高いと感じる。

　しかしながら、歯科治療に対しては依然、老若男女問わず、「怖い」、「痛い」といったイメージが強く、受診に結びつかないケースも多いようだ。

　ネガティブなイメージの払拭はもちろん、最新の治療技術、予防歯科などの情報提供が充実することを願うばかりである。

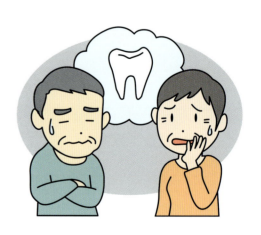

参考文献一覧

【2-1-2 発熱・誤嚥性肺炎予防としての専門的口腔管理の根拠（米山武義）】

1. Terpenning M, Shay K. Oral health is cost-effective to maintain but costly to ignore. J Am Geriatr Soc 2002;50(3):584-585.
2. Scannapieco FA, Bush RB, Paju S. Associations between periodontal disease and risk for nosocomial bacterial pneumonia and chronic obstructive pulmonary disease. A systematic review. Ann Periodontol 2003;8(1):54-69.
3. Yoshino A, Ebihara T, Ebihara S, Fuji H, Sasaki H. Daily oral care and risk factors for pneumonia among elderly nursing home patients. JAMA 2001;286(18):2235-2236.
4. 米山武義，吉田光由，佐々木英忠，橋本賢二，三宅洋一郎，向井美惠，渡辺誠，赤川安正．要介護高齢者に対する口腔衛生の誤嚥性肺炎予防効果に関する研究．日歯医学会誌 2001;20:58-68.
5. Yoneyama T, Yoshida M, Matsui T, Sasaki H. Oral care and pneumonia. Oral Care Working Group. Lancet 1999;354(9177):515.
6. Yoneyama T, Yoshida M, Ohrui T, Mukaiyama H, Okamoto H, Hoshiba K, Ihara S, Yanagisawa S, Ariumi S, Morita T, Mizuno Y, Ohsawa T, Akagawa Y, Hashimoto K, Sasaki H; Oral Care Working Group. Oral care reduces pneumonia in older patients in nursing homes. J Am Geriatr Soc 2002;50(3):430-433.

PART 3
実践編

Concept 1

病態別歯周治療と口腔管理のストラテジー

吉江弘正[*1]・奥田一博[*2]・井上 誠[*3]
新潟大学大学院医歯学総合研究科・歯周診断・再建学分野・教授[*1]、准教授[*2]、摂食嚥下リハビリテーション学分野・教授[*3]

SUMMARY

① 高齢者の治療は、病態別、個人の予備能力にあわせ、「健康型」、「フレイル型」、「要介護型」に分け、対応すべきである
② 高齢者の治療標的は、「歯肉縁上プラーク」、「歯肉縁下プラーク」、「生体に侵入する細菌・成分」である
③ 健康型の歯周治療体系は、従来の歯周治療と変わることなく、「基本治療」、「歯周外科治療」、「口腔機能回復治療」、「メインテナンス・サポーティブペリオドンタルセラピー（SPT）」である
④ フレイル型の歯周治療・口腔管理体系は、「歯周基本治療」、「SPT」の重視であり、「抗菌薬物」、「移行しやすい補綴物」の応用がポイントである
⑤ 要介護型治療・口腔管理体系では、可能な範囲の「口腔清潔」、全身リスクとなる炎症部位の除去（抜歯）、疼痛緩和、心のケアが大切である

健康型・フレイル型・要介護型の特徴

■高齢者の多様性に着眼したリスク度

高齢者の最大の特徴である多様性は、臨床現場における治療管理のゴールを不明確にしている。そこで60歳以上の高齢者を病態別に個人の予備能力に合わせ「健康自立」、「フレイル」、「要介護」に3分類し、それぞれの特徴を明確にしてみる。

図1に示す如く直面する高齢の患者をおおまかにチェックし、リスク度から「安全（低リスク：青色）」、「注意（中リスク：黄色）」、「危険（高リスク：赤色）」の三段階に分けた。

全身状態、予備能力としての「健康自立・フレイル・要介護」のふるい分けは基本である。チェック項目としては、
①血圧／血糖コントロール
②基礎疾患、歯周医学疾患の有無
③口腔内のプラークコントロール

である。

血圧値とHbA1c値から血圧／血糖のコントロールがされているかを調べ、健康、薬によるコントロール、非コントロールに分けた。

次に基礎疾患／歯周医学疾患はいくつあるか、また、その治療はどの程度かにより、リスク度を「なし」、「1、2疾患あり」、「3疾患以上」に分けた。

さらに口腔内のプラークコントロールも重要なチェック項目であり、「自立コントロール」可能、あるいは歯科衛生士主体の「PTC」可能が低リスクである。「スタッフ／家族によるコントロール」は、中程度のリスク、歯ブラシ等によるプラークコントロールができない状態（非コントロール）は、高リスクとして認識しておくべきである。

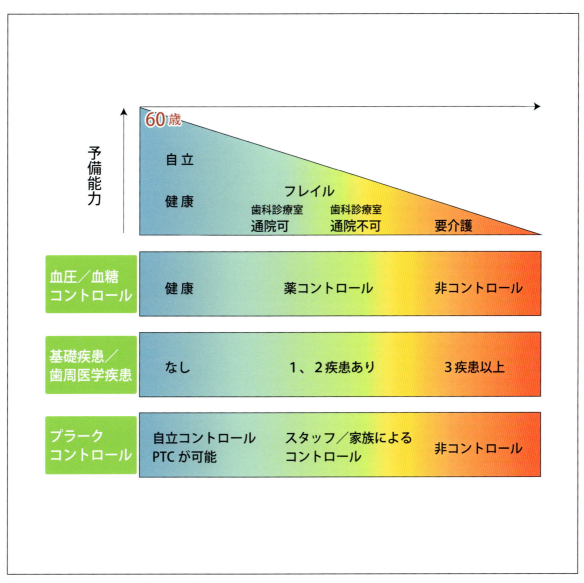

図1　健康自立型・フレイル型・要介護型の特徴と、臨床でチェックすべき項目。

高齢者の歯周治療で標的となる細菌・サイトカイン

■3つの治療標的

歯周病の重症化リスクと全身性リスクを回避するための治療標的は、「歯肉縁上プラーク」、「歯肉縁下プラーク」、「生体に侵入する細菌・成分」である。

歯周病において、特に全身の臓器に悪影響を及ぼす物質は「細菌・細菌成分」、「炎症性サイトカイン」であり、その経路は「血管」、「呼吸路（細菌落下）」「消化管」である。

図2に生体への危険度を理解しやすいように3段階に表現した。自立コントロールできない高齢者は、歯肉縁上プラークコントロールさえも難しいことを理解しておく必要がある。

歯肉縁下プラークのコントロールは、歯科医師・歯科衛生士の役割分担であるが、要介護者におけるスケーリングの限界は、介護施設の実情からも明確である。

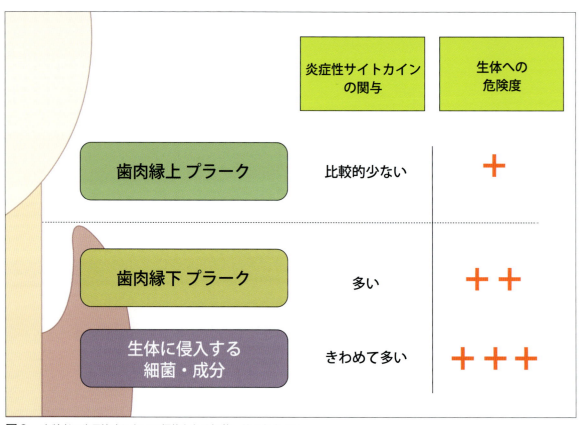

図2　高齢者の歯周治療において標的となる細菌・サイトカイン。

健康従来型の歯周治療体系とゴール

■**現行の歯周治療体系の社会的要望は大きい**

健康従来型の歯周治療は、文字通り約40年間の歯周治療の歴史の中で積みあげてきた現行の体系である。

細菌と咬合の2大要因を除去する「歯周基本治療（原菌除去治療）」、その後の付着の獲得と歯槽骨再生を目指す「歯周外科治療」、その後の固定や修復・義歯による補綴、インプラント等の「口腔機能回復治療」、そして治癒した際の「メインテナンス」、病状安定の際の「安定期治療/サポーティブペリオドンタルセラピー（SPT）」である。我が国において、今後60歳以上の高齢者の中で、「健康従来型」の割合は、益々増加するわけで、現行の歯周治療体系の社会的要望は大きい。

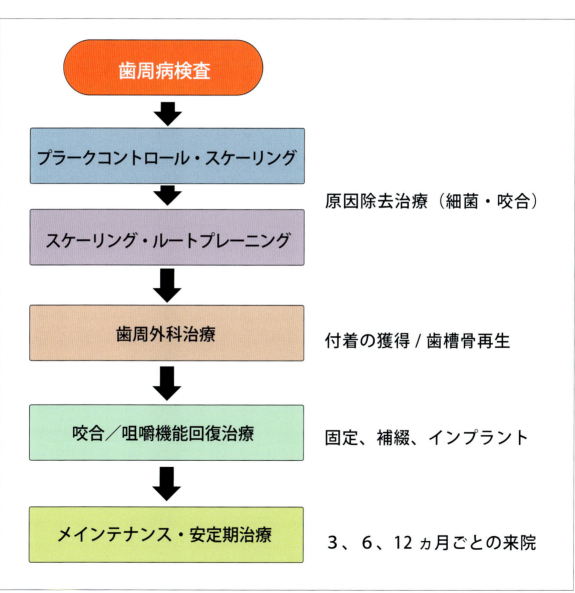

図3　健康型の歯周治療体系とゴール。

健康従来型の症例から

初診時の状態（図2a、b）

62歳、女性、歯の動揺による咀嚼不全を主訴に来院。全顎的にプラーク、歯石の沈着と歯肉の発赤、腫脹を認めた。6mm以上のプロービングデプスは32.1％で、多数歯に動揺あり。歯根の1/2から根尖に及ぶ高度垂直性骨欠損、縁下歯石、根分岐部病変を認めた。臨床診断は、広汎型重度慢性歯周炎、二次性咬合性外傷とした。

治療経過（図2c〜e）

歯周基本治療としてプラークコントロール/モチベーションで歯周病の原因について説明し、歯ブラシの選択、歯磨き、歯間部清掃法について指導を行った。プラークコントロールレコードが20％を切った頃よりスケーリングおよび局所麻酔下でルートプレーニングを行った。

左側の平衡側の干渉を除去するため咬合調整を行った。さらに骨吸収度100％、動揺度3度の6と7を保存不可能歯と診断し、抜歯を行った。

ここまでの治療結果を再評価した。原因除去とともに炎症は消退し、前歯部は上下顎ともに劇的にプロービングポケットデプス、および付着の獲得が改善した。

次に小臼歯および大臼歯にかけて歯周手術を行った。上顎左右小臼歯近心には3壁性骨欠損を認めたため、フラップ手術に吸収性膜によるGTR法＋ハイドロキシアパタイトを用いた再生療法を、また6近心には2壁性骨欠損を認めたため、エナメルマトリックスタンパクを用いた再生療法を行った。

再評価時（図2f、g）

再評価の結果、改善を確認したため咬合機能回復治療に進んだ。4 7を支台歯とするブリッジ装着による永久固定処置を行った。咬合様式は犬歯を含むグループファンクションを確保し平衡側での干渉が無いように留意した。

再評価により炎症および咬合のコントロールが確立されていることを確認してメインテナンスに移行した。リコール間隔は、3ヵ月に1回とし、プラークコントロールレコードの記録、プラークコントロール方法と咬合状態を確認後、PMTCを行った。1年に1回は口腔内写真、再評価、エックス線写真撮影を行った。現在まで6年間にわたり、メインテナンスが継続されているが歯周組織は安定して維持されている。

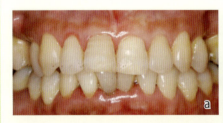
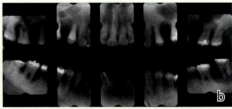

図2a、b　初診時。

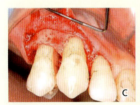
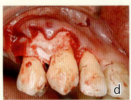
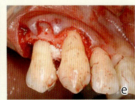

図2c〜e　小臼歯および大臼歯にかけて歯周外科を行った。

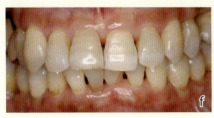
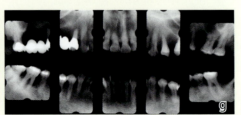

図2f、g　再評価時。

フレイル型歯周治療・口腔管理体系とゴール

■**従来型と要介護型の中間的治療体系**

「フレイル型歯周治療・口腔管理」と、健康従来型の違いは、
①摂食、嚥下等の口腔機能検査の必要性
②歯周基本治療の重視
③抗菌薬の積極的使用
④移行しやすいシンプルな補綴処置

である。換言すれば、「歯周基本治療」＋「口腔リハビリテション治療」で、従来型と要介護型の中間的治療体系であり、幅広い。

4mm以上の歯周ポケット部位を除去するのでなく、できる範囲でポケット内の細菌を減少させ、炎症軽減による歯周病進行の抑制と、全身への悪影響を最小限にすることである。

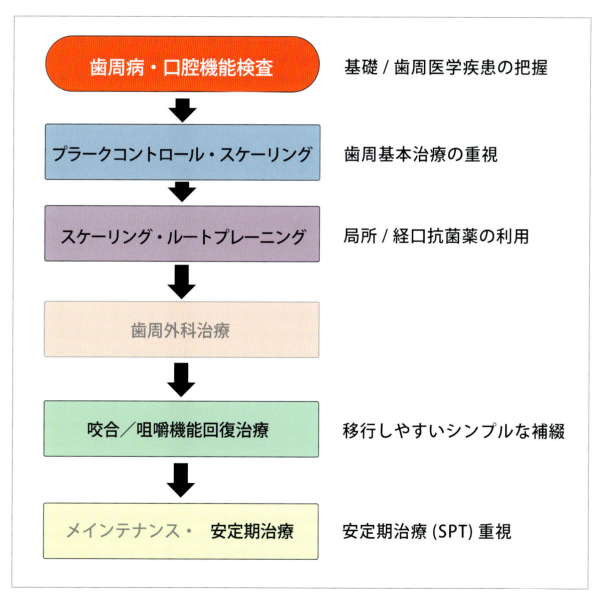

図4　フレイル型歯周治療・口腔管理体系とゴール。

フレイル型の症例から

初診時の状態

84歳、女性、特別養護老人ホーム入所中、義歯の不適合を主訴に施設往診を希望した。既往歴に認知症、高血圧が存在し、ADLは一部介助、車椅子移乗可能である（図4a）。

認知症のため意思疎通は困難であるが、開口保持などの簡単な指示動作は可能であった。上顎は部分床義歯、下顎は全部床義歯を装着しており、上顎左側第一小臼歯の脱離、義歯は不適合であった。

左側残存歯のうち上顎前歯部は衛生状態が不良で、口腔ケア、ブラッシング時の出血が著しかった（図4b、c）。歯間部を中心に5〜6mmの歯周ポケットを有し、エックス線所見からは縁下歯石が認められた。また、上顎臼歯部は、残根上義歯となっており、一部は強い炎症傾向を認めた。下顎全部床義歯には、開口時の浮き上がりも認められた（図4e、f）。

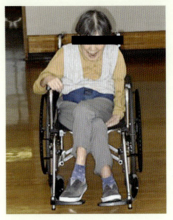

図4a　本人の様子。

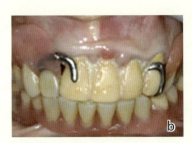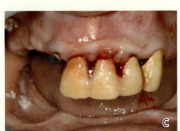

図4b、c　初診時の口腔内。

上顎		Mo						0	0		0	0				
	B	PD						434	424	436	533	325				
	P	PD						434	434	435	434	535				
歯番			7	6	5	4	3	2	1	1	2	3	4	5	6	7
下顎	L	PD														
	B	PD														
		Mo														

図4d　初診時のプロービングチャート。歯間部を中心に5〜6mmの歯周ポケットがある。

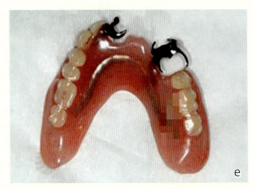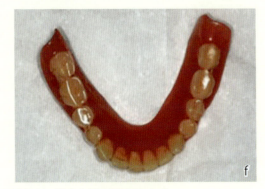

図4e、f　初診時の上下顎義歯の状態。下顎全部床義歯には開口時の浮き上がりが認められる。

治療経過

はじめに脱落した上顎左側第一大臼歯部の増歯・修理を実施した。さらに患者自身では残存歯のセルフケアが困難なことから、週1回の専門的口腔ケアを開始した。

次に、残存歯の治療としてスケーリング、および局所麻酔下でのルートプレーニングを含む歯周基本治療へ移行した。根面う蝕に対しては、被覆冠の再製作を行わずに、姑息的にレジン充填処置で対応した。これと並行して、適合の悪かった使用中の義歯に対して、上下とも義歯床形態の修正およびリラインを実施し、下顎義歯の浮き上がりは消失した（図4g、h）。

再評価時

歯肉炎症が大きく改善したことに加え、根面カリエスに対し充填処置をすることで清掃性が向上し、口腔ケア時の出血が減少した（図4i～k）。また、現義歯を修理調整、安定化を図ることで、口腔環境の保全と義歯装着による摂食機能の維持、向上を行うことができた。

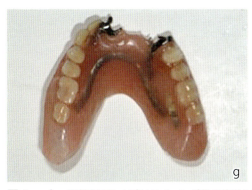 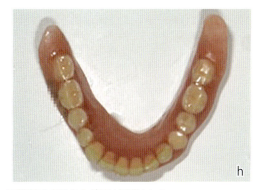

図4g、h　形態修正およびリライニング後の義歯の状態。下顎義歯の浮き上がりは解消された。

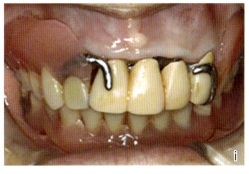 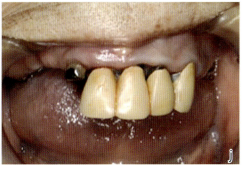

図4i、j　再評価時の口腔内。口腔環境の保全と義歯装着による摂食機能の維持、向上を達成。

			7	6	5	4	3	2	1	1	2	3	4	5	6	7
上顎		Mo						0	0	0	0					
	B	PD						212	212	323	322	213				
	P	PD						222	212	212	212	223				
歯番			7	6	5	4	3	2	1	1	2	3	4	5	6	7
下顎	L	PD														
	B	PD														
		Mo														

図4k　再評価時のプロービングチャート。出血が大きく減少。

要介護型治療・口腔管理体系とゴール

■**病態にあわせた目標設定を**

「要介護型治療・口腔管理」は、従来型の歯周治療とはきわめて異なる体系であり、今後さらなる議論が必要である。明確なことは、歯周検査よりも全身状態を把握するための検査診断が優先され、その人の現時点での病態に合わせて当面の目標を設定し、実施することである。

できる範囲でのプラークコントロールとスケーリングであり、明確な目標設定ではなく、「前回よりすこしでも改善すればよい」、あるいは「前回より悪くならなければよい」が基本であろう。歯周組織の炎症除去の手段としての抜歯や、シンプルな義歯による摂食、嚥下機能への対応が必要である。そして、その人に合わせた疼痛緩和、心のケアがより重視される。

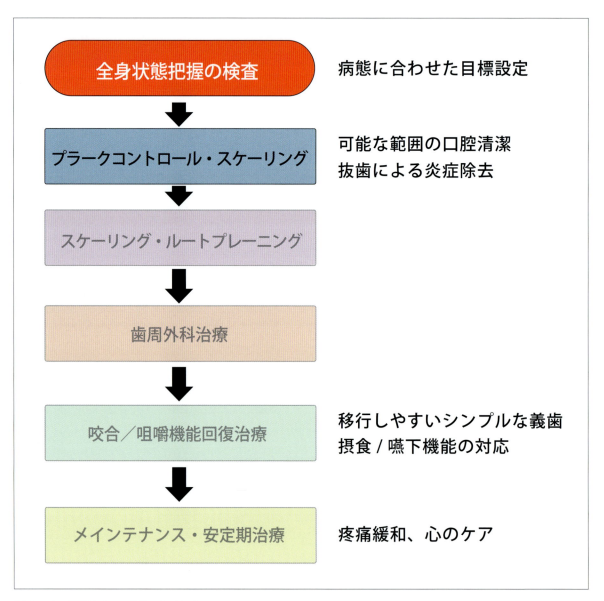

図5　要介護型治療・口腔管理体系とゴール。

要介護型の症例から

初診時の状態

73歳、男性、要介護度4、家人の介護にて一部介助の自宅生活を送っている。ケアマネジャーより、本人は歯磨きがうまくできなくなったが、介助に強い拒否があるため口腔ケアの依頼を受けて往診。1年前までは通院にてメインテナンスを受けていた。

既往歴にびまん性レビー小体型認知症。指示動作は可能で意思疎通は、やや困難、時折会話が止まる。動作は緩慢で、固縮や無動が見られる。上顎は左側大臼歯部に欠損があるが義歯は使用せず、下顎には大臼歯欠損部位にブリッジによる補綴処置がされていた。

往診時、口腔内の衛生状態は全顎的に不良で多量のプラークと歯石の沈着を認め、辺縁歯肉の腫脹、発赤が顕著であった（図6a）。全顎的に4mmの歯周ポケットが存在し、動揺歯はないがすべてのポケットに出血を認めた（図6b）。

治療経過

まずは多量の歯石・プラークの除去をポータブルの超音波スケーラーにて実施。その後、週1回のペースで3ヵ月間ポータブルの超音波スケーラーにて歯肉縁下のデブライドメントと歯肉縁上の歯面清掃を実施した。この間処置時に出血を認めた（図6c、d）。

再評価時

初診から2ヵ月後、歯肉の炎症が改善し口腔ケア時出血がほとんど消失。下顎左右ブリッジ支台歯となる智歯近心は清掃性が悪く軽度ではあるが、歯肉の炎症を認めた。その後は訪問看護師による週1回の口腔ケアを依頼。また、2週間に1回、歯科衛生士による専門的口腔ケアを継続して良好な口腔衛生状態を維持している（図6e、f）。

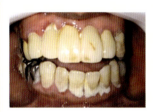
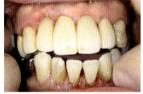
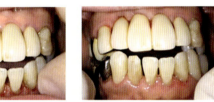
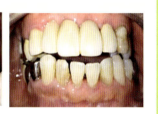

図6a　初回往診時の口腔内。　図6c　初回スケーリング後。　図6d　1ヵ月後。　図6e　再評価時（3ヵ月後）。

BOP		○	○	○	○	○	○			○	○	○	○	○		
動揺度		0	0	0	0	0	0			0	0	0	0	0		
PD		4	4	4	4	4	4			4	4	3	4	4		
歯種	8	7	6	5	4	3	2	1	1	2	3	4	5	6	7	8
PD	4		4	4	4	4	3	3	4	4	4	5	4			4
動揺度	0		0	0	0	0	0	0	0	0	0	0	0			0
BOP	○															○

図6b　初回往診時のプロービングチャート。

BOP																
動揺度		0	0	0	0	0	0			0	0	0	0	0		
PD		3	3	3	3	3	3			3	3	3	3	3		
歯種	8	7	6	5	4	3	2	1	1	2	3	4	5	6	7	8
PD	4		3	3	3	2	2	2	2	2	3	3	3			4
動揺度	0		0	0	0	0	0	0	0	0	0	0	0			0
BOP	○															○

図6f　再評価時のプロービングチャート。

健康従来型とフレイル・要介護型の比較

■型にあわせた対応を

「健康従来型」、「フレイル型」、「要介護型」の三つのパターンを、あえて二つに分けた時の、目的、考え方、ゴール、内容、基本治療、歯周手術、安定期治療の特徴を図7にまとめてみた。

健康従来型

目的	縁上縁下プラーク除去、再生、咬合咀嚼機能回復
考え方	フレイルに備え、口腔内を最高の状態にする
ゴール	ポケット3mm以下、出血部位なし、プラクスコアー20%以下
内容	歯周基本治療、歯周外科治療、機能回復治療、メインテナンス・SPT
基本治療	歯周外科手術を前提とした効率的SRP
手術	除去手術・アクセスフラップ手術・再生治療からの選択
SPT期間	リスク度を基準に、3、6、12ヵ月の選択

フレイル・要介護型

目的	炎症・生体刺激減少、進行抑制、現状維持、痛み緩和
考え方	適度なほどよい治療、心のケア、全身管理
ゴール	全身状態に合わせた幅広いゆるいゴールの設定
内容	基本治療重視、抜歯、SPT
基本治療	歯周外科手術を前提としないSRP、抗菌薬の使用
手術	可能なら1ヵ所程度の最小限のフラップ手術
SPT期間	全身状態を基準に選択、歯周医学疾患の観察

図7　健康従来型とフレイル・要介護型の比較。

Part 3

Concept 2 超高齢社会における歯周治療のゴール

米山武義
静岡県・米山歯科クリニック・歯科医師

SUMMARY

① 人の人生に寄りそう医療という考え方に立つ時、治す医療から治し、支える医療への転換が求められている
② 高齢者の特徴である多様性をふまえた時に、必要となるのは単一の基準やゴールではなく、変化に応じたゴールである
③ 患者の変化に応じ、生涯にわたりシームレスな（切れ目のない）診療が不可欠になってきた
④ すべては将来に対する予測、対策、そして早期からの予防が大切である

生涯にわたる歯周治療のゴールとは

■治す医療から、治し支える医療へ

いわゆる"高齢者"の特徴は、「多様性」という言葉で現される。年齢という絶対的な尺度はあっても、心身の機能や状態は様々であり、個人差が実に大きい。また人間は生まれた時から死に向かって生きていく。それゆえ心身共に健康な時期があったとしても、突然死でもない限り、例外なく最後は介護や看護を受け（人のお世話になり）、死を迎える。この考え方に立つ時、高齢者の歯周治療のゴールとは、どのような環境下にあろうと生きている限り、死を迎えるその時まで、歯周領域の感染源を排除しながら大切な歯を自力、他力で保存し続けることである。

すなわち、歯周病の進行をコントロールし、食べる、話をする等の口腔機能を守り、快適で納得のできる人生を支え、心の安寧を図ることと考える。この考え方は、国が推し進めている"地域包括ケアシステム"に関する指針の一つである「治す医療から治し支える医療への移行」の考え方に合致する。

■パブリックヘルスストラテジーの実践

超高齢社会を迎え、歯科医院での定期的歯周管理がいかに歯と歯周組織、口腔および全身の健康維持に大切であるかを、広く国民に啓発すべきである。まずは診療室、地域、多職種連携の場から啓発をスタートする時代が訪れた。また、様々な難病を抱える方が急増している昨今、診断を受けた早い段階から歯科医院で歯と歯周病治療・管理を受けることを提案したい。重度化してからの歯科治療はリスクが高い上に治療上の難易度が非常に高くなる。本来は、歯周病の治療と予防はもっと早い時期から実践されるべきであるが、現実的な対応を考え、60歳という節目の設定は実現可能な目標でもある。すべては将来に対する予測、およびその対策（リスク管理）であり、予防に尽きる。

広い視点で歯周治療を考える時代

■高齢者の実態に即した治療の体系化が必要

口腔には食べること、話すこと、愛情や感情の表現、呼吸の入口、脳への刺激、力を出すこと、殺菌作用や免役物質を含んだ唾液の分泌、平衡感覚を保つ、ストレスの発散等の働きや機能がある（図1）。これらのどれを失っても日常生活に大きな支障をきたす。生涯にわたる歯周治療の目的もこの中に含まれる。

ところが、在宅医療の現場では口腔内が不衛生で著しい歯周組織の炎症や口腔機能低下が見られ、多剤の服用が原因と思われる口腔乾燥症が高頻度で認められる。また、多数歯欠損に対し適切な補綴治療がなされていない方も多い。どんなに食形態に考慮し、栄養価の高い調理を提供しても、口腔機能や口腔環境が著しく欠落していたのでは、安全な食事は確保されない。

これまでの歯周治療の概念はセルフケアの能力をできる限り高め、不足部分を歯科医師、歯科衛生士が治療、管理し歯周組織の状態を改善、維持するものであった。だが、時代は大きく変わり、目前の患者の多くが高齢化し、様々な疾病や障がいが口腔環境と複雑に絡み合い、問題をより困難化させている（図2）。具体的には、多数の基礎疾患を有し多剤を服用し、セルフケアがほとんどできない高齢者が著しく増加している。こうした中、時代の要請に応える歯周治療体系を考えるべきであり、他職種と連携し生涯にわたる歯周治療のゴールを設定することにより、真の意味で国民の福祉と健康の向上に寄与できる歯周治療（学）が具現化するものと思われる。

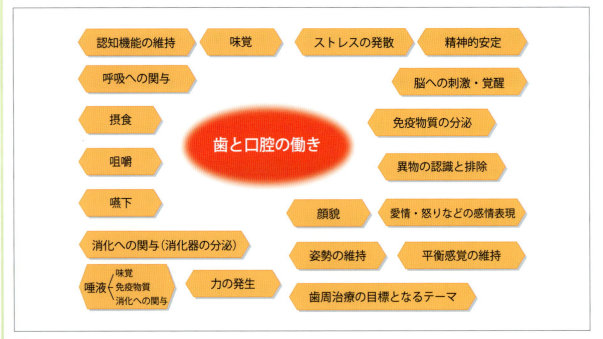

図1　歯と口腔の働き。

1	様々な疾病の発病とそれに伴う通院	8	視力等の減退
2	長期入院、入所	9	聴力の減退
3	転倒骨折による移動の制限	10	認知症の発症
4	配偶者（家族）の介護	11	運動器の機能低下→体が不安定、歩行速度の低下
5	配偶者（家族）の死	12	孤独感、セルフネグレクト
6	親戚、友人の死	13	様々な意欲の低下
7	収入の減少、年金生活		

図2　口腔清掃の自立を阻害するリスク因子、人生の多様性。

高齢者の多様性をふまえ、治療、管理のゴールを設定する

■「健康従来型」「フレイル型」「要介護型」のゴール

高齢者の特徴は多様性であり、単一の基準で歯周治療とそのゴールを明確に区分できない。しかし、あえてこの命題に1つの考え方を提示するならば「健康従来型」、「フレイル型」「要介護型」に分けて考えることができるだろう。

「健康従来型」のゴール

これまで歴史的に積み上げてきた歯周治療そのものであり、原因除去療法に基づく「歯周基本治療」とそれに続く「歯周外科治療」「口腔機能回復治療」および「メインテナンス」「歯周安定期治療/SPT」である。歯と歯周組織の健康をできる限り保ち、QOL（生活の質）を維持することである。治療の場は原則として診療室である。ここで強調すべき点は現在、診療室に定期的に通院しメインテナンス、SPTを受けられている方以外の未受診の国民に対し、例えば60歳を節目にしっかり歯周管理をする必要があることを「ポピュレーション・ストラテジー」として啓発する必要がある。

これは定期的な歯科健診を受けている人ほど年間医科医療費が少ないという実態調査報告に基づくものである[1]。

「フレイル型」のゴール

「フレイル（虚弱）」の概念には、介護状態になることを予防するという意味がある一方、自立・健康に戻るという考えも包含されている。「フレイル型」にはまだ通院できる可能性がある。通院さえできれば、細心の注意を払いながら「健康従来型」と同じ取り組みが可能であり、ゴールも同様に設定できる。ここで重要なことは、介護状態に移行させないための歯周治療を提供することであり、できれば歯周治療を通し心身共に健康状態に戻すことである。それゆえ、通常の歯周治療に加え、口腔機能の維持・向上を図ることが強く求められる（図3）。

「要介護型」のゴール

すでに介護を受けている人々が対象となるが、口腔衛生管理が自立していないか、不十分な場合が多い。それゆえ口腔衛生状態の改善のために多職種との連携が非常に重要になる。また、歯周組織の健康状態に重きをおくだけでなく、口腔から全身への悪影響を最小限にしなければならない。加えて、口腔・嚥下機能の低下が頻繁に見られることから、機能面への対応が「フレイル型」よりさらに強く求められる。また、終末期を含むことから、より丁寧な歯周組織への配慮と感染症の予防そして何より心のケアが求められる。

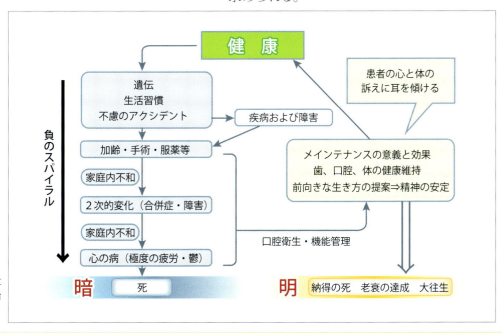

図3　超高齢社会における歯周治療の意義。

通院できるかどうかが、ポイント

■通院できる、できないで変わる治療の見通し

　高齢者の多様性と対応を考える時の基準は、通院できるかどうかである。通院できれば、かなり精度の高い歯周治療が可能であり、予後が見通せる。しかし、通院できない場合には、訪問診療という手段を取らざるを得ない上に、診療環境や診療頻度などの点で十分な成果を上げにくい。また、家族の協力を得られるかどうかが予後を考える際の分岐点となる。さらに多様性を生む。ゆえにプラークコントロールをいつ、誰がどの場所で、どこまで担当するかが課題となる。そのための歯周治療・ケアプランを作成する必要がある。

■高齢者の歯周治療・管理を行う時の対応基準

　通院できるか、口腔清掃が自立しているか、

A. 通院できる人
①主だった基礎疾患や障がいはなく、口腔清掃が自立
②基礎疾患があるが、口腔清掃が自立

B. 通院できない人
①口腔清掃が自立
②口腔清掃が自立していないか、明らかに十分でない
　a. 家族や介護職、看護職等がケアに関与できる
　b. 家族や介護職、看護職等が関与できないか、無関心

　通院できるかどうかが歯周治療と、後の管理を左右する。上記の分類でBの②のbの方に最も注意が払われるべきである。要はセルフケアとプロフェッショナルケア（歯周治療・管理）の役割分担比率を歯科医師、歯科衛生士が判断し、家族や他職種とともに実践することである。そして適宜、見直しを図り、継続することである。

シームレス診療がゴールの達成を助ける

■診療室から1歩でていく勇気と対応を

　高齢者であっても定期的にメインテナンスに来院され、高いレベルの口腔衛生状態を保ち、素晴らしい歯周組織を維持されている方に接する度に、年齢という因子よりも口腔衛生管理が何より重要であることを実感する。しかし、患者は必ず高齢化し、幾つかの病気を抱え、介護が必要となり、やがて死を迎えるという生物としての避けられない過程を歩んでいる。幸か不幸か、私達はこれまで、この過程をあまり考えずに診療室の中で治療と予防に取り組むことができた。

　しかし、今後は目前の患者の将来の姿を想像すべきで、何がその患者にとって必要で、大切かを考えねばならない（図4）。まさに生涯にわたり切れ目のない口腔管理が求められる時代に入ったのである。だからこそ患者が通院できなくなった時、診療室から一歩出て、対応できるシステムの構築が肝要である。勇気を出し、待合室に「通院できなくなったら、気軽にご相談下さい。訪問診療として対応いたします」と掲示すべきである。

　その一方で、多職種連携の中で他職種による安全かつ効果的な口腔清掃支援のための定期的な研修や実習を繰り返すことが重要である。

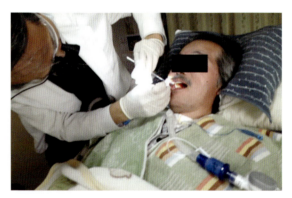

図4　ＡＬＳ（筋萎縮性側索硬化症）を発症し、9年経過するも、プラークスコアは5％以下、BOP 3％以下を維持している。これは発症前に定期的にメインテナンスを受診し、発症後通院困難になっても訪問診療で継続して歯周管理を行う一方、家族とヘルパーの涙ぐましい口腔ケアがあったからと考えられる。

参考文献一覧

【Concept1　病態別歯周治療と口腔管理のストラテジー（吉江弘正、奥田一博、井上　誠）】

1. 日本歯周病学会（編）．歯周治療の指針 2015．東京：医歯薬出版, 2016:30-31.
2. 吉江弘正, 伊藤公一, 村上伸也, 申基喆. 臨床歯周病学. 第2版. 東京：医歯薬出版, 2016:344-351.

【Concept2　超高齢社会における歯周治療のゴール（米山武義）】

1. 香川県歯科医師会. 平成25年度香川県歯と健康と医療費に関する実態調査.

第1章 病態別高齢者歯周治療と口腔管理

1-1 ① 通院高齢者への歯周治療

吉成伸夫

松本歯科大学・歯科保存学講座（歯周）・教授

SUMMARY

① 歯周治療と年齢の影響は、不明である。よって通院高齢者の場合、通法どおり病因を除去し、歯肉の根面への付着を促進することで、歯および機能的な歯列を保全することができると思われる
② 高齢者は、通常複数の慢性疾患に罹患し、歯周治療に影響する多くの薬剤を服用しているため、特別な注意を払う必要がある。特に歯周外科治療等、観血処置が計画される場合、主治医や医療従事者から服用薬剤の副作用情報を入れておく
③ 高齢期の口腔には、歯肉退縮や、歯周治療の結果として根面露出が起こるため、根面う蝕のリスクを考慮する必要がある。根面露出がある高齢者には、歯周治療の一環としてう蝕予防プログラムも含むべきである
④ 高齢者に対してもサポーティブペリオドンタルセラピー（SPT）は、メリットがある。しかし、不定期にしかSPTを受けていない場合は、進行性の歯周炎に罹患しやすい

加齢と歯周治療

■ QOLとの関係は不明だが、個々に応じた歯周治療を

健康な高齢者では、歯周病の進行は限定的で歯・個人レベルでも重症化しない。さらに、SPTを定期的に受けている高齢者は、そうでない人よりもより現存歯が多いことが報告されている。しかし、その一方で9年間の長期研究において70～79歳の高齢者は、通常の歯科治療を受けている壮年層よりも、歯周炎の進行が早いことも報告されている。

今日まで、非外科的、外科的歯周治療は、年齢に関係なく効果的であることが多数報告されている。しかし、これら古典的研究では被験者の年齢を交絡因子としていない。さらに、アウトカムの評価は部位特異的な分析であり、QOLと歯の喪失の関係を考慮していないことが多い。少数ではあるが、年齢を治療成績に影響する因子として扱っている報告がある。総被験者数123名を年齢で3群に分け、2つの治療法（非外科的、外科的歯周治療）を評価し、年齢が治療効果に関与しないことを報告している。

なお、再生療法の治療効果に関する報告では、下顎大臼歯部頬側2度の根分岐部病変においては、エナメルマトリックスプロテインでも、GTR法でも高齢者群の方がわずかに成績が良いという報告がある。また、インプラント治療3年後の骨吸収は、60～80歳の高齢者グループより35～50歳の若い群で進行しているという報告もある。

このように、歯周治療の効果に対する年齢の影響を考慮した報告は少ないため、加齢と歯周治療の効果の関連性、QOLの維持向上との関係は不明であるが、健康型の通院高齢者においてもその特徴をよく理解し、個々に応じた歯周治療が必要である。

通院高齢者の歯周治療に対する基本コンセプト

■ 状況に応じてプロフェッショナルケアによる介入を増やす

通院高齢者とは、PART1のConcept2の図4中の健康型とフレイル型（歯科医院通院可）の病態ステージにある。前述のとおり、歯周治療成績が年齢の影響を受けるかは不明だが、通院高齢者でも通法どおり病因を除去し、歯周組織の根面への付着を促進することで歯、および機能的な歯列を保全できると思われる。ただし、健康型とはいっても、全身状態、服薬状況、費用負担能に合わせていかねばならない。手指の運動機能の衰え（プラークコントロール技術の低下）、全身状態の悪化（生体防御・臓器の機能低下、慢性疾患、薬剤服用）、心理状態の変化（新しい環境への適応能力・記憶の低下、孤独・不安が強まる傾向）から、セルフケアだけで口腔衛生を維持できないことが多い。よって、プロフェッショナルケアの頻度を多くして、歯周病の進行をコントロールし、生涯にわたり快適で機能的な歯列を維持する方向に治療目標をシフトさせることが重要である。さらに、頻繁に全身状態、服薬状況をチェックし、多病を持つ患者には薬剤の副作用を考慮する。

■ 将来に備えた治療計画も場合によっては必要

結果的に高齢者の歯周治療計画では、より侵襲性の低い方法の選択が増える。病態の複雑な歯に対する高度な歯周外科治療よりも、非外科的治療、あるいは抜歯処置を適応し、将来の介助者による口腔ケアの緊急性を考慮に入れる。シンプルで清掃性の高い口腔内環境にしておくことが、適切な場合もある（図1）。

さらに、高齢期の口腔には歯肉退縮や歯周外科の既往に関わらず根面露出が起こるため、根面う蝕のリスクを考慮しなければならない。露出根面がある高齢者には、歯周治療の一環としてう蝕予防プログラムを含むべきである。

このように通院高齢者の歯周治療は、医学的、心理的、経済的因子に依存し、高齢者特有の配慮すべき点が存在する。

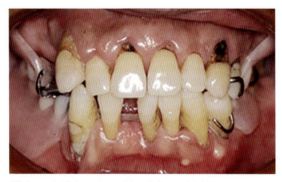

図1a　初診時70歳の男性。義歯の再製希望により来院した。口腔清掃不良、ヘビースモーカーであった。

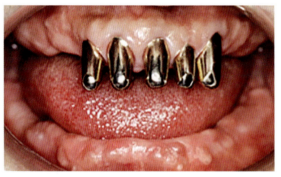

図1b　歯周外科治療を含む歯周治療後、8年が経過している。

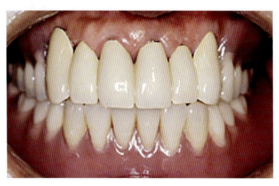

図1c　プラークコントロールには波があり、再歯周治療のやりやすさ、修理の簡便性からコーヌスタイプの補綴処置を施行した。

多病の通院高齢者に対する対応

■**多病多剤服用が一般的なだけに、全身的情報の入手は不可欠**

多くの高齢者は多病であり、複数の慢性疾患の治療を受けている。すなわち、多病多剤服用が一般的である。歯科医師は全身既往歴から適切な情報を得、常に患者の服用薬剤に注意を払う必要がある。特に、歯周外科治療などの観血的な治療にあたっては、主治医や医療従事者から薬剤の副作用情報を入れておく。

注意を払う状態や疾患には糖尿病、骨粗鬆症、心臓血管疾患、がん、うつ病があげられる（図2）。糖尿病は歯周炎との相互作用はもとより、創傷治癒不全にも留意する必要がある。ビスホスホネートは、骨粗鬆症、ページェット病、転移骨がんの予防、治療に使用されるが、静脈内投与は顎骨壊死のリスクが増加する。現在、薬物誘導性顎骨壊死に対する治療術式は確立されておらず、ビスホスホネート関連性骨壊死の危険性のある患者には、侵襲性の歯科治療を避けるべきである。最近の総説では、どんなタイプの歯、歯槽骨を扱う治療であれ、ビスホスホネートを服用している患者に注意すべきであると報告されている。

心臓発作や心筋梗塞を予防し、動脈硬化症や高血圧の治療のために血小板凝集、血液凝固を防止する薬物投与が一般的である。ワーファリンは、異常出血を誘導する薬剤である。抗がん剤、スルフォンアミド系抗菌薬、ベンゾサイアジン系消炎鎮痛剤、非ステロイド性抗炎症薬にも過度の出血を引き起こす可能性がある。プロトロンビン時間の定期的な検査が推奨され、歯周外科治療の施行は、患者の医療担当者と相談した後でのみ適応する。

スケーリング・ルートプレーニングなどの歯周治療により一過性の菌血症が生じるが、人工心臓弁置換術を行った高齢者では、抗菌薬の予防投与を行うことが推奨されている。さらに、いくつかの抗うつ薬も術後出血のリスクを増加させことが報告されている。

通院高齢者では全身状態、服薬状態を主治医等に確認し、歯周治療の一環として一般的な臨床検査を施行、把握すること、バイタルサインのチェックを歯科診療の一部にしなければならない。

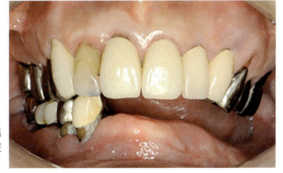

図2a 72歳、男性。舌がんによる外科治療、放射線療法、脳出血の既往により、ワーファリンを服用している。唾液の分泌も減退しており、口腔内は乾燥している。

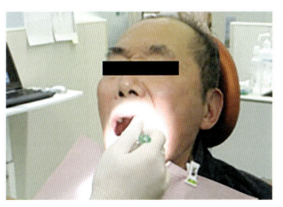

図2b 通常の観血治療は不可能であるため、プロフェッショナルケアとしてブラッシングをしている。プラーク誤嚥防止のため、ジェルを使用して、咽頭部に流れないように配慮する。

高齢者の歯肉退縮と根面う蝕のリスク

■歯肉退縮が引き起こすリスク

高齢者の歯周炎の進行は、若い世代とは異なるパターンをとる。例えば、5年以上にわたる縦断研究では、高齢者の臨床的アタッチメントロスの発生率は40%を超えていたが、それは歯周ポケットの進行と歯肉退縮を伴っていたと報告されている。同様に、歯肉退縮の比率は、年齢とともに増加し、70歳以上では高いアタッチメントロスの発生率と関連するという報告もある。

歯肉退縮は高齢者においても大きな問題である。老化による唾液分泌減退とも重なり、根面う蝕のリスクが著明に増加する。しかも根面う蝕の増加は、歯の長期予後と生存率を悪化させる。

歯肉退縮への審美的外科治療の良好な結果に関する報告は多い。しかし、歯肉退縮が進行していない若年層への頬側歯肉中央での処置と比較し、歯肉退縮が進行している高齢者へのそれでは、技術的に難易度が上がる。

歯ブラシの不適切な使用や、プロフェッショナルケアにより歯肉退縮が起きている場合は、口腔清掃指導向上により、進行を防止できる可能性がある。しかし、歯肉退縮が歯周病の進行や歯周治療の結果であるならば、ホームケアにて退縮の進行を止めることはできない。

■高齢者の唾液減退作用が引き起こすリスク

高齢者の唾液分泌減退は、唾液腺の機能低下に伴う一般的な老化現象である。また、多くの高齢者は、唾液分泌減退作用のあるいくつもの薬物を常用している。報告によれば、約700種類の薬物に口腔乾燥を引き起こす可能性がある。その中には抗不整脈薬、α、βブロッカー、カルシウムブロッカー、血管拡張薬、鎮痛薬、向精神薬、抗鬱薬、4-アミノサリチル酸抗生物質、抗痙攣薬、抗ヒスタミン剤のような一般的な薬剤が含まれ、現在もその種類は増加している。

さらに唾液分泌減退は、歯周病やう蝕だけの問題でなく、味覚異常や発音障害、咀嚼障害、嚥下障害、低栄養にも関連する。最近の総説では、高齢、歯周炎、根面う蝕の3つの要素は、相互に関連すると報告されている。306名の非フレイル高齢者(平均年齢:78.8歳)の研究においてプラークが付着した、あるいは部分床義歯と接触した、あるいは、歯肉退縮した歯根表面と上顎前歯部は、高頻度で根面う蝕に罹患しやすい。対照的にフッ化ジアミン銀やフッ化ナトリウム溶液、クロルヘキシジンの3ヵ月ごとの定期的な塗布により、高齢者の露出根面が口腔清掃単独よりもう蝕予防に効果的であることが報告されている。よって来院時のフッ化物塗布、フッ化物配合歯磨剤の推奨、唾液分泌促進のための唾液腺マッサージ指導も有効であろう(図3)。

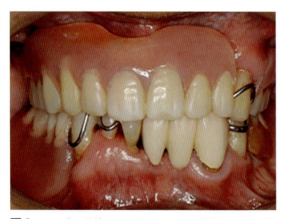

図3a 74歳、男性。2ヵ月ごとのSPTを施行していたが、プラークコントロールが不良になった途端、根面う蝕が多発した。

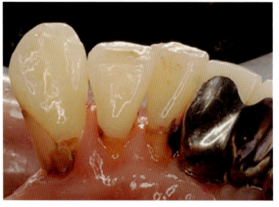

図3b 根面う蝕は、隣接面部から数歯にわたり進行している。プラークコントロールに加え、フッ化物等を適応すべきであった。

高齢者へのサポーティブペリオドンタルセラピー（SPT）

■プラークコントロールが良好であることが通院頻度に関わらず重要

　重度歯周病患者の長期SPTが、予後を良好にする多くの報告がある。これが高齢者に効果的であるかどうかは定かではない。60歳から96歳の高齢者から得られたデータでは、歯の喪失や歯槽骨吸収は年齢とともに増加すること、定期的な歯科医院への通院者にはより多くの歯が残存していること、ただし通院頻度はプラークの蓄積、歯周組織の炎症、歯槽骨吸収に影響しないことが報告されている。

　SPTの効果に関する研究では、60歳より男性の高齢者が歯の喪失リスクが高いことが報告されている。これらの患者を15年以上継続した続報では、SPTを散発的にしか受けていない被験者に歯周炎の進行が起こる頻度が高かったと報告されている。このことは高齢者の場合、SPT間隔を短縮しないと、歯周炎の進行を阻止できないことを示している。

　さらに、60から96歳を被験者とした横断研究では、歯の喪失や進行性歯周炎が81歳以上の被験者に多く、特に超高齢者で著明であると報告している。定期的にSPTを受けていても、プラークコントロール不良な場合は同様であった[2]。

■従来通りのマニュアル化した指導では対応が難しい

　よって可能であれば通院高齢者では、さらなる口腔清掃の向上に専念すべきである（図4）。電動・音波ブラシの導入、太いハンドルの手用歯ブラシ、フロスホルダーの使用、歯頸線の不整な部位や、孤立歯へのタフトブラシ等を検討すべきである。従来通りのマニュアル化された指導方法のままでは対応できなくなっている。今後、高齢者のプラークコントロールを考えるにあたっては使用道具を減らし、できるだけシンプルに、短時間で簡単に歯間部のプラークもコントロールできる方法を考えていく必要があろう。

■栄養面での指導も重要

　また、栄養も非常に重要なことと思われる。食事摂取は、歯周病のリスクが上下する細菌のコロニー化、口腔内感染に大きな影響を持つ。フラボノイドやオメガ3多価不飽和脂肪酸を多く含む食事は、炎症活性を下げ、高齢者の健康状態を向上させるかもしれない。

　このように、食事摂取を通して免疫機構を強化し、毒性を持つ細菌の口腔感染リスクを下げることができる可能性がある。この点から、プロバイオティクス療法の発展も高齢者への予防的歯周治療へのアプローチとして興味深い。今後高齢者を対象としたさらなる研究が必要である。

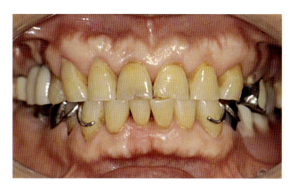

図4a　初診時74歳の男性。上顎右側臼歯部のインプラント周囲粘膜炎にて来院された。歯周動的治療を3年間行った。

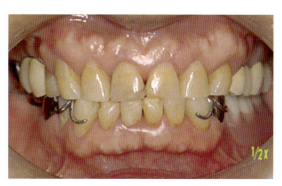

図4b　現在81歳だが、毎月のSPT治療を欠かさず来科されている。プラークコントロールも良好で、歯肉退縮も落ち着いている。SPTの重要性がわかる。

1-1 ② 高齢者に対する抗菌療法の位置づけ

五味一博
鶴見大学歯学部・歯周病学講座・教授

SUMMARY
① 高齢者への効果的抗菌療法は、全身性疾患、加齢などの状況に応じて検討する
② 抗菌療法は目的と方法をしっかり決めて行う
③ 抗菌療法を行う時期は、SRP 中か、SRP 直後とする
④ PMTC 直後には洗口剤を応用する

高齢者における抗菌療法の必要性

■歯周病のみならず全身にも影響する口腔内細菌量の増加

8020 運動の成果により、多くの高齢者が自分の歯を口腔内に維持できるようになった。その反面、歯周病罹患歯数が増加し、高齢者の全身性疾患に対して歯周病が及ぼす影響は無視できない状況となってきている。高齢者においてはその特性上、これまでのブラッシングを中心とした機械的なプラークコントロールだけでは歯周病や誤嚥性肺炎などを含む口腔バイオフィルム感染症をコントロールすることは困難であり、洗口剤や抗菌薬などを効果的に用いる方法も検討していくことが求められている（図1）。しかしながら現在まで、高齢者に対する効果的な薬剤の応用方法について一定の指針は示されておらず、今後検討が加えられ臨床応用されていくことが望まれる。

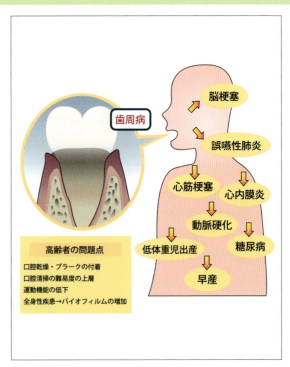

図1 口腔内のバイオフィルムの増加により、全身性疾患の憎悪化を引き起こす可能性がある。

抗菌療法の位置づけ

■患者の状況に応じた選択肢として

進行した歯周炎を有する場合には、病因であるプラークコントロールを十分に行った後、残存した歯周ポケットの外科的除去とプラークコントロールを行う。そしてSPTあるいはメインテナンスへと進み、患者を管理することになる。しかし患者が全身性疾患等を有する場合、あるいは通院は可能だがやや虚弱（フレイル）状態にある場合には、歯周外科を行うことが難しい。この場合には抗菌療法の応用などの非外科処置により対応することで、歯周ポケット内をはじめ口腔内の感染をコントロールし病状の安定を図ることが必要となる。

■菌血症の予防手段として

これまで、SRPにより菌血症が生じることが示されていることから[1]、高齢者における菌血症のリスクを減らすために抗菌薬や洗口剤を応用することも必要である。完全には菌血症を抑制することはできないが、少しでもリスクを軽減することは高齢患者には重要なことである。

■術後の状態を安定させるための選択肢として

抗菌療法により非外科的に歯周ポケット内の細菌叢のコントロールが行われたとしても、口腔内の細菌数を削減し、再発を生じない状態を作り上げることが必要となる。しかし、高齢者ではブラッシング能力の低下や歯根露出、歯間鼓形空隙の拡大に伴うブラッシングの難易度の上昇が考えられるため、機械的なプラークコントロールであるブラッシングのみで口腔内やポケット内のプラークを減らすことが困難となることが多い。このような患者においては化学的なプラークコントロールを併用することが必要であると思われる。

このような観点から抗菌療法の目的を考えてみると図2のようになる。

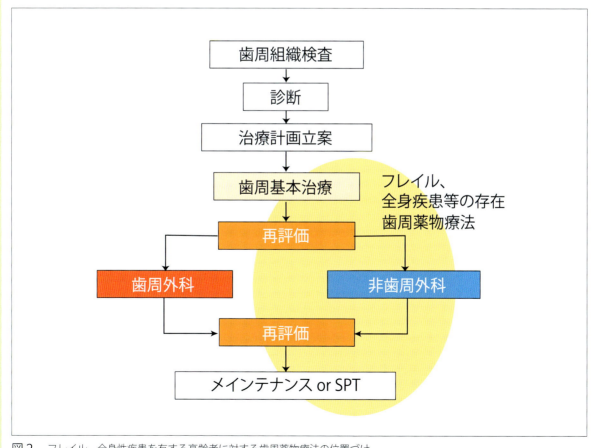

図2　フレイル、全身性疾患を有する高齢者に対する歯周薬物療法の位置づけ。

抗菌療法の目的と指針

■抗菌療法の指針

日本歯周病学会では「歯周病患者における抗菌療法の指針」を2011年に出版している[2]（表1）。この中で、抗菌療法の原則として検査、診断、歯周基本治療、歯周外科、サポーティブペリオドンタルセラピー（SPT）といった歯周治療の流れの中で計画的に実施することが重要であることが示されている。

すなわち、抗菌療法を行う目的を明らかにし、その目的達成のために最適な治療法や薬剤を選択し、抗菌薬の乱用や漫然とした使用を行わないことが重要となる。

本来、抗菌療法は細菌検査で原因菌を特定し、薬物感受性試験により適切な薬剤を選択する必要があるが、歯周病は内因性感染症であることから、経験的な判断により治療が行われることが多い。

抗菌療法が適切と判断された症例に対して、薬剤を使用する場合には、副作用を十分に理解した上で、適切な用量を適切な期間投与することが望まれる。

表1 歯周病の診断と薬物治療を含む歯周基本治療の選択[2]。

診断分類	全身管理*（医科連携）	機械的な治療		薬物治療				
		歯肉縁上（プラークコントロール、スケーリング）	歯肉縁下（スケーリング・ルートプレーニング）	歯肉縁上	歯肉縁下			
				洗口法	局所抗菌療法		LDDS	経口抗菌療法
					ポケット内洗浄			
プラーク性歯肉炎		●	▲	▲	▲			
慢性歯周炎（軽度）		●	●	▲	▲		▲	
慢性歯周炎（重度）	▲	●	●	●	●		▲	▲
侵襲性歯周炎	●	●	●	●	●		▲	▲

●：必須あるいは推奨される処置
▲：必要に応じて行われる処置
*血糖コントロール、心理社会ストレス改善、服薬変更、栄養食生活お改善、禁煙支援

抗菌療法とスケーリング・ルートプレーニング

■スケーリング・ルートプレーニング（SRP）の効果の促進

歯周ポケット内のバイオフィルム除去には、SRPが必須である。これに抗菌薬を併用することで治療効果が向上する。経口抗菌薬、局所塗布抗菌薬、あるいは洗口剤によるイリゲーションなどが応用される。

抗菌薬の経口投与やポケット内投与は、SRPと同時、あるいはSRP直後に応用するのが原則である。これによりアタッチメントゲインが生じることが報告されている[4]。洗口剤を用いたイリゲーションでは、術前、術中、術後に行うことが必要である。

イリゲーションに用いる洗口剤としては、陽イオン性のグルコン酸クロルヘキシジン（CHG）や塩化セチルピリジニウム（CPC）の他に、エッセンシャルオイル（EO）やポビドンヨード（PI）などが用いられる。特にEOやPIはバイオフィルム内に浸透し、細菌に作用できる[5]。

■菌血症の抑制

SRPを行うと菌血症が生じることが示されている。基本的に1時間以内で血液中に入った細菌は体内で殺菌されるが、高齢者の場合には血管や心臓などに定着する危険性があり、全身性の疾患を引き起こす危険性がある。このような場合には術前に抗菌薬を経口投与することで体内に入る細菌数を少なくし、菌血症によるリスクをある程度回避することができると考えられる。EOなどでイリゲーションを行うことでも菌血症は抑制できるが、十分ではない[1]。

抗菌療法と深い歯周ポケット

■歯周ポケット内細菌叢のコントロール

通常、ブラッシングとSRPにより歯周ポケット内の細菌叢をコントロールするが、深い歯周ポケットではこれらの機械的方法だけでは十分ではない。よってこの場合には、抗菌薬の経口投与を行なった上で全顎にわたるSRPを行い、歯周ポケット内の細菌叢から歯周病原菌をできるだけ排除する。

この目的で用いられる抗菌薬には、ペニシリン系のアモキシリン、マクロライド系のアジスロマイシン、ニューキノロン系のレボフロキサシンなどがある。これらの抗菌薬を投与し、有効薬剤濃度が維持されている期間内に全顎のSRPを行う。1日で全顎のSRPが効果的ではあるが、この期間内に何回かに分けて行うSRPでも効果がある[6]。全顎的に深い歯周ポケットが存在する時には経口抗菌薬の応用が効果的だが、局所的に深い歯周ポケットの場合には、局所薬物配送システム（LDDS）を応用することが望ましい。このように、抗菌療法が可能な高齢者では抗菌薬を併用した全顎的SRP（FM-SRP）を行い、細菌叢の安定化を行ってから洗口剤、イリゲーション等による口腔内管理を行うことで歯周組織の炎症をコントロールしやすくなる。

しかし高齢者では、全身性疾患やフレイルなどにより経口抗菌薬を応用した全顎のSRPが行えない場合がある。この場合には、洗口剤、局所薬物などを応用することで対応し、徐々に歯周ポケット内の細菌叢を改善していくことがよいと考える。いずれの場合でも、薬剤を用いることから十分に薬剤の特性や副作用を理解した上で行う必要がある。

また、抗菌療法で細菌叢を変えることによりプラークコントロールが行いやすくなり、長期間にわたり状態を維持することが可能となる。

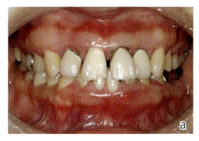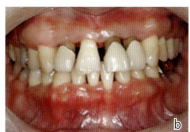

図3　アジスロマイシン併用のFM-SRPにより歯周ポケットの減少と細菌叢の改善が認められ、安定した口腔環境を維持しやすくなる。a：初診時、b：アジスロマイシン併用FM-SRP後1ヵ月。

抗菌療法とサポーティブペリオドンタルセラピー

■口腔の維持に必要なサポーティブペリオドンタルセラピーでの薬剤の応用

歯周組織の状態を改善した後、その状態を長期間維持していくには徹底したサポーティブペリオドンタルセラピー（SPT）が必要となる。SPTでは歯周ポケット内および歯面からのプラークの除去をPMTCにより行うが、この効果をより長く維持するためには歯根面への細菌の再沈着を抑制することが大切である。歯面への細菌の再付着を抑制する薬剤には、上述したグルコン酸クロルヘキシジン（CHG）や塩化セチルピリジウム（CPC）などの陽性殺菌剤があり、これらの洗口剤をPMTC後に応用することでプラークの再形成を抑えることが期待できる。

また、食間にはバイオフィルムへの浸透性の強いエッセンシャルオイル系の洗口剤の使用も効果的である。基本はセルフコントロールとしてのブラッシングと、プロフェッショナルプラークコントロールとしてのPMTCであるが、これらの洗口剤を併用することで高齢者のプラークコントロールを効果的に行うことが可能になると考えられる。

1-1 ③ 加齢に備える咬合とは

坂上竜資
福岡歯科大学・口腔治療学講座歯周病学分野・教授

SUMMARY
① 比較的健康な高齢者に対する治療計画は、壮年者に対するそれと変わらない。咬合性因子もしかりである
② 咬合治療にあたっては、咬合性外傷力をコントロールする必要がある
③ 固定性補綴物か、可撤性補綴物かの判断は、患者の全身状態に応じて判断する
④ 積極的治療か、現状維持かの判断においても全身状態、口腔内状態を勘案する

高齢の歯周病患者への咬合治療と歯の予後

■歯周炎の予後に影響を与える咬合性因子は高齢者でも壮年期と変わらない

比較的健康で日常生活に支障のない高齢者への歯周治療は、壮年者に対する治療とほとんど違いがない。患者の初診時には、まず全身状態、歯周炎の進行状態、咬合状態を適切に評価する。次にそれぞれの歯の予後を判定し、治療計画を立案する。

年齢が治療計画に影響を与えない理由は、患者が高齢というだけでは、歯の予後がほとんど変わらないからである。KwokとCaton(2007)による予後判定法[1]では、歯周組織の安定性を判断基準としている。その際重要なのは、
① 予測範囲を短期と長期との両方で考えること
② 治療とメインテナンスの進み具合に応じて逐次再評価すること
③ 1本1本の歯だけではなく、全体との対比で考えること
④ 全身的要因と局所的要因の双方を考慮することである。さらに予後判定においては患者のコンプライアンスがあるかどうかが、まず大事である。歯周炎の予後に影響を与える局所的要因のうちで、咬合性の因子を図1に列挙する。

- 咬合性外傷
- 非機能的習癖
- 根の破折
- 歯の動揺

図1 歯周炎の予後に影響を与える咬合性の因子(Kwok & Caton 2007)。

咬合性外傷と異常習癖

■歯周病の進行と二次性咬合性外傷の関係

歯周治療において、プラークに由来する炎症のコントロールが徹底して行われれば、咬合性外傷による組織破壊は生じない[2]。しかし、進行した歯周炎においては、垂直的・水平的に複雑で深い歯周ポケット内の炎症のコントロールを完璧に行なうことは難しい。

歯周病の進行により歯周組織の支持を失った歯においては、通常の咬合力であっても二次性咬合性外傷力として作用し、歯槽骨の吸収を招く(図2)。また、歯周炎が進行すると歯の動揺、傾斜や移動、欠損等が生じて咬合位が不安定となり、特定の歯に強い咬合力がかかるという事態が生じる。歯周組織の支持が減少した状態で炎症と外傷が合併すると、歯周組織破壊を招く可能性がある[3、4]。

■その他の外傷性因子

その他の外傷性の因子としては、舌習癖やブラキシズム等の異常習癖があげられる。口腔内と口腔外の検査、患者への聞き取りを十分に行って、異常習癖の有無を確認することが重要である。

■歯周病患者に対する咬合治療の選択肢

歯周病患者の咬合治療にあたっては、咬合調整、暫間固定、ナイトガードの装着、歯周補綴処置等を行って咬合性外傷力をコントロールする必要がある。

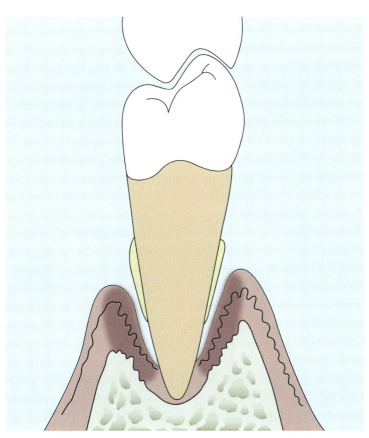

図2　二次性咬合性外傷の概念図。歯周炎の進行により歯の周囲の歯槽骨と歯根膜を消失すると、歯周組織の支持機能が低下する。この状況下では、通常の咬合力であっても外傷力として働き、結果として歯周組織の破壊を生じる。

固定性補綴物か、可撤性補綴物かの判断

■比較的健康な高齢者の場合

上述したように、比較的健康で日常生活に支障のない高齢者に対する治療計画は、壮年期の患者に対するものと変わらない。補綴物の設計にあたっては、クラウンブリッジやインプラントなどの固定性補綴物が可能な場合には、義歯よりも優先される。

■全身状態に懸念のある高齢者の場合

一方、全身の健康状態に懸念のある患者の場合には、義歯への移行が容易な設計とするか、最初から義歯とするような配慮が必要となる。

■異常習癖を有する高齢者への対応

補綴治療計画の立案にあたっては、患者の咬合状態とともに異常習癖の有無を確認する必要がある。例えば昼間のくいしばりや舌習癖がある患者では、できるだけ早い段階で習癖を自覚させて、習癖の改善を試みる。上顎前歯部の前突や挺出により口唇閉鎖が困難となった患者では、特にくいしばりや舌習癖が出現しやすいため、矯正治療や補綴治療にて改善を図る。

また睡眠時ブラキシズムを有する患者では、歯と歯周組織の破壊を防止するような頑丈な補綴物のデザインとし、必要に応じてナイトガードの装着を行なう。

■補綴物のデザイン

力のコントロールが可能な補綴物の設計には、咬合状態、および歯周炎の進行状態を客観的に評価することが必要である。治療にあたっては、咬合平面を揃えるとともにポステリアサポート（臼歯部での咬合負担）とアンテリアガイダンス（前方・側方運動時における作業側でのガイド）を獲得することが重要である。また、動揺度の異なる歯の連結固定においては負担過重とならないように、注意が必要である（図3）。

義歯の製作にあたっては、残存歯の保護と患者の満足度の観点から、できるだけリジットサポートの形態とし、支台歯には連結固定やミリング処置を施す。支台歯のレスト座は欠損側から遠い部位に付与して、義歯沈下による鉤歯へのダメージを減らすとともに、隣接面板を付与して義歯を安定させる。

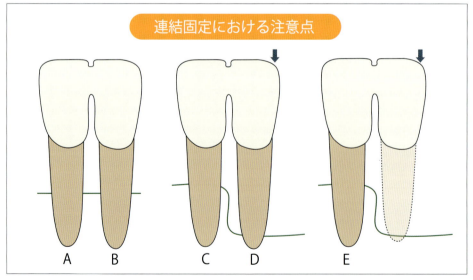

図3　図中AとBのように、同程度の歯槽骨支持のある歯の連結固定は、お互い助けあって咬合力を分散する効果が期待できる。しかし、CとDのように、歯槽骨量の異なる歯の連結では、CにとってのDは延長ポンティックと似た状況（E）となるために、過重負担となる。

積極的治療か、現状維持かの判断

■患者の全身状態、口腔清掃状態を勘案して判断する

　歯周治療の成功のためには、まずは歯周組織の炎症のコントロールが重要である。最終補綴の装着は、プラークの減少により、歯周組織の炎症がコントロールされ、中長期的に付着の喪失が抑止できるようになってからである。

　高齢の歯周病患者において、全顎的な咬合再構成治療を伴う治療計画とするのか（図4）、現状の咬合状態をあまり変えない治療計画とするかは、患者の全身状態、口腔清掃状態などを勘案する必要がある。その上で歯の予後の見通し、咀嚼しやすさ、審美性、治療にかかる時間、コストなど、治療の長所と短所を患者に十分に説明する。患者にとって最も好ましい治療方針を選択できるように、必要な情報を誠実に提供する必要がある。

図4a〜c　積極的治療を行った症例。重度の歯周炎に罹患し、ほとんどすべての歯に動揺があったとしても、左右の歯列を連結したフルブリッジ（クロスアーチスプリント）によって対応できる場合がある。

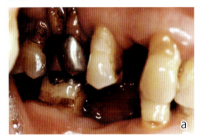
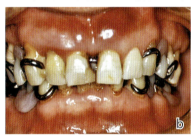
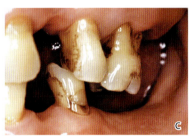

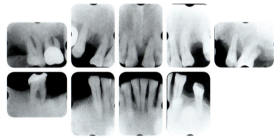

図4d　65歳男性、初診時の口腔内写真と上顎エックス線写真。

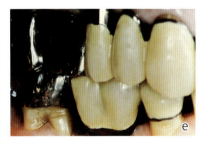
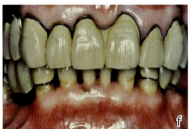
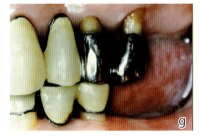

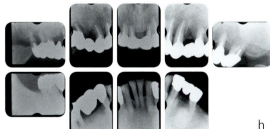

図4e〜h　11年後、76歳時の口腔内写真と上顎エックス線写真。

1-2 ① フレイル患者に対する歯周治療の位置づけ

足立 融
鳥取県・あい・あだちデンタルクリニック・歯科医師

SUMMARY
① 歯科治療と並行して低栄養、脱水状態の回復を先行させる
② 最終的にはセルフケアの自立をめざすが、段階的に行うことが重要である
③ フレイルとなっても適切な介入、支援により生活機能の維持向上が可能である
④ 「食力」の維持における口腔管理の意義は大きい

フレイル患者にまずやるべきこと

■低栄養、脱水状態からの回復

　咀嚼機能の回復のため義歯をはじめとする補綴治療、歯周治療と並行して、まず栄養状態の確認、低栄養からの回復を先行する。フレイル患者に限らず、高齢者にとっては低栄養、脱水は一見健常な人にとっても大敵である。3食以外に、饅頭や果物などの間食でカロリーが補充されている人も少なくなく、頻回の食事は仕方ない。食事問診に書かれていなくても、口渇のため飴玉をよく舐めている人もいる。総カロリーを考えずプラークコントロールだけを見て「間食はやめましょう」、「糖分は控えましょう」という指導は危険である。

　また、水分に関しては「トイレに行くのが億劫だから」と控えている人が多く、夏場だけではなく水分補給の少なくなる時期においても、舌背・舌下の状態やプラークの質の変化から、口腔乾燥への対応が必要である。そのためには、脱水防止のために総水分摂取量を確かめておくことも重要である。

　高齢者のメインテナンスの際はこうしたことに関する問診を欠かさずに行い、歯肉の炎症や歯だけを診るのではなく、生活を診る目がより必要となる。

口腔機能の回復と歯周治療を

■段階的にセルフケアを自立させていく配慮が重要

栄養、水分の確保なく、歯周治療を行おうとしても、易感染性、口腔乾燥、粘膜菲薄などでブラッシング時に疼痛が生じる。ソフトの歯ブラシを使用しても巧緻性（手指の器用さ）の問題から思うようにセルフケアが進まない。要介護者であれば介護者などの介入により改善が見られるが、フレイル患者の場合、自立で行ってもらわなければならない。

そこで、まず、自浄作用回復のために頬や舌をしっかり動かしてもらう。舌で口腔前庭や歯列、歯頸部を舐めまわすことで唾液分泌も促され、歯肉の炎症も改善してくる。ブラッシングができるようになっても、入念に舌先で歯頸部に触れ、ブラッシング後もう一度触れてもらいながら、その感覚を頼りにブラッシングをしてもらう。

健常者の場合でも、赤染めをして一生懸命にTBIを行ったとしても、その指導内容を覚えていてホームケアで実践できるか、細かな赤い部分が本当に見えているか、赤い部分に歯ブラシをしっかり当てることができるか等、不確実なことが多い。高齢になると認知力、視力、巧緻性の低下が問題となり、高次脳機能が伴う。

ブラッシングはなかなか困難な動作となるため、舌の感覚でブラッシングを行えるように指導する。この延長線として、舌回しから口腔機能維持のための体操に繋げていく。TBIを口腔機能と結びつけることでスムースな理解が得られる。舌の巧緻性、口腔内の感覚を維持するためのサポートも介護予防の視点である。以下、フレイル患者の一例を示す。

フレイルから歯科治療（歯周治療）と口腔リハビリにて改善した一例

■徐々にフレイルに陥っていた

患者は76歳、男性（図1）。1年前脳梗塞にて急性期、回復期病院を経て、「なんでも食べられますよ」と在宅復帰となった。麻痺・嚥下障害などの後遺症はない。しかし、食事は思うようにとれず、固形物の摂取を拒み、体重減少、むせを頻発するようになり、食べ物の味がしないと吐き出したり、義歯の着脱もしなくなった。1日のほとんどをベッド上で過ごし、デイサービスへの通所も拒否した。その結果、ケアマネジャーの紹介で来院された。

すれ違い咬合で、上下義歯が圧下し、特に下顎粘膜は義歯内面全体に床下粘膜異常が認められ、残存歯周囲には多量のプラーク沈着、口腔乾燥、頬粘膜の口腔カンジダ症、舌には萎縮が認められた（図2）。

■低栄養の改善からスタート

主治医と連携をとり、食事の状態、食形態、栄養摂取など歯科から発信し、低栄養の改善を行い、口腔内に関しては短期間でのPTC・PMTCを行いながら口腔機能の回復を図った（図3）。

■咀嚼機能回復後、セルフケアへ

この患者はその後、咀嚼機能の回復を図り、上述の方法で残存歯のセルフケアを指導した。舌舐めで粘膜への刺激とその感覚を利用したブラッシングで歯周組織の健康を維持し、舌回しなどの体操で口腔機能維持している。

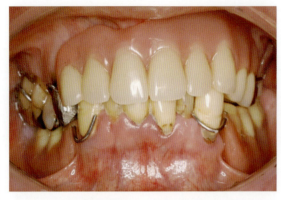

図1　義歯装着したままで唇頬側のみに歯ブラシを使用。咬合すると痛みを生じる。

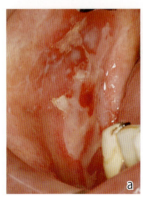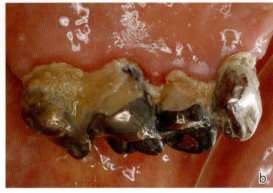

図2a、b　両側の頬粘膜全体に口腔カンジダ症が発症。残存歯には乾いたプラークが多量に沈着。

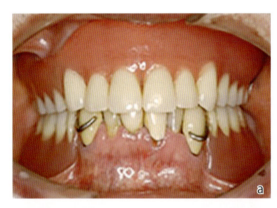

図3a　義歯新製。

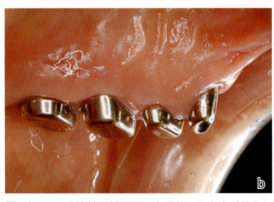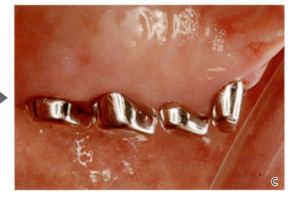

図3b、c　自浄性の働かない内冠部にも炎症が見られなくなった。

フレイルからの回復の一助に

■「食力」の維持に口腔管理は欠かせない

　世界的に定まったフレイルの定義・診断基準はないが、フレイルは加齢に伴い外的ストレスに対し脆弱性を示す状態である。要介護とは区別され、しかるべき介入により再び健常な状態に戻るという可逆性が包含されている[1]。そして身体的、精神・心理的、社会的要因があって、負のスパイラルが存在する。

　本項で示した患者は食事が不自由なく食べられるようになり（図4）、体重も増加し、現在79歳になり、デイサービスにも勧んで出かけ、ケアマネジャーによるとリクレーションでは中心人物となっている。

　上述のような指導を行い、義歯の清掃・管理は介護者に委ねたが、後は自立され、歯の健康と口腔機能の維持を図っている。

　初診時要介護1との認定を受けていたが、要支援1へと変更になった。フレイルとなっても適切な介入、支援により生活機能の維持・向上が可能である。東京大学の飯島勝矢先生の述べられている「食力」の維持のための口腔管理を行う歯科の役割は大きい。

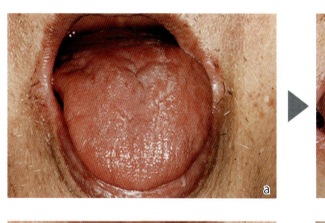
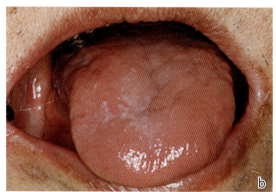
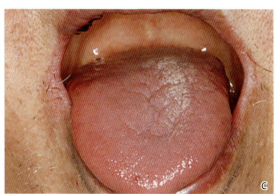
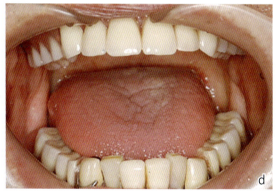

図4a～d　乾燥、萎縮していた舌が潤い、萎縮も改善した。何不自由なく食べられるようになった。

1-2 ② 地域における介護予防を視点とした歯周治療の重要性

足立 融
鳥取県・あい・あだちデンタルクリニック・歯科医師

SUMMARY
① 「歯を残せばなんでも食べられる」という歯科のためのヘルスケアからの脱却が必要である
② 口腔管理は「フレイル対策（介護予防）」の一環であると位置づけるべきである
③ 歯科医院でのメインテナンスやサポーティブペリオドンタルセラピー（SPT）は通院できるうちからのフレイル対策として有効である
④ 歯科医院内、歯科関係者間にとどまらず、地域の多職種との連携やその仕方を学んでいくことが大事

メインテナンス・SPTの意義を再考する

■歯のためのヘルスケアでは通用しない現状

　本書のPART2で述べられているように、高齢者においては歯周病に対して全身的にも局所的にも様々なリスクが生じてくる。特に問題となるのが全身的には認知機能、視力、巧緻性（手指の器用さ）、口腔リテラシーなどの低下や多剤服用など、局所的には口腔乾燥、味覚低下、根面う蝕、セメント質剥離などである。そしてこれらはそれぞれに関連している。
　こうしたことをふまえて、私達はメインテナンス、SPTを行うわけだが、従来、その意義を「歯周病を再発・進行させない」とし、「歯を残せばなんでも食べられる」、それがQOLにつながるとして「歯を残すこと」を目標として管理を行ってきた。だが、本来、全人的なもののはずが、「歯科における歯のためのヘルスケア」を行っていたのではないだろうか（図1）。
　これまでのスタンスでは超高齢社会となり歯科だけのそうした取り組みではQOLに大きく貢献しているとはいえない状況が在宅医療や高齢者施設での現場で露呈してきた（図2）。

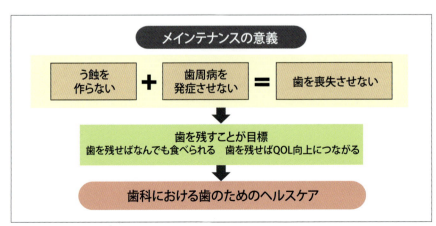

図1　これまでの口腔管理は歯科における歯のためのヘルスケアにすぎなかった。

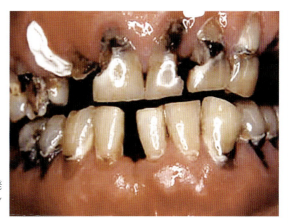

図2　60代までカリエスフリーだったが、パーキンソン病を発症し5年で根面う蝕が多発。有髄歯が破折して露髄し、歯ブラシが当てられない。72歳、男性、要介護者。

今、必要な介護予防の視点

■オーラルフレイルからフレイルを予防する

実際、要介護者にとっては「歯がない方がよい」というような状況をよく目にする。だが口腔管理（あえて歯周治療）の先には「口から食べ続けてもらいたい」という願いが存在し、「よい看取りを」までつながっているのである。だからこそ、診療室に通院できるうちから、また歯科医院に通院できなくなってからも、それぞれの生活の場で、多職種連携による口腔管理までつなげ、地域で高齢者を支えていく必要がある。

そのためには、これまでの発想を逆にする必要がある。PART1のConcept3で飯島先生が記されているようオーラルフレイルからのフレイル対策に、すなわち介護予防（＝フレイル予防）のための口腔管理と位置づける（図3）。歯周疾患と関連の深い糖尿病患者はフレイルになりやすく、また通院できていてもその他の既往疾患等、複合的に疾患を有する患者にはフレイルの存在が疑われる。

歯科医院には歯周病の治療、メインテナンス・SPTと長期間の通院中にフレイル高齢者を早期に発見し、適切な介入をすることにより、生活機能の維持・向上を図ることが期待される。すなわち、高齢者には歯科疾患だけの健診や定期管理を行っていても、QOLの向上には不十分で、診療室から介護予防につながる施策が必要なのである。その介護予防には「運動器機能の向上」「低栄養の改善」「口腔機能の向上」「認知症・うつ病予防」等がある。

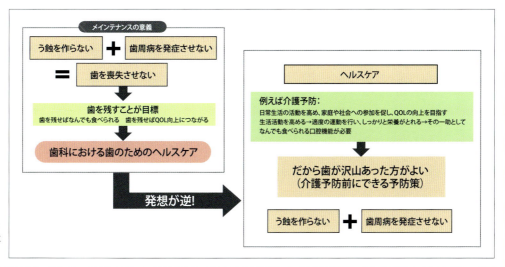

図3　介護予防、フレイル予防のための口腔管理へ。

メインテナンス・SPTを介護予防につなげる

■口腔機能、栄養指導、認知機能低下に着眼

まず、診療室では高齢者に対して①口腔機能、②栄養指導、③認知機能低下（MCI：軽度認知障害）に視点をおいてメインテナンス・SPT行う。

①口腔機能

反復唾液嚥下テスト（RSST）、ガラガラうがい、ブクブクうがいなどを行ってもらい、その意義を説明することで結果はどうであれ、口腔機能にも目を向けてもらうことを目的とする。

②栄養指導

若年者のう蝕予防や、成人期の生活習慣病予防と異なり、高齢者では過栄養よりも低栄養の問題が重大である。総カロリーを考えずにプラークコントロールだけを見て「間食はやめましょう」、「糖分は控えましょう」と指導してしまうことは危険である。糖尿病患者においても低血糖や高血糖は避けるものの、重度のフレイルがある場合は、柔軟な血糖コントロール目標を設定することとなっている。

③認知機能低下

メインテナンスやSPTは1回に関わる時間が長いため、性格・習慣などの変化に気づく機会が多い。その関わりからコグニティブ・フレイル（心、認知の虚弱）や軽度認知障害（MCI）の発見に繋がるよう質問票等を準備して対応する。

このような関わりの中で、介護予防について、その後通院できなくなった場合の対応などを話していけばよいだろう（図4）。

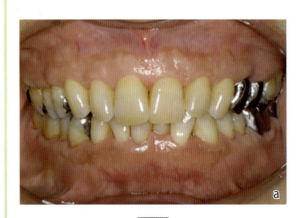

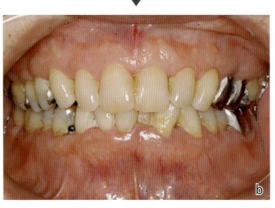

図4a、b　メインテナンス10年、77歳。メインテンス10年の間に巧緻性の低下とともに十分とはいえないセルフケアとなってきてはいた。急激な口腔内の変化が診てとれ、会話の行き違いなどもあり、家族にそれとなく認知機能、口腔リテラシーの低下などを話した。MCI診断される。

地域での連携

■歯科疾患予防から介護予防へ

このように介護予防の視点から患者さんと関わるようになると、当然、院内のメインテナンス・SPTのみ、もしくは歯科関係者のみの連携では不十分となってくる。主治医、看護師、栄養士、セラピスト、地域包括支援センターなどと積極的に連携をとらなければならない。また、地域包括支援センターの行う介護予防事業に積極に関わることが必要である（図5）。

さらに、同職種連携、急性期病院勤務－回復期リハビリテーション病院勤務－施設勤務・在宅訪問を行うそれぞれの職場の歯科衛生士と、歯科診療室勤務の歯科衛生士との連携も欠かせない。病院・施設勤務の歯科衛生士にとって多職種連携は当然のことで、施設勤務歯科衛生士は積極的に地域の介護予防に関わっている。

だが、その一方で歯科診療室勤務の歯科衛生士は、ほとんど連携や地域との関わりを持たない。歯科診療室勤務の歯科衛生士が急性期病院・回復期リハ病院、施設等に勤務する歯科衛生士とつながること（同職種連携）は歯科診療室勤務の歯科衛生士にとっての多職種連携のきっかけとなる。

歯科診療所での介護予防に関連する事業として、「後期高齢者歯科健診事業」が2014年より厚労省、後期高齢者医療広域連合、歯科医師会等によって全国各地で実施されている。

歯科健診、歯周疾患健診に加え、栄養に関する問診、咀嚼能力評価、口腔機能評価、嚥下機能評価をあわせて行う。こうした高齢者の健診事業を院内で実施し積極的に取り組むことで、介護予防への理解が進み、歯を残すための歯科疾患予防からQOL向上に関わる介護予防へとシフトできる。

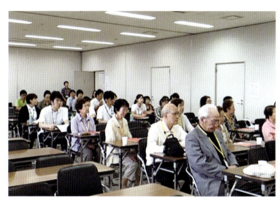

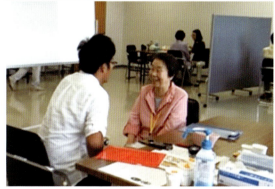

図5　地域で地域包括支援センター、市長寿社会課、高齢者、地域サポーターなどと、歯周病と全身疾患、口腔機能について勉強会を開催。言語聴覚士とともに、高齢者の口腔健診を実施。

1-3 ① 要介護者に対する歯周治療の意義と位置づけ

内藤 徹
福岡歯科大学・総合歯科学講座高齢者歯科学分野・教授

SUMMARY
① 高齢者、特に後期高齢者に現在歯数の著しい増加が見られる
② 高齢者の歯周病罹患率には、改善傾向が見られない
③ 歯周炎罹患歯が残存している要介護高齢者が増加している
④ セルフケアのできない者に対する歯周管理の確立が必要である
⑤ 口腔機能の保持と介助者のケア負担のバランスのとれた着地点の模索が重要である

健康日本21の8020目標達成

■高齢者の現在歯数の増加と口腔の健康は比例しているのか？

　昭和32年より6年ごと、平成23年からは5年ごとに実施されている歯科疾患実態調査によると、近年の高齢者における20本以上の歯を有する者の割合の増加が著しい[1]（図1）。特にこの傾向は75歳以上の後期高齢者において著しく、例えば75〜79歳の年齢階級において20本以上の歯を有する者の割合は、平成5年には10.0％であったものが、平成28年には56.1％にまで上昇している。平成28年歯科疾患実態調査においては80歳で20本以上の歯を有する者の割合は51.2％と推計され、健康日本21（第2次）の平成34年において50％という目標値はすでに達成されてしまった[2]。たしかに日本の高齢者の口の中に残っている歯の数はかなり増加しているようである。しかし、本当に高齢者の口腔の健康そのものは改善してきているのだろうか。

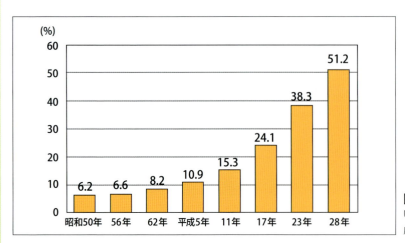

図1　80歳で20本以上の歯を有する、いわゆる8020達成者の割合の推移（平成28年歯科疾患実態調査より引用改変）。

歯周病の歯が多数残っているという要介護高齢者の増加

■要介護者ならではの状況と向き合う

ふたたび歯科疾患実態調査を見てみると、調査年によるバラツキが見られるものの45〜75歳までの年齢階層においては、4mm以上の歯周ポケットを有する者の割合は経年的な減少傾向を示すか、あるいは定常的な状態を示している。これに対して、75歳以上の年齢階層では調査年ごとに増加する傾向を示しており、50％以上の高値を呈したままである（図2）。つまり、後期高齢者の口腔は、残存する歯が増加しているものの、多くの高齢者は歯周炎に罹患している可能性が高いということになる。

平成27年1月審査分においては、後期高齢者において要支援の認定を受けた者が8.8％、要介護の認定を受けた者は23.3％となっている[3]。高齢化率が26.7％、後期高齢者の割合が12.9％となった現在では、自力での歯科診療所受診が困難になったり、セルフケアに問題が生じた高齢者の中には、歯科疾患実態調査の数値以上に重度の歯周炎に罹患した歯を多数抱えた要介護高齢者が多数存在することが推定される。

またさらに懸念されるのは、要介護前の高齢者の口腔についてである。要介護前の高齢者についても、歯周病に罹患した歯が多数残存している。これらの歯は、セルフケアと重点的なプロフェッショナルケアによって維持されている歯が少なくないはずである。これらの口腔について、ある日を境にセルフケアができなくなった場合、また定期的なメインテナンスを受療できない状況が発生した場合には、一気に口腔の状況が転落してしまう可能性がある。

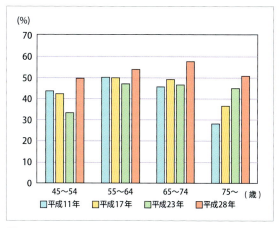

図2　4mm以上の歯周ポケットを有する者の割合の年次推移。後期高齢者における歯周病罹患歯の存在の増加が著しい（平成28年歯科疾患実態調査より引用改変）。

セルフケアの困難な高齢者の増加

■セルフケアのできない患者に向き合うのが要介護高齢者の歯周治療

要介護認定を受けた高齢者は年々増加している。また同時に、歯周病の歯を有した高齢者の数も年々増加している。これは、セルフケアの困難な歯周病患者の増加を意味している。歯周疾患の直接原因はプラークであり、歯周治療の基本はプラークコントロールである。しかしながら、セルフケアができない患者に向き合うのが要介護高齢者の歯周治療ともいえる。

■介護者がプラークコントロールの主体となる現実

さて、それではセルフケアを欠いた状態で歯周治療は可能であろうか。要介護高齢者の歯周治療のプラークコントロールを負担する中心が

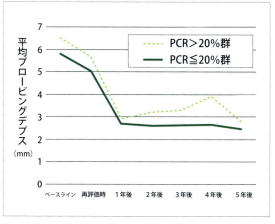

図3　メインテナンス期間におけるプロービングポケットデプスの推移。プラークコントロールのレベルは治療の予後に大きな影響を及ぼす（参考文献4より引用改変）。

介護者になった場合を想定した歯周治療を考えなければならない。介護者によるプラークコントロールでは、PCR ≦ 20％といった一定の目標値が要求できるのであろうか[4]（図3）。実のところ、介助者によるプラークコントロールのレベルを評価した研究はなされていない。また、セルフケアのできない状況における歯周治療の効果の評価も行われていない。このような状況において、いかにして要介護高齢者の歯周疾患を管理していかなければならないかというところが問題である。

要介護高齢者のための歯周治療の流れが必要

■通常の歯周治療の流れでは現実となじまない

セルフケアが十分にできない要介護高齢者の臨床や、治療内容に制限の生じやすい歯科訪問診療の臨床等においては、プラークコントロール、歯周基本治療を行い、再評価、と進めるスタンダードな流れで行われる歯周治療はなじまない（図4）。すなわち、プロービングやプロービング時の出血、動揺度といった歯周組織検査に加え、通常はエックス線写真撮影を行って支持歯槽骨の量や状態を把握し、個々の歯の重症度や予後の判定を行ってからスケーリングなどの歯周基本治療に進めるという手順は必ずしも患者のために有利にならず、また可能な状況ばかりでもない。

■要介護者の場合、検査そのものが大きな負担になるという現実

歯周組織検査は、歯周疾患の診断や重症度の判定、治療計画立案、治療効果の判定等のために必要であり、有効な方策であるが、得られた結果によって保存治療と外科治療の選択を変えることができたり、薬剤の選択を考慮できるようなことは、要介護高齢者の歯科臨床においてはあまり遭遇しない。健常者の歯周治療のように、プロービングポケットデプス2mm程度の改善に一喜一憂するような臨床とは大きく異なる。検査そのものが患者の大きな負担になるような状況においては、検査の先行しない歯周治療は容認しないという原則は必ずしも是とはいいがたい。

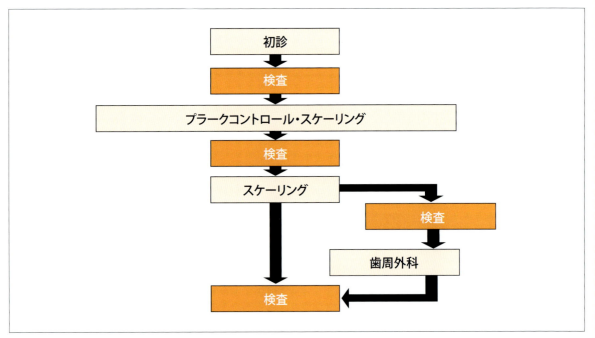

図4　保険診療における歯周治療の流れ。

介助者の介入により可及的に保存できる口腔を整備するという選択

■介護現場で実行可能な管理プログラムを

図4の流れは保険診療で歯周治療を行う際に必ず守らなければならない手順で、現在ではこの流れを逸脱した歯周治療の進め方は保険診療においては認められていない。治療の各ステップで必要とされるのが検査であるが、検査を省いてスケーリング等の治療に着手したとしたならば、その先の全ての保険請求は原則として認められなくなってしまう。

図5は、メインテナンス中に6ヵ月間来院がとだえた68歳男性の症例である。6ヵ月ぶりの来院は、脳梗塞による右側麻痺を来しており、車いすでの来院であった。前回のメインテナンス時は問題なく自力歩行での来院であったが、その後脳梗塞を発症し、急性期病院および回復期病院への5ヵ月間の入院期間を経ての受診で、利き手の右側麻痺のため、セルフケアもままならない状態とのことであった。抗凝固療法を受けているため、歯肉は易出血性を示している。わずかな期間に大量の歯石の沈着が見られ、口腔清掃状態の回復のためまずは歯石の除去が必要であるが、歯肉からの出血が予想されるためプロービングもままならない。歯肉を傷つけないようにハンドスケーラーでの歯石除去を行ったが（図6、7）、このような処置は通常の保険診療における歯周治療の流れを遵守して行うことは困難である。多くの合併症を有する高齢者の臨床においては、抗凝固療法の治療者の割合は20％近くまで上り、歯肉からの出血等には注意を要する[5]。また、認知症患者のセルフケアの維持はきわめて困難である。このような状況下での歯周疾患の管理プログラムの提案が必要である。

■不健康寿命10年の時代に

日本の平均寿命は、平成28年簡易生命表によると男性で80.98歳、女性で87.14歳と報告されている[6]。これに対し、日常生活に制限のない健康寿命については、平成25年の推定値では男性71.19歳、女性74.21歳となっている[7]。すなわち、男性で約10年、女性では約13年もの長きにわたって、日常生活に支障のある、健康上の問題がある、あるいは要介護2度以上の認定を受けて自立した生活が困難な期間を過ごすのが、平均的な日本人の像となってきている。このような状況下での歯周治療として、要介護高齢者の口腔の機能の維持に必要な口腔の健康が、患者自身や介護者の負担、さらにはコストとのバランスを勘案して得られるよう、医療の現場を反映した要介護高齢者のための歯周治療として提唱する必要がある。

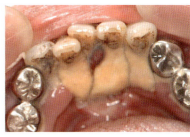

図5 脳梗塞のため、メインテナンス中6ヵ月間来院が途絶えた68歳男性の症例。利き手の右側麻痺のためセルフケア不能となって4ヵ月の状態。

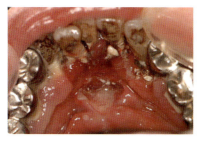

図6 ハンドスケーラーでの歯石除去を行った後の状態。歯肉は易出血性を示す。

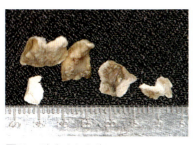

図7 除去された歯石。

1-3 ② 歯科診療室からのシームレスな対応

光銭裕二
北海道・光銭歯科医院・歯科医師

> **SUMMARY**
> ① 要介護高齢者の生活に医療は必要だが、医療だけでは生活は成り立たない
> ② 口腔の健康を維持するには、急性期から回復期、慢性期を経て在宅へ移るそれぞれの時期に関わる医療職や介護職が、いかに適切な口腔ケアを実践できるかにかかっている
> ③ 口腔衛生管理は、歯周治療のみならず高齢者の生活を支える大きな力となるという認識を持つことが必要であり、それが歯科診療室からのシームレスな対応の原点である

生活を支えるためのシームレスな対応はなぜ必要か？

■医療だけでは要介護者の生活は成り立たない

要介護者の場合、専門的口腔ケアを週に一度実施しただけで良好な口腔清掃状態を維持する効果は期待できない。特に在宅では、要介護高齢者や難病等で障害を持った方の毎日の生活を支える介護職や他の医療職の協力なしに、口腔健康の維持は困難である。要介護高齢者の場合、患者によって医療と介護の占める割合は様々で、生活に医療は必要だが、医療だけでは生活は成り立たない。そこに他職種連携の必要性がある。ケアマネジャーからのフェイスシート、訪問看護師の看護要約、かかりつけ医の情報提供書等から生活状況や家族構成、全身状況や服薬状況等医療・生活全般の情報が得られる。

■それぞれの時期に関わる医療職、介護職による口腔ケアの実践の必要性

今まで毎日しっかりとブラッシングをして良好な口腔衛生状態を保ってきた方が、何らかの障害を持ち自分で日常的な口腔清掃状態を維持できなくなった時、一体誰が関わるのだろうか。口腔の健康を維持するには、急性期から回復期、慢性期を経て在宅へ移るそれぞれの時期に関わる医療職や介護職が、いかに適切な口腔ケアを実践できるかにかかっている。高齢者の口腔衛生管理は、歯周治療のみならず高齢者の生活を支える大きな力となるという認識を持つことが必要である。それが歯科診療室からのシームレスな対応の原点である。

以下、症例を通して、患者のそれぞれの時期に応じた多職種間のシームレスな関わりの実際を提示する。当院でこの患者を担当して10年、今なお関わっている。この間、患者の夫の要介護状態悪化、次女の結婚・出産など、本人の病状も家族を取り巻く環境も変化した。

さらに、これから必ず迎えるであろう終末期に対して、かかりつけ歯科医としてどのように対応すればよいのかがこれからの課題である（写真はすべて家族の了解を得て掲載している）。

パーキンソン症候群（レビー小体病）患者との長期間にわたる関わりから

■**初診から当院に通院**

患者は2002年より物忘れ、振戦の出現で書字困難となり、2004年専門医からレビー小体病と診断された。2006年6月、歩行可能なうちにう蝕治療を希望し、当院を受診した。当時、ふらつきはあるものの、長女とヘルパーに付き添われ、動きは緩慢ではあるが自立歩行可能であった。問診にはある程度答えられるが、診療室の環境に慣れないためか、硬い表情をしていた。口腔内状態は図1のとおりである。

口腔内診査後、セルフケアの可能性を探るため開口状態や上肢の動き、可動域などを診査した。その結果、歯ブラシを口元に運ぶことは可能だが、有効なプラークコントロールにつながるブラッシングは困難で、家族の介護負担を考慮しながら今後介護職にも口腔ケアを介助してもらい、上肢の可動域、開口状態も含めてトレーニングすることにした。次回来院時（2006年7月10日）には口腔ケアのトレーニングのため、担当ホームヘルパーとデイサービススタッフにも同行していただいた。顔なじみのスタッフが一緒のためか、前回来院時のような緊張はなく、時折声を出し、終始にこやかに口腔ケアを行っていた（図2）。

口腔ケアには DENT ERAC5541S と Fix-one soft を使用した。また、口腔ケアを行う介護職や医療職が複数の場合、ある程度同じレベルの口腔ケアを可能にするために、図3に示すイラストを作り実施していただいた。その際、口腔内をきれいにしようとするあまり力を入れすぎ、痛みとなってそれが口腔ケアの拒否につながらないよう注意してもらった。2006年10月には根管治療や義歯修理・調整などの処置が終了し、歯肉の炎症もコントロールできた。レビー小体病は進行性の疾患であることから、今後飲み込みが悪くなり口腔内を清潔にして口腔機能を維持しなければ誤嚥性肺炎発症の危険があることを説明し、2週に1度、担当ヘルパーの介助で来院していただき口腔ケアを実施した。

図1 患者の初診データ。

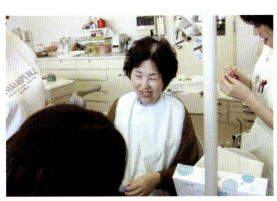

図2 診療室にて。ホームヘルパーとデイケアスタッフへの口腔ケア指導も重要な仕事である。

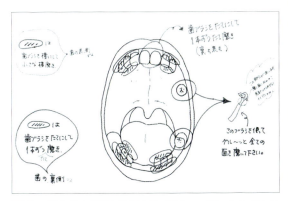

図3 残存歯の状態と使用するブラシ、ブラッシング方法を記載し、できるだけ解りやすく視覚に訴える。

■ 通院から入院そして在宅へ

　2007年1月、自宅で転倒し大腿骨を骨折したと家族から連絡を受けた。2月に人工骨頭置換術を受け、その後約半年間の入院・リハビリテーション後自宅に戻ったが、寝たきり状態に加え認知機能と嚥下機能の低下により経口摂取困難で、PEG（経皮内視鏡的胃瘻造設術）になっていた。在宅での口腔ケアは残存歯が比較的多く、嚥下機能低下に伴う唾液の誤嚥を認めることから、DENT ERAC541Sを改造して吸引カテーテルを付けた歯ブラシに変更し、口蓋・舌・頬粘膜には吸引付きミニくるリーナを使用した（図4）。さらに機能的口腔ケアとして頸部伸展や、廃用性変化予防のために頸部・頬・口唇・舌のマッサージ、嚥下訓練、上肢の可動域訓練を実施し、家族や介護職にも協力してもらえるように口腔リハメニューを作った（図5）。

　2008年8月肺炎を発症し入院、気管切開を受け在宅復帰した。その後は安定した状態が続き、口腔ケア実施後は覚醒状態良好で痰の量も少なく、飲み込みのよい時にはジュースを綿球に浸して口唇につけたり、大好きな飴をガーゼに包んでデンタルフロスで縛り、口に含んで味覚を楽しんでいた（図6）。

　これまでは、長女が家庭を持ちながらも泊まり込みで介護を手伝い、次女は勤務後に介護することで、穏やかな在宅での生活を過ごしていた（図7）。しかし2013年12月、次女が結婚することになったこと、また患者の夫が2度目の脳出血を発症し介護負担が増加したことから、市内の介護療養型病棟に入院することになった。私達が担当しているホスピス病棟に併設の介護病棟であることから、今も週1回病室で口腔ケアを実施している。

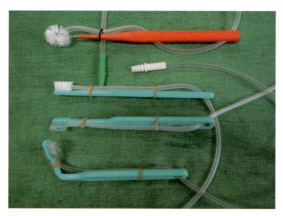

図4　口腔内に合わせて歯ブラシを改造、口腔清掃をしやすくするために工夫する。

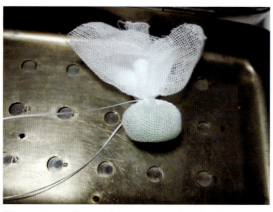

図6　誤って飲み込まないようにガーゼで飴を包みデンタルフロスできつく縛り手に持つ。食べられなくても味だけでも感じてほしい。

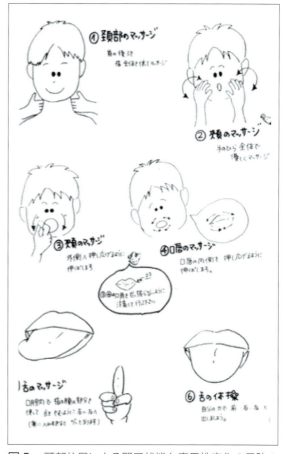

図5　頸部伸展による開口状態と廃用性変化の予防のための口腔リハメニュー。

■在宅から病棟へ

　患者との関わりが長くなると、本人の病態の変化もさることながら、家族の生活も大きく転換することがある。その時々で本人と家族の要望や問題点を見つけ出し、解決するために必要なサービスは何かを常に考えながら、毎日の生活を支える他職種と連携していくことは極めて重要である。2008年8月に気管切開を受けてからは発語もなく寝たきりの状態であるが、週に数日は娘たちが孫を連れて病室を訪れるとその声には反応して音の方向を向き、調子のよい時には開眼することもある（図8）。

　特に在宅では、すでに寝たきりになってから患者と会うことがほとんどである。しかし、本症例はレビー小体病と診断された後、通院可能な状態から担当し、その後、疾患の進行に伴って在宅、病棟へと診療環境が推移していった。このような場合、疾患によって今後口腔や全身に現れる症状の変化や障害がある程度予測できることから、それらに対する予防と機能維持に努めることが必要である。

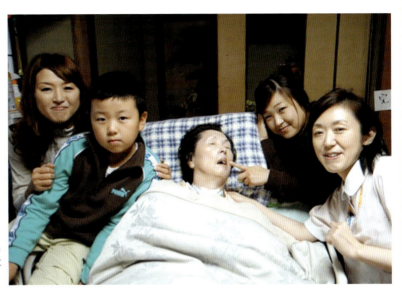

図7　在宅での家族と当院スタッフ。母親がいつも中心にいた。賑やかな声に囲まれて……。

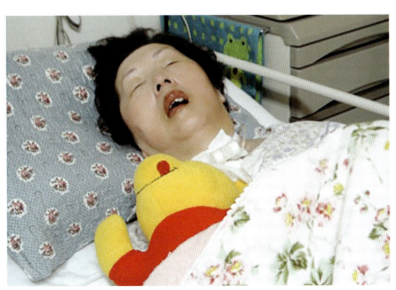

図8　最近の患者。体は動かなくても声は聴こえて反応する。

1-3 ③ 大学病院と地域連携 ①システムとしての連携

江面　晃[*1,2]・黒川裕臣[*2]
日本歯科大学・新潟病院総合診療科・口腔ケア機能管理センター長[*1]・教授[*2]

> **SUMMARY**
> ① 高齢者の死亡原因として、肺炎が上位を占めるようになった
> ② 誤嚥性肺炎（老人性肺炎）を防ぐには、口腔内の細菌数を減少させることが重要であり、そのためには口腔ケアの実施が必須である
> ③ 地域包括ケアシステムは、高齢者が尊厳の保持と自立した生活を住み慣れた地域で最期まで過ごせるように、地域の包括的な支援・サービスを高齢者に提供するシステムである
> ④ そのためには大学病院を含む地域の関係機関が連携し、医療・介護・予防分野の地域包括システムの中で機能していく必要がある
> ⑤ 地域歯科診療支援病院は、地域の歯科診療所や病院の後方支援機能を強化する目的で、2006年に全国に176施設が登録された
> ⑥ 2008年に訪問歯科診療を行っている地域診療所との連携、後方支援の強化が進められ、全身状態が不良な患者の歯科治療を入院下で実施していくことが求められるようになった

高齢者の誤嚥性肺炎への対応の必要性

■肺炎は今や我が国の死亡原因の第3位

　要介護高齢者は口腔ケアを十分に行えなくなり、口腔内環境が悪化することで、う蝕や歯周疾患の高度進行が多くの者に認められる（図1）。肺炎は、2011年に脳血管疾患と入れ替わり、わが国の死亡原因の第3位となった。2014年度の死亡順位は、1位悪性新生物、2位心疾患、3位肺炎、4位脳血管疾患、5位不慮の事故、6位自殺、7位老衰となっているが、肺炎で死亡する94%は75歳以上の高齢者であるとされている。また、誤嚥が死亡原因となる肺炎は、70歳以上では約70%にもなる。誤嚥性肺炎を予防するには、食形態、栄養、口腔のケア、リハビリテーション等が挙げられ、チーム医療が不可欠である。

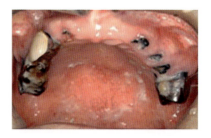
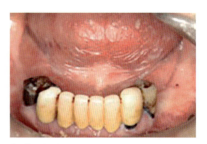

図1　要介護高齢者の口腔内、口腔内環境の悪化による高度のう蝕と、歯周疾患、口腔乾燥が認められる。

誤嚥性肺炎の予防と口腔ケア

■専門的口腔ケアによる大きな効果

1991年佐々木らは、口腔内細菌の就寝時の不顕性誤嚥が肺炎の原因である可能性を示し、誤嚥性肺炎の予防に対して口腔ケアの効果が示唆された[1]。さらに弘田、米山らは、要介護者施設の調査で、施設介護者による日常的口腔ケアに加え、歯科医師、歯科衛生士による専門的口腔ケアを行った群は、5ヵ月後に当初より口腔内細菌数が1/10に減少したのに対し、専門的口腔ケアを行わなかった日常的口腔ケア群（対照群）ではほとんど変化はなく[2]、さらに米山らは期間が長くなるにつれ、専門的口腔ケア群と対照群の肺炎の発症率の差が大きくなったと報告している[3]（図2）。

また、5ヵ月後の専門的口腔ケア群と日常的口腔ケア群（対照群）の口腔内所見を比較すると、専門的口腔ケア群の歯肉の健康状態は見違えるほど改善し、歯肉の発赤や腫脹はほとんど認められなかったとしている[4]。また、2年間の調査で、発熱者、肺炎発症者、肺炎による死亡者が、専門的口腔ケアを行った群では日常的口腔ケア群（対照群）に比べ減少したとの結果を得た[5]（図3）。これらによって、誤嚥性肺炎の予防に対し口腔ケアの効果が明らかとなった。また、今後の高齢者人口増加に伴う医療ニーズの増大が考えられている。

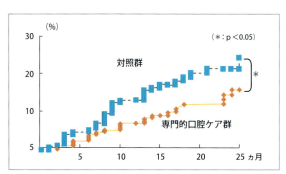

図2 期間中の肺炎発症率。期間が長くなるにつれ、専門的口腔ケア群と対照群の発症率の差が大きくなった（$p<0.05$）。

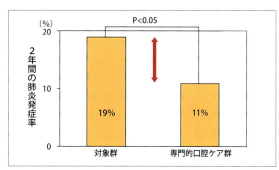

図3 専門的口腔ケア群と対照群の2年間の肺炎発症率の比較。2年間の肺炎発症率の調査では、発症を約4割減少することができた（参考文献5より引用改変）。

地域連携での歯科医療

■地域歯科診療支援病院の役割

要介護高齢者などに地域の包括的な支援・サービス提供体制の構築を推進する地域包括ケアシステムの構想[6]（図4）は、「地域における医療及び介護の総合的な確保の促進に関する法律（1989年）」により、地域の実情に応じて、高齢者が可能な限り住み慣れた地域で、その有する能力に応じ自立した日常生活を営むことができるよう、医療、介護、介護予防、住まいおよび自立した日常生活の支援が包括的に確保される体制（同法2条）とされる。そのような中で地域歯科診療支援病院には、重度障害を有し、全身状態が不良な患者の歯科治療を、入院下において全身管理や行動調整（行動変容法、体動のコントロール、精神鎮静法、全身麻酔法）を行いながら実施していくことが求められている。

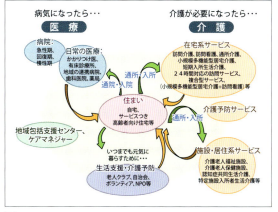

図4 地域包括ケアシステムの構想（参考文献4より引用改変）

日本歯科大学新潟病院の例から

■地域歯科医療支援室を開設

日本歯科大学新潟病院は地域歯科診療支援病院として、地域医療・介護施設等との医療連携をスムーズに行うことを目的に地域歯科医療支援室を開設（図5）した。ここでは医療機関等からの紹介患者の受け入れ、医療機関への紹介患者の情報提供、高度高額医療機器や施設の共同での利用、地域医療機関への教育研修事業等を実施の窓口となっている（図6）。

■口腔ケア機能管理センターの役割

口腔ケア機能管理センターでは、附属医科病院等からの依頼により誤嚥性肺炎、摂食嚥下障害等の入院患者を対象に専門的口腔清掃、摂食嚥下訓練等の専門的口腔ケアについて、歯科医師と歯科衛生士が病棟で口腔内診査等を実施し、診療計画の立案を行う。その後、医科担当医、歯科担当医、看護師、歯科衛生士、管理栄養士が連携をとり、検査・治療・リハビリテーションにあたっている。

専門的口腔ケアでは、可及的な歯周組織検査、スケーリング、機械的歯面清掃、保湿等に加え、必要な抜歯を実施している。

摂食・嚥下障害の症例では、義歯の修理・調整、意思疎通の状態に応じて間接訓練、直接訓練を管理栄養士、看護師も加わり実施している。症状の改善により他医療施設、介護施設、自宅等に移るが、退院前の口腔衛生指導は本人、家族、他施設関係者に適時行っている。また、依頼により歯科訪問診療や居宅療養管理指導を訪問歯科口腔ケア科が実施している。

加齢や脳血管障害、認知症等により口腔ケアが行き届かなくなることによる口腔環境の悪化は、誤嚥性肺炎等の死に関わる疾患につながる。要介護状態においても継続した口腔ケアが必要であり、それには医療・福祉・介護の各機関が連携することが重要である。すなわち、多職種協働による要介護者へのシームレスケアの後方支援システム構成員として、地域歯科医療支援室を中心に地域歯科診療支援病院としての機能のさらなる伸展に努めることが必要である。

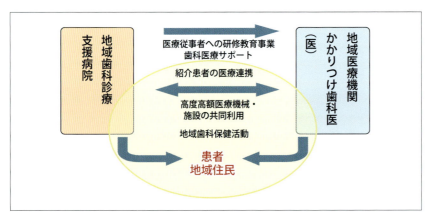

図5　地域歯科診療支援病院の役割。

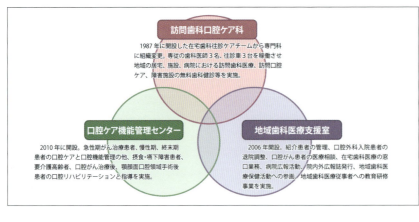

図6　口腔ケア機能管理センターと訪問歯科口腔ケア科、地域歯科医療支援室は三位一体の協力連携関係を機軸に、地域連携による在宅歯科医療の向上に寄与するために、地域歯科医療と医療・福祉の連携センターの役割を果たすことをめざしている。（図作成：日本歯科大学新潟病院地域歯科医療支援室　田中彰）。

1-3 ④ 大学病院と地域連携
②現場での歯周病学的観点からの対応

両角祐子[*1]・佐藤 聡[*2]
日本歯科大学新潟生命歯学部・歯周病学講座・准教授[*1]・教授[*2]

SUMMARY

① 高齢者の残存歯数の増加とともに、歯周病罹患歯が増え、歯周病管理のニーズが増している
② 高齢者の歯周病管理の基本は炎症のコントロールであるが、長年通院できていた患者も加齢により、通院が徐々にできなくなる状況が生じる
③ その際には口腔内の環境はもちろんだが、歩行や通院手段、介助の必要性など、口腔以外のことも考慮する必要がある
④ 患者が要介護となった場合には、家族、施設関係者、訪問歯科診療を行う歯科医療従事者間での情報共有が欠かせない

増加する高齢者の歯周病管理のニーズ

■個々の高齢者の状況をふまえた歯周病管理の必要性

歯周治療は、原因となるプラーク量を減少させ口腔内の衛生環境を改善し、歯周ポケット内の感染源を取り除くことにより炎症を消退させ、その状態を定期的なメインテナンス、またはSupportive Periodontal Therapy（SPT）で維持することにある。

歯周治療の普及による効果は、平成28年歯科疾患実態調査では、80歳で20歯以上の歯を有する者が51.2％と半数を超えた結果からも垣間見ることができる。

しかしながら、「4mm以上の歯周ポケットを有する割合」も65歳以上では平成11年の調査以降増加傾向にあり、平成28年の結果では、50％を超えていた。これらの結果から、今後も歯周病に罹患した、またはSPTを通じた歯周病の管理の必要な高齢者の増加が推測される。

歯周治療の基本は、口腔の衛生環境、特に歯肉縁上のプラークコントロールを一定の割合以下に維持するためのセルフケアの確立が重要となってくる。一方、高齢者では、個人差はあるものの歯周治療で確立されたセルフケアの維持が困難となる場合や、定期的なメインテナンスまたはSPTに通えなくなる場合など、歯周組織の管理や歯周治療に対するモチベーションの強化ができなくなる場合もある。

加齢による変化によって生じる通院困難という現実・その対応例から

■ セルフケア良好で3ヵ月ごとのSPTを行い、現状を維持できているAさん

Aさん（90歳）は、59歳の時に歯肉の腫脹を主訴に来院された。とても真面目な方で、初診時からブラッシングも熱心にされ、予約の時間に遅れてきたこともない。90歳を超えた現在でもやや歯肉の退縮を認めるが、歯肉の発赤、腫脹などは認めていない。プロービング時の出血は5％程度で、セルフケアの状態も良好で、プラークコントロールレコードも常に20％以下を維持している。少し歩くのが辛くなってきたとはおっしゃるものの、現在も3ヵ月ごとのSPTを行っている（図1、2）。

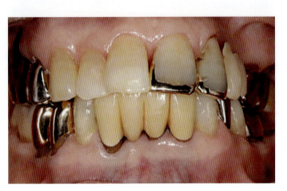

図1　Aさん、90歳。SPT時の口腔内写真。歯肉の退縮は認めるが、辺縁歯肉の発赤・腫脹は認めない。

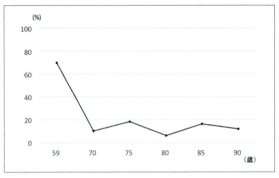

図2　Aさんのプラークコントロールレコードの推移。59歳で来院され、その後、継続して30年以上通院している。歯周基本治療後、20年以上もプラークコントロールレコードは20％以下を維持している。

■ 25年通院していたが、通院困難となり近医への紹介を行ったBさん

Bさん（91歳）は、66歳の時にブラッシング時の出血を主訴として来院された。歯周基本治療、SPT移行時は、セルフケアが確立され、良好なプラークコントロール状態を維持していた。初診時は会社員として勤務されており、来院する時間の調整も大変だったようだが、継続して通院され、退職後も定期的に通院し、良好なプラークコントロールを維持されていた。

80歳を超えた頃より、プラークコントロールレコードが50％を超えるようになり、辺縁歯肉の発赤、腫脹も認めるようになってきた。「歯を磨くのが大変になってきました」という訴えから、来院間隔を1ヵ月とし、プロフェッショナルケアによる炎症のコントロールを行うこととした。しかし、90歳を超えた頃、「毎月くるのが大変だから、2ヵ月に1回にしてほしい」との希望があり、来院間隔を2ヵ月ごとにした。

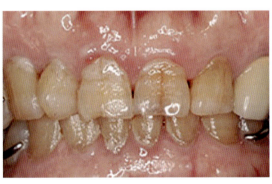

図3　Bさん、91歳。SPT時の口腔内写真（正面観）。歯頸部、歯間部にプラークの付着が多く、歯肉の発赤も認める。

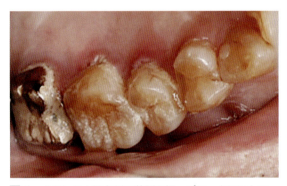

図4　Bさんの上顎左側口蓋側面観。プラークコントロールが困難な部位であり、プラークの付着量も多い。正面観に比較し、辺縁歯肉の発赤・腫脹も顕著である。

Bさんは大学病院より5kmほど離れたところから通院されていた。通院手段は、加齢とともにバスからタクシーに変化し、最近では通院の際には家族が付き添うようになっていった。歩行も少しずつ困難となってきているようである。
　このような状況でBさんが、「先生、今日でここにくるのを、終わりにしようと思います」と話された。ご家族の介助も受けて通院されているが、やはり、大変だとのことであった。
　Bさんには、近医を紹介し、プロフェッショナルケアを継続していただくこととなった。口腔粘膜疾患の既往もあるため、再発時には再度大学病院に紹介していただくこともあわせて依頼行っている（図3〜6）。

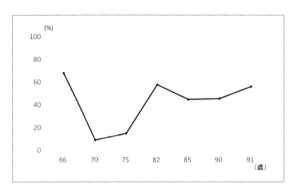

図5　Bさんのプラークコントロールレコードの推移。歯周基本治療を終了し、プラークコントロールは安定していたが、80歳頃からセルフケアが困難になり、プラークコントロールレコードは50%を超えるようになった。

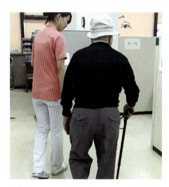

図6　Bさんは、移動にも見守りや介助が必要なことが多くなってきている。

■認知機能の低下により急激に口腔内が悪化、現在は訪問歯科診療へ切り替えたCさん

　また、近年では通院中の患者であっても、認知機能が低下している方への対応も必要になってくる場合が生じている。
　Cさん（85歳）も約20年通院されている女性。昨年より急激にプラークコントロールが悪化してきており、歯冠が破折していることや、修復物が脱離していることにも気づいていないようであった。ある日、家族から認知症が進行し、通院できなくなったとの電話をいただいた。治療の継続の希望があったため、訪問歯科診療を行っている近医を紹介し、治療の継続を行うこととした（図7）。

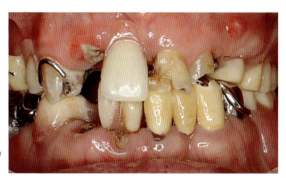

図7　Cさん、85歳の口腔内写真。口腔清掃不良で歯冠破折、う蝕を認めるが、気がついていない様子。

通院が困難になった患者への口腔管理の重要事項

■口腔外の要因も考慮する必要が生じてくる

歯周病を管理していく上で、セルフケアとプロフェッショナルケアを組合せ、炎症をコントロールしていくことは不可欠だが、高齢者の歯周病管理では、口腔内の環境はもちろんだが、歩行や通院手段、介助の必要性など、口腔以外のことも考慮する必要がある。大学病院に通院している患者では、遠方より公共交通機関を利用し通院してくる方も少なくない。地域によっては公共交通機関が網羅されておらず、自家用車での移動が主であるところもある。

遠方からの患者では加齢や疾病などにより通院困難となった場合、訪問歯科診療を実施している大学病院でも継続した歯周病管理は困難となる。さらに要介護状態になった場合は近医への通院も困難になり、訪問歯科診療で歯周病管理を継続することとなっていく。要介護状態でのセルフケアは、患者自身によるものから介護者が行うものが中心となるため、要介護者の歯周病管理では、多職種との連携が不可欠となる。

■介護者への口腔管理の基礎知識の普及の必要性

現在、通院が困難となった要介護者に対する口腔管理の多くは、それぞれの介護者に委ねられている。口腔内への関心が高まり、特に施設においては口腔管理をしていないわけではなくても、口腔内を観察すると、痂疲が口蓋にはりついている、臼歯部や歯間部に大量のプラークを認める、今にも脱落しそうな動揺歯があるなどということも少なくない。要介護高齢者の口腔ケアでは、介護者の口腔、または歯周病に対する知識により管理の内容、質にばらつきが見られ、歯周病管理の知識を持つ歯科医師による高齢者の口腔管理の重要性や基礎的な知識の普及の必要があると考えられる。

■欠かせない情報共有

また、要介護者においても現在歯数や歯周病の罹患歯が増加し、日常の口腔ケアだけでは炎症のコントロールが困難な場合も多く認める。より確実に炎症をコントロールし、口腔ケアを行いやすい環境を作るためには、歯周治療を土台とした口腔ケアが必要となってくる。適切な歯周治療・歯周病管理を行うことで、口腔ケアの質も向上すると考える。

要介護者状態になった場合の生活の行動範囲に合わせた口腔管理のあり方について患者自身とその家族、かかりつけ医を含めた歯科医師、新たな行動範囲先となる施設、さらに要介護者の口腔ケアの援助者となる介護者が口腔内状態の状況を共有し、日々の口腔内の衛生環境の維持と、プロフェッショナルケアに際しての訪問歯科診療に従事するスタッフへの情報提供が必要と考えている（図8）。

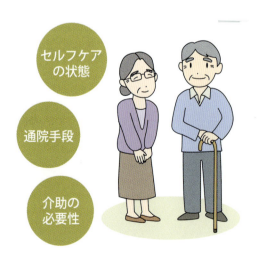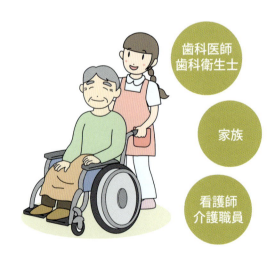

図8　高齢者の歯周病管理。通院中であってもセルフケアの状態、通院手段、介助の必要性など口腔外の要因も考慮する必要がある。要介護者においては、多職種との連携も必要となってくる。

1-3 ⑤ 周術期の口腔機能管理

岸本裕充[*1]・中村祐己[*2]
兵庫医科大学・歯科口腔外科学講座・主任教授[*1]・助教[*2]

SUMMARY

① 急性期病院で治療を受ける患者には、口腔に関連する様々な合併症を生じるリスクがあり、歯周治療を含む口腔管理（≒オーラルマネジメント）によって、その一部を予防できる
② オーラルマネジメントにおいては、的確な評価が不可欠であり、歯科における専門的評価と歯科以外の職種による口腔のチェックを適宜組み合わせる
③ 時間的な制約が多い急性期では、患者への動機づけ・指導・教育の充実が不可欠である
④ 手術や化学療法の開始までに、抜歯などの観血的処置が必要か否かを判断し、必要なら出血や感染を生じないよう配慮して、完結させる

周術期の口腔機能管理による合併症予防

■歯周病管理は、合併症予防の一部

急性期病院では、様々な疾患に対する外科的、もしくは内科的治療が行われている。それらの治療に伴う口腔に関連する合併症（表1）の予防を目的として、平成24年度の診療報酬改定で、「周術期口腔機能管理料」（以下、周管と略）が新設された。

周管の「周術期」とは「手術前後の期間」であり、歯周病患者では、全身麻酔下手術のための気管挿管に伴って動揺歯が脱臼するリスクがある。また、周管は狭義の周術期だけでなく放射線治療や化学療法を受ける患者も対象であり、抗がん剤の使用によって白血球が減少する

と歯周ポケットが深い部分では急性発作を生じやすい。

「口腔に関連する合併症」の多くは、口腔が不潔であると生じやすい。「歯周病＝口腔が不潔」ではなく、歯周病があっても炎症が安定しており、口腔が清潔であれば、これらの感染性合併症が生じるリスクは必ずしも高くない。

急性期病院で、手術や化学療法など全身疾患の治療を受ける患者の歯周病がコントロールされていないと、口腔に関連する合併症に留まらず、心筋梗塞や脳梗塞などの重篤な合併症を生じるリスクもあることを再認識すべきあろう。

表1 口腔に関連する合併症。口腔を清潔にすることは歯周病管理にも必須であるが、それは合併症の予防の一部である。
*：口腔を清潔にするだけでは発症予防が困難なもの。

歯の損傷*（歯の破折、動揺歯の脱臼など）
歯性感染症の急性化（歯周病の急性発作、智歯周囲炎、歯槽膿瘍*など）
術後の誤嚥性肺炎（人工呼吸器関連肺炎を含む）
口腔・咽頭の手術創感染
歯肉からの出血（歯周病がベースにあるものが多いが、まれに外傷性*もある）
口腔粘膜炎*およびその二次感染
カンジダ性口内炎
ウイルス性口内炎*
褥瘡性潰瘍*およびその二次感染
感染性心内膜炎*

周管の「管理」の意味

■包括的な視点からの管理の必要性

周管の「管理」が意味するところは、ブラッシングや洗口など、口腔を清潔にするためのケアだけでなく、治療に伴う合併症の発症リスクの「評価」や、必要であれば「口腔環境を整備」するための歯科治療の提供等も包括したものである。

全身麻酔下での手術や化学療法の実施前には、全身状態のスクリーニングとして採血や心電図などの検査が行われ、必要に応じて精密検査が追加される。これらのチェックによって、合併症の発症リスクを大幅に低減できるが、確率は非常に低いものの「検査では明らかな異常を示さない潜在的な病変」が見逃されることもありうる。「歯周病が重症であるにもかかわらず、血圧や心電図に特に異常を認めない」という患者を診た時に、「歯周病の慢性炎症による動脈硬化が各種検査では顕在化していないのでは」というような視点を持つことが、潜在的リスクの発見に大切である。

実際の現場では、まだまだ口腔の「評価」が軽視されており、手術当日になって「気管挿管しようとしたら歯が抜けそう、もしくは抜けた」というような事例が見聞される。医療従事者だけでなく、患者自身の関心も低いのが現実であろう。急性期の全ての患者を歯科で専門的に評価するというのは、マンパワーの面で現実的でないため、医師・看護師が患者からの病歴聴取や口腔の観察にもう少し時間を割き、歯科へ専門的評価を含めた周管を依頼するという医療連携が深まることを期待したい（図1）。

歯科的ハイリスク（口腔に問題がある）にあてはまる患者

- □ う蝕や歯周病を未治療で放置している
  （歯痛・歯肉腫脹や出血＜既往歴も含め＞、歯の動揺、口臭など）
- □ 1年以上、歯科は受診していない
  （歯石が多く付着している可能性）
- □ 歯磨きの習慣がない
  （または、あまり歯を磨かない）
- □ 歯の欠損が多い
  （例：60歳で残存歯が20本未満）、歯の欠損を放置している（義歯を使っていない）
- □ 唾液が少ない、口が乾きやすい

＋

感染症などの合併症を生じやすい患者

- □ 感染防御が低下
  （骨髄移植、抗がん剤、免疫抑制薬などの使用）
- □ 誤嚥しやすい
  （開胸・開腹手術、反回神経麻痺、通過障害、鎮静・意識障害など）
- □ 口腔・咽頭に手術創がある
- □ 長期の気管挿管
  （咳反射の減弱、閾値亢進）
- □ 絶食
- □ 顎骨壊死のリスク
  （顎骨への放射線、ビスホスホネート薬・デノスマブの投与）

図1　周管の対象として優先すべき患者（参考文献1より引用改変）。

患者参加型の医療の重要性

■急性期では時間的な制約が多く、患者教育が不可欠

　糖尿病などの合併症がある患者に、手術などの治療までの限られた時間の中で「どのレベルまで」改善を図るかの判断は時に難しい。手術などの治療の緊急性が高い場合には、リスクを承知で手術等の治療を優先するということがあるが、総合的な判断で合併症が改善するまでの治療を延期することもまれにある。

　周管においても同様で、合併症を予防するためには、「口腔環境の整備」（図2）として歯周病を含めた口腔のリスク因子をできる限り改善しておく方がよいのは当然であるが、時間的な制約によって不十分になることもある。

　短期間で、できる限りの成果を上げるためには「包括的な対応」が必要である。糖尿病の血糖値の改善を例にすると、メインはインスリン等の薬物治療になるであろうが、歯周病治療も組み合わせれば血糖値の改善に寄与できるであろうし、う蝕の（暫間）修復や動揺歯の暫間固定・抜歯、義歯の調整などで咀嚼能力が高まれば、栄養管理にも好影響を与えられる。

　急性期においても「患者参加型の医療」が重要である。糖尿病患者に対しては、食事指導や口腔衛生指導をするだけでは不十分で、患者が本気になることで相乗的に効果が発揮される。手術を契機に、長年できなかった禁煙の決心がつく患者がいるように、周管によって口腔衛生に対する意識が著明に高まる患者もいる。

　周管においては、種々のケア用品や洗口液の選択などや、「どのようなケア？」、「手術日までにどこまで歯科治療する？」というように、ケアや歯科治療が注目されがちであるが、時間的な制約が多い急性期では、患者への動機づけ・指導・教育が不可欠である。

予防的口腔ケア（主に歯科衛生士が担当）	CREATE
口腔衛生指導：セルフケア技術の向上 ・歯ブラシ ・補助清掃用具 　（フロス、歯間ブラシ、ポイントタフトブラシ） ・保湿 　（ドライマウス対策：保湿＝加湿＋蒸発予防）	E
術者磨き*1	C
専門的対応 ・専門的歯面清掃 ・歯石除去 ・歯周ポケット洗浄 ・薬剤注入（テトラサイクリン系軟膏） ・フッ化物の歯面塗布（化・放）	T／C
口腔粘膜に関する指導（化・放） ・感染予防 ・疼痛対策	E
食事指導 ・食形態指導、味覚障害への対応	E

歯科治療（歯科医師が担当）
う蝕治療 ・（暫間）充填 ・根管処置
義歯の調整／修理
抜歯処置
歯や補綴物の形態修正 ・口腔がん患者で腫瘍や皮弁の圧迫が予測されるもの（手） ・褥瘡性潰瘍の原因となりうる鋭縁（化・放）
動揺歯の暫間固定（手）
床装置の作製 プロテクター（手）、シーネ（化）、スペーサー（放）
金属性補綴物除去 TEKへの置換（放）

*1 患者が使用する歯ブラシ、歯間ブラシなどを使って歯科衛生士が歯面清掃すること。効率よくプラークを除去でき、ブラシのあたる感覚（圧や速度など）を覚えられるというメリットがある。
手：手術療法　化：化学療法　放：放射線治療　（特に記載がないものは、すべてにおいて必要）
C：Cleaning　R：Rehabilitation　E：Education　A：Assessment　T：Treatment

図2　口腔環境の整備（参考文献2より引用）。

観血的治療について

■必要なら短期間で観血的治療を完結させる

時に誤解があるが、「手術や化学療法などの治療を開始するまでに、全ての歯科治療を完了しなければならない」とは限らない。周管はあくまでも合併症を生じるリスクを低減することが目的であるため、手術等の前の「口腔環境の整備」（図2）は必要最小限とし、残りは手術後に再開しても問題がないことが多い。

この「手術後に再開」は非常に重要であり、将来的にがんの再発や転移を生じた際に、口腔環境の整備に手間取って、がん化学療法の開始が遅れることがないようにしたい。「口腔粘膜炎」や「歯性感染症の急性化」を生じやすいレジメン（抗がん薬の組み合わせや量）のがん化学療法を実施する可能性がある、骨転移を生じてビスホスホネート薬やデノスマブを投与する可能性がある、というような患者がこれにあてはまる（図1右）。

手術や化学療法などの治療を開始する直前であっても、う蝕の充填のように非観血的な歯科処置であれば制限はないが、抜歯のような観血的治療では、術後の感染や出血のリスクを恐れて、医科側だけでなく歯科側も消極的になることがある。抜歯等の歯科治療の完結を理由に、メインの治療の開始を延期することも難しい。

しかしながら、口腔（顎骨）からの感染源の除去という面で抜歯は最も確実な手段の1つであり、抜歯のリスクだけでなく、抜歯せずにメインの治療を開始するリスクも天秤にかける必要がある。心臓外科での人工弁や、整形外科での人工関節のような異物を留置する手術では、抜歯等に伴う菌血症を手術「後」に生じないようにするため、できるだけ手術「前」に菌血症を生じるリスクの高い処置を済ませるべきであろう。当科では必要であれば手術等の前日であっても抜歯するようにしている。

筆者らは、抜歯後の感染・出血の予防に、①抜歯後の消炎、②抜歯直前の抗菌薬の全身投与、③確実な止血を重視している。歯周病に罹患した歯を短期間で消炎するためには、抗菌薬の全身投与の他、患歯および隣接歯の歯石除去（歯肉縁下は Er:YAG レーザーを使用）、歯周ポケットの洗浄や抗菌薬の注入を組み合わせる。抜歯後に使用する止血シーネをドラッグリテーナーとして利用するのも有効である。（図3）。

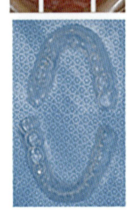

図3　抜歯後の感染・出血の予防手段いろいろ。

1-3 ⑥ 要介護における器材・材料の応用

山本松男
昭和大学歯学部・歯周病学教室・教授

SUMMARY

① 診療室では当たり前にできることが、歯科訪問診療先ではまったく当たり前のことでなくなる
② 在宅診療に特化した使いやすく、低コストで安定供給される材料・器材が必要である
③ レギュラトリーサイエンスを加速させ、現場に必要な材料、器材を迅速に供給すべき時代である
④ このような状況下、在宅医療患者への歯科治療の推進および安全かつ確実なケアを可能にする「ポータブル歯科用機器」が開発されている

歯科訪問診療での問題点と現場での創意工夫

■在宅医療に特化した材料、器材が必要

　厚生労働省の長寿科学総合研究・要介護者の口腔状態と歯科治療の必要性に関する調査では、要介護者の約9割に何らかの歯科治療や専門的口腔ケアが必要であるが、実際の受診はそのうちの約27％にとどまるとの報告がなされている。活動地域によって道路や路地の状況が異なり、必ずしも自動車が活用できるとは限らない。バリアフリーに近い居住系施設や介護保健施設での受診率は増加傾向にあるが、居宅の場合、密集市街地の老朽化した住宅や建替えの望まれる古いマンション等に居住し続けざるを得ない場合があり、受診率は横ばい状態である。

　歯科訪問診療は、通院が困難な患者に口腔機能の回復維持に必要な歯科医療を提供することだが、「診療室では当たり前にできることが、訪問先ではまったく当たり前でない」のが常識である。図1に示すように、診療に必要な材料、器材の準備、梱包、運搬、診療環境の選択など、現場の歯科医師や歯科衛生士の創意工夫で支えられてきた側面があるが、在宅歯科診療に特化した使いやすく低コストで安定供給される材料・器材が求められている（図1）。

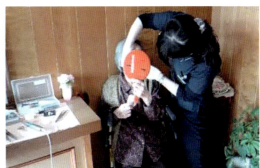
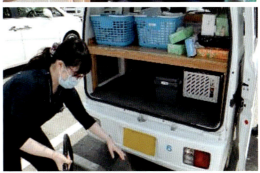

図1　現場では、使いやすく低コストで安定供給される材料・器材が必要とされている。

地域包括ケアと、臨学産官の連携体制

■医療機関完結型から地域完結型へ

わが国が高度経済成長にあった1980年頃は、う蝕処置、抜歯、補綴治療等が歯科医療機関完結型で提供されることが中心であった。最近ではう蝕が減少する一方で、高齢化の進展や疾病構造の変化等に伴い、患者の病態に応じた多様な歯科医療が求められ、歯科訪問診療のニーズも増加しつつある。

より一層の高齢化が進展する中で、2025年には、多様なニーズに応えるための地域包括支援センター等との連携を含めた地域完結型医療の中での歯科医療の提供の実現が目標とされており、それにあわせて歯科医療のスタイルは変化せざるを得ない。

■レギュラトリーサイエンスの必要性

在宅診療に特化した材料や器材の開発が望まれるが、歯科器材を専門とする企業は中小企業が多く、多品目少量生産である。それらは医療機器・医療材料は薬事承認が必要なことから、現場で必要な材料・器材を迅速に研究開発し、承認の上、提供されるには、臨床・学術・産業の緊密な連携と、研究資金や専門的アドバイス等の官の手厚いサポートが強く望まれる。確かな根拠に基づき迅速な薬事承認までを実現するレギュラトリーサイエンスがより重要になる（図2）。

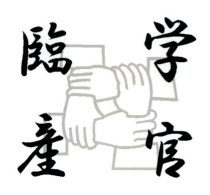

図2　レギュラトリーサイエンスを加速させ、現場に必要な材料、器材を迅速に供給する。

訪問用機器・材料の具備すべき条件とポータブル歯科用機器の開発

■在宅医療患者へのポータブル歯科用機器の開発

医療機器開発で大切なことは、現場で必要となる性能を満たすことだけではなく、安定した供給と修理体制、改良への開発の継続が確保されていることである。さらに医療機器・医療材料として承認されるだけではなく、医療技術料に包括されているか、特定保険医療材料として保険償還されることが、医療現場で安定的に使われる重要な条件である。

昨今のわが国を取り巻く国内外の変化を鑑み、国の成長戦略の一環として医療機器産業の強化があげられている。日本歯科医師会・日本歯科医学会・日本歯科商工協会は、歯科医療技術革新推進協議会を発足させ歯科医療機器・材料の開発について検討を重ねてきたが、平成20年度厚生労働省「新医療機器・医療技術産業ビジョン」に歯科関連項目が多数収載され、そのうちの1つに在宅医療患者への歯科治療の推進および安全かつ確実なケアを可能にする「ポータブル歯科用機器の開発」が盛り込まれた。東日本大震災の発生が重なり、災害対策という視点も付加されつつ、図3の8つのテーマに集約された。

1	歯科訪問診療用ポータブル照明機器
2	寝たきり老人用診療体位移動背板
3	訪問診療用情報ネットワーク・システム
4	訪問診療用ポータブル歯科診療総合ユニット
5	訪問診療用義歯リペア・キット
6	訪問診療用印象採得・咬合採得キット
7	義歯用ディスポブラシ、オーラルケア・ブラシ
8	歯科医療用口腔保湿（湿潤）材

図3　「歯科医療機器産業ビジョン」の訪問診療で必要とされる歯科医療機器・器材開発テーマ。

歯科訪問診療用器材パッケージの特徴

■現場でのノウハウが深く反映された商品群

普段の診療に用いられる設備は、どれも訪問診療時に容易に携帯できるものではない。歯科医療技術革新推進協議会の下に歯科医療機器・器材開発小委員会をおき、訪問診療で行われる治療・処置と使用する機器に関するアンケート調査や経験豊富な臨床家・学会などのニーズが調査され、実現可能な産業界側のシーズを出し合い、在宅訪問診療機器開発プロジェクトとしてブラッシュアップされていった。平成24年度課題解決型医療機器等開発事業に採択され、有識者ヒアリングや伴走コンサルタントなどの手厚いサポートを受けつつ、平成26年7月にデンタパックココロ（図4）の上市に至っている。

これらは、①軽量・コンパクトで持ち運びやすく、②訪問先への配慮がなされた、③組替自由なパッケージとなっている。要介護者の診療の特徴を理解する上でも、本製品仕様を理解することは有益である（図4a～i）。

■歯科訪問診療用パッケージの内容

①ポータブルユニット、軽量化、小型化、組換え自由度の確保（図4a、b）

在宅歯科診療に必要な器材を小型化・軽量化し、規格化されたセルに収め、訪問先の状況や診療内容に応じて必要なセルを選択し、構成できる。訪問先の状況によって、専用カートにまとめることも、個別に肩掛けスタイルにして運ぶことも可能である。従来24kgあったポータブルユニットは10kgに軽量化された。訪問治療を実践している歯科医師へのアンケート調査に基づき、給水可能マイクロモーターと超音波スケーラー、バキューム、照明器、印象採得・咬合採得、義歯リペアキット、コードレスレントゲン、携帯端末を利用した患者情報管理システム、体位補助装置等がシステムに含まれている。

②歯科照明器・パルライト（図4c）

特殊なレンズを使用し、障害物があっても影ができにくい。照明器前方部分はズーム構造を有しており、照射野サイズの調整が可能になっている。本照明器具では光重合抑制フィルターが設定されており、歯科治療の実際に求められる要素が搭載されている。

③訪問歯科診療用管理システム・With Care（図4d）

With Careは患者の全身・口腔内情報等の必要な情報を訪問先で一括管理するシステムである。エックス線画像や口腔内写真画像の閲覧や、居宅療養管理指導書などの作成も可能である。歯科訪問診療用カウンセリング・アニメーションソフトで、患者や家族への説明に用いるDental Homeもインストール可能である。

④体位補助装置・サポタくんBS（図4e）

車いすに装着して患者の頭部を固定し、診療姿勢を補助する器具である。折りたたみが可能で専用バックに収納し、パッケージカートに収納・運搬が容易になるように設計されている。

⑤印象採得・咬合採得関連材料・義歯リペアキット（図4f、g）

診療時間の短縮が可能なことを念頭に開発が行われた。日本人の顎堤に適合したディスポーザルトレー、粘性が高く咽頭へ垂れ込みにくく、硬化速度の高くかつ高弾性で撤去しやすい印象材が開発された。印象採得と咬合採得が同時にできる工夫がされている。リペアについては、義歯切削時に便利なディスポーザル集塵袋が開発された。

⑥口腔ケアキット（図4h）

口腔内のアセスメント、保湿ケア、粘膜ケア、歯の清掃、義歯ケア等口腔ケアに必要な総合パッケージとした。感染対策としてディスポーザル製品とし、性能の確保とコスト低減の両立を追求した。

⑦ポータブルレントゲン・X-shot i（図4i）

軽量コンパクトでコードレスタイプのポータブルデンタルレントゲンで、スマートデバイスにて設定、画像表示が可能である。

⑧在宅・訪問歯科診療用マニュアル・トレーニングシステム・MANABOT

パッケージ全体の説明書であるが、歯科訪問診療の流れからマナーまで実践的に学ぶことのできる仕様になっている。また、携帯用医療機器ではないが、高齢者の口腔内と咽頭部を再現したトレーニング用口腔模型・人体模型が開発された。

■その他について

歯科訪問診療で頻度の高い処置に関連する材料や器材をパッケージしたものがデンタパックココロ（図4）であったが、それ以外にも大変多くのものが使用されている。

①細菌カウンター

口腔ケアが口腔のみならず全身の健康にとっても重要であることが歯科関係者では理解されているが、口腔清掃を本人や家族に説明する時に根拠が求められることが多い。患者の舌背を専用綿棒で擦り、誘電泳動法により検体1ml中の細菌濃度として計測する細菌数測定装置がパナソニックヘルス株式会社から発売されている。表示は細菌数に応じて7段階のフェイスマークで表示する。口腔内の清掃の動機付け等に利用されている。

②抗菌コマ・きらり

100円硬貨程度の大きさの純スズ製円盤。金属イオン効果により水中で微生物の増殖を抑制すると考えられる。経済産業省「戦略的基盤技術高度化支援事業」の中で安全が確認されている。義歯を水洗いして、コップやケースの水中に保存するときに同時に抗菌コマ「きらり」を入れる。異物の沈着が生じにくく消臭効果が確認できる。何回も使用が可能。

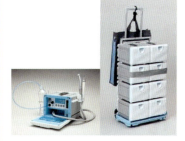

図4a　ポータブルユニット。
図4b　専用カート。

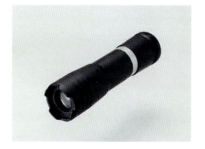

図4c　歯科照射器。

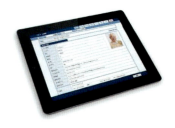

図4d　訪問歯科診療管理システム。

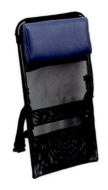

図4e　体位補助装置。

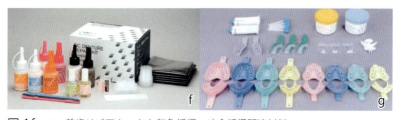

図4f、g　義歯リペアキットと印象採得・咬合採得関連材料。

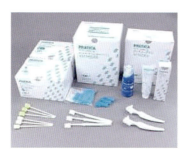

図4h　口腔ケアキット

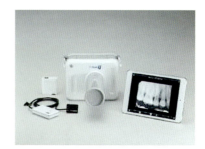

図4i　ポータブルレントゲン。

1-3 7 義歯のメインテナンスとケア

石田雄一[*1]・市川哲雄[*2]
徳島大学大学院医歯薬学研究部・口腔顎顔面補綴学分野・講師[*1]、教授[*2]

SUMMARY

① デンチャープラークの中でも、カンジダ、中でも Candida albicans は、病原性が強い
② デンチャープラークは、う蝕や歯周病のみならず、義歯性口内炎や口腔カンジダ症を起こし、誤嚥性肺炎や深在性カンジダ症との関係に注意も必要である
③ 機械的清掃は義歯のバイオフィルムの除去を、一方、化学的清掃では機械的清掃では除去困難な汚れ、着色、石灰化物の除去を行う
④ プロフェッショナルケアで義歯の不調の早期発見と、管理を行う
⑤ 清掃面だけでなく、快適な義歯装着を助ける補助剤の使用も推奨される

残存歯、歯周組織への影響

■義歯のみならずデンチャープラークにも着目

義歯装着の意義は口腔形態・機能の回復であるが、残存組織の保存という大前提がある。したがって残存歯や顎堤にも注意を向けることが必要である。特に部分床義歯の支台歯は、口腔衛生の観点からも、力学的観点からも問題を起こしやすい。

義歯に近接する残存歯付近は、不潔になりやすく、根面う蝕や歯周病を引き起こしやすい環境を作る。デンチャープラークで特有なのはカンジダ（図1a、b）であり、中でも *Candida albicans* は病原性が強く、義歯性口内炎の原因とされる。また St. mutans 以上に酸産生能が高く、病原性のある細菌と共凝集しやすい。

義歯は粘膜に維持、支持を求めるため、安定した義歯でもわずかながらの動揺を生じる。部分床義歯は、歯と粘膜を対象とする義歯で、支台歯の負担過重を起こしやすい。義歯だけに目を向けるだけでなく、支台歯の動揺度、歯周組織に変化が見られれば、義歯の問題を疑うことも重要である。

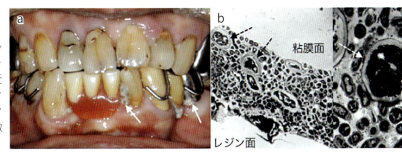

図1a、b 支台歯付近のデンチャープラーク（左）とデンチャープラークのTEM像。支台歯付近（矢実線）にデンチャープラークは付着しやすく、そのプラークにはカンジダ（矢破線）が特徴的である。

デンチャープラークと全身疾患

■デンチャープラークはデンタルプラークと同等の影響を持つ

　デンチャープラークは、デンタルプラークとは多少微生物叢は異なるものの、その形成過程は似ており、最終的にはバイオフィルムという微生物塊を形成する。プラークの形成は、唾液中の糖タンパクを主体とするペリクルに種々の口腔レンサ球菌が付着することで始まる。つまり、プラークの形成には「足場」が必要であり、複雑で傷つきやすいレジンや金属から製作される義歯は、プラークの格好の繁殖場所である。特に軟質系の義歯材料は、汚染しやすい。

　デンチャープラークは、う蝕や歯周病、口臭の原因だけでなく、義歯性口内炎や口腔カンジダ症を引き起こす原因となる。歯周病と感染性心内膜炎、糖尿病などデンタルプラークと全身との関係が言われているが、デンチャープラークもデンタルプラークと同様に、微生物のリザーバーであり、その影響は同等と考えてもよいかも知れない。特に誤嚥性肺炎や深在性カンジダ症との関係には注意が必要である（図2）。

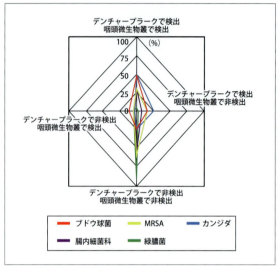

図2　デンチャープラークと咽頭微生物叢との関連性。デンチャープラークと咽頭微生物叢は関連性高く、義歯の清掃状態は、全身に影響を与える可能性がある（参考文献1より改変）。

義歯の機械的清掃法

■バイオフィルムの破壊のために

　デンチャープラークはバイオフィルムを形成しており、薬剤が浸透しにくく、効果が減弱しやすい。この除去、破壊にはブラシや超音波を用いた機械的な清掃が有効であり、特に流水下でのブラシを用いた清掃は、最も基本的で効果的な方法である。義歯専用ブラシは義歯の清掃に適しており、効率よく洗浄ができる。さらに、清掃の際にごく少量の食器用洗剤を用いることで、より効率よくデンチャープラークを除去できる。ただし、研磨剤入り歯磨剤で磨くとレジン床を傷つけてしまい、逆にデンチャープラークが付着しやすい環境を作ってしまう。また、軟質の義歯材料やワイヤークラスプなどは、過度の清掃によって変形、あるいは剥離が生じることも留意しなければならない。

　デンチャープラークが付着しやすい部位やブラシが届きにくい部位をあらかじめ指導しておくことは重要である。また、超音波洗浄器も購入できる価格になっており、手指の不自由な人には非常に有効な器材である。

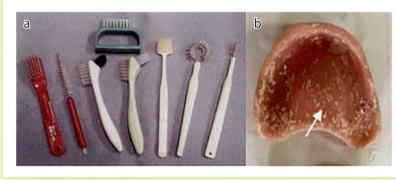

図3a、b　義歯用ブラシ（a）と機械的清掃で注意すべき部位（b矢印）。義歯の粘膜面は構造も複雑で鏡面研磨は施されておらず、唾液による自浄作用も低いため汚れがたまりやすい。

義歯の化学的清掃法

■機械的清掃では困難な汚れを除去

十分な機械的清掃を行っても、義歯の細部や見えない所に汚れが残存しており、特に軟質裏装材を用いた義歯では限界がある。また、歯石や着色などは、通常の機械的清掃のみでは除去することは困難である。これらを防止、除去するためには化学的清掃が必要であり、義歯洗浄剤の使用が勧められる。

現在、多くの義歯洗浄剤が販売されているが（表1）、それらは①過酸化物系、②次亜塩素酸系、③酵素系、④銀系無機抗菌剤配合、⑤酸系、⑥生薬系などに分類することができる。ただし、洗浄剤によっては、義歯材料に悪影響を生じるものもある。また、認知機能が低下していると義歯洗浄剤で含嗽してしまう場合があるため、患者や介護者にその使用方法を十分に指導する必要がある。

最も広く用いられているのは過酸化物系であり、アルカリ性や中性の過酸化物が水に溶けた時に発生する活性酸素により殺菌漂白作用を発揮する。また、タンパク分解酵素を添加したものが多く、デンチャープラークの除去能力も比較的高い。

表1　義歯洗浄剤の種類。市販されている義歯洗浄剤は過酸化物系と酵素系成分のものが多く、義歯に付着した歯石の除去能力は比較的低い。

販売形態	製品名	販売元	成分
市販品	タフデント	小林製薬	過酸化物系（中性）・酸素系
	たばこタフデント	小林製薬	過酸化物系（アルカリ性）・酸素系
	酵素入りポリデント	アース製薬	過酸化物系（中性）・酸素系
	スカイデント	大阪製薬	酸素系
	スパデント	第一クリーンケミカル	生薬系
歯科医院専売	ピカ（赤色包装）	ロート製薬	過酸化物系（アルカリ性）
	ピカ（青色包装）	ロート製薬	過酸化物系（中性）・酸素系
	バトラーデンチャークリーナー	サンスター	酵素系
歯科医院専用	クイックデンチャークリーナー	GC	酸系
	ラバラックD	サンデンタル	次亜塩素酸系（アルカリ性）

プロフェッショナルケアとしての義歯の管理

■義歯の不調の早期発見とケアしやすい状態の管理を

歯科医療のプロとして介護の現場における義歯の管理で求められることは、前述した義歯清掃法の指導のほかに、義歯の不調を早期に発見・対応することと、義歯自体の自浄性を高め、本人や介護者がケアを行いやすい状態にすることにある（図4）。

長期間使用した義歯は、日常の使用や機械的清掃により義歯床が傷だらけになっている。また日々の清掃では、落とし切れていない付着物もある。これらは微生物の足場となり、慢性的なデンチャープラークの温床となる。

そこで、特に義歯に問題がなくても、より専門的な機械的清掃や化学的清掃をする。研磨面はもとより、粘膜面も唾液の自浄作用がほとんど期待できない範囲であり、適合に問題が出ない範囲でしっかり研磨するべきと考えている。

また、審美性と自浄性は反比例の関係にあるかもしれないが、多少の審美性よりも自浄性の向上を優先し、機能性が維持された極力シンプルな形態に改造することも有効である。

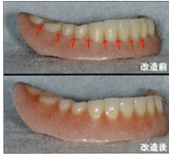

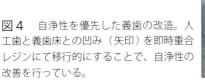

図4　自浄性を優先した義歯の改造。人工歯と義歯床との凹み（矢印）を即時重合レジンにて移行的にすることで、自浄性の改善を行っている。

> **プロフェッショナルケアとしての義歯の管理に必要な事項**
> ①自浄性の高い歯列形態
> ②デンチャープラークを除去しやすい義歯形態
> ③義歯、支台歯の不調の早期発見
> ④機械的清掃と義歯の研磨
> ⑤歯科医院専用義歯洗浄剤の使用

義歯管理の指導と義歯補助剤

■**義歯を快適に使用してもらうために**

　新たな義歯を装着した直後には必ず義歯の取り扱い方法について説明を行うが、私達が期待しているほど患者は理解していないことも多い。患者が要介護者の場合、実際に義歯の管理を行うのは介護者であることも多く、本人に加え、家族や施設スタッフ（介護者）へも分かりやすく指導を実施するよう努めなければならない（図5）。

　義歯の管理には、これまで述べてきたような「衛生面での管理」のほかに、「義歯を快適に使用してもらうための指導と管理」も必要である。義歯の安定を得るためには、適合のよい義歯を提供することが当然必要だが、「義歯を安定させるための舌や頬の動かし方、咬み方」を実践することも重要である。しかし、要介護患者では、口腔機能の低下により、こうした動きが困難であることも多い。したがって、義歯を装着した状態での食事のとり方、手順なども十分に指導する必要がある。

　一方、義歯を快適に使用するための補助剤として、義歯安定剤や口腔湿潤剤がある（図6）。また適切な洗口剤、含嗽剤の使用も指導すべきである。義歯安定剤については、様々な種類が市販されているが、クッションタイプといわれるものは適合の悪い義歯をそのまま使用し続けてしまうこと、義歯撤去後も口腔内に安定剤が残存し、そこが微生物の温床になる問題を生じる。要介護患者においてはその傾向がさらに強くなるため、クリームタイプ、あるいは粉末タイプのものを歯科医師の指導下でうまく使うことが重要である。

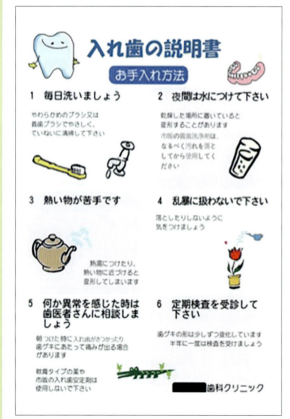

図5　相手に受け入れられやすい取り扱い説明書。文字が羅列されているのではなく、絵や写真で視覚的にも訴える方が印象に残りやすく理解もされやすい。

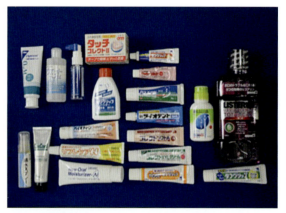

図6　快適な義歯装着のための各種補助剤（義歯安定剤、口腔湿潤剤、洗口剤）。義歯の補助剤には様々な種類があるが、患者に合わせた適切な選択と正しい使用方法の指導が重要である。

参考文献一覧

【1-1-1】通院高齢者への歯周治療（吉成伸夫）

1. Renvert S, Persson GR. Treatment of periodontal disease in older adults. Periodontol 2000 2016;72(1):108-119.
2. Renvert S, Persson RE, Persson GR. Tooth loss and periodontitis in older individuals: results from the Swedish National Study on Aging and Care. J Periodontol 2013;84(8):1134-1144.

【1-1-2】高齢者に対する抗菌療法の位置づけ（五味一博）

1. Morozumi T, Kubota T, Abe D, Shimizu T, Komatsu Y, Yoshie H. Effects of irrigation with an antiseptic and oral administration of azithromycin on bacteremia caused by scaling and root planing. J Periodontol 2010;81(11):1555-1563.
2. 日本歯周病学会（編）．歯周病患者における抗菌療法の指針 2010．東京：医歯薬出版，2011．
3. 河瀬聡一朗，平井要，山田朱美，小島広臣，河瀬瑞穂，岡田尚則，小笠原正，宮沢裕夫．摂食・嚥下障害を有する重症心身障害者における介助歯磨き前後の唾液中細菌数の推移．障歯誌 2007;28(4):583-588.
4. Haffajee AD, Socransky SS, Gunsolley JC. Systemic anti-infective periodontal therapy. A systematic review. Ann Periodontol 2003;8(1):115-181.
5. 五味一博．薬物による歯周治療の可能性．日歯周誌 2014;56(4):367-374.
6. Yashima A, Gomi K, Maeda N, Arai T. One-stage full-mouth versus partial-mouth scaling and root planing during the effective half-life of systemically administered azithromycin. J Periodontol 2009;80(9):1406-1413.

【1-1-3】加齢に備える咬合とは（坂上竜資）

1. Kwok V, Caton JG. Commentary: prognosis revisited: a system for assigning periodontal prognosis. J Periodontol 2007;78(11):2063-2071.
2. Ericsson I, Lindhe J. Lack of effect of trauma from occlusion on the recurrence of experimental periodontitis. J Clin Periodontol 1977;4(2):115-127.
3. Lindhe J, Svanberg G. Influence of trauma from occlusion on progression of experimental periodontitis in the beagle dog. J Clin Periodontol 1974;1(1):3-14.
4. Ericsson I, Lindhe J. Effect of longstanding jiggling on experimental marginal periodontitis in the beagle dog. J Clin Periodontol 1982;9(6):497-503.

【1-2-1】フレイル患者に対する歯周治療の位置づけ（足立　融）

1. 荒井秀典（編）．フレイルハンドブック．ポケット版．東京：ライフ・サイエンス，2016．

【1-3-1】要介護者に対する歯周治療の意義と位置づけ（内藤　徹）

1. 厚生労働省．平成28年歯科疾患実態調査．http://www.mhlw.go.jp/toukei/list/62-28.html
2. 厚生労働省．健康日本21（第二次）分析評価事業．http://www.mhlw.go.jp/seisakunitsuite/bunya/kenkou_iryou/kenkou/kenkounippon21/kenkounippon21/
3. 内閣府．平成28年版高齢社会白書．http://www8.cao.go.jp/kourei/whitepaper/w-2016/zenbun/28pdf
4. 島内英俊，三木靖夫，藤本玲子，村上伸也，島袋善夫，北村正博，大竹毅，岡田宏．長期経過症例における歯周外科処置の臨床的評価（第1報）．プロービング深さの経時的変化．日歯保誌 1993;36(4):1196-1203.
5. 牧野路子，内藤徹，円林彩子，中佳香，野田佐織，武内哲二，内田初美，村上早苗，大星博明，山崎純，廣藤卓雄．高齢者歯科外来における疾患および服薬の実態に関する実態調査．福岡歯大会誌 2013;39(2):95-99.
6. 厚生労働省．平成28年簡易生命表の概況．http://www.mhlw.go.jp/toukei/saikin/hw/life/life16-2/
7. 尾島俊之．健康寿命の算定方法と日本の健康寿命の現状．心臓 2015;:47(1):4-8.

【1-3-3】大学病院と地域連携①システムとしての連携（江面　晃・黒川裕臣）

1. 佐々木英忠，ほか．口腔・咽頭の機能低下と誤嚥性肺炎．厚生省科学研究費補助金長寿科学総合研究．平成6年報告書 4:140-146.
2. 弘田克彦，米山武義，太田昌子，橋本賢二，三宅洋一郎．プロフェッショナル・オーラル・ヘルス・ケアを受けた高齢者の咽頭細菌数の変動．老年歯医誌 1997;34(2):125-129.
3. 米山武義，鴨田博司．口腔ケアと誤嚥性肺炎予防．老年歯医 2001;16(1):3-13.
4. 米山武義，相羽寿史，太田昌子，弘田克彦，三宅洋一郎，橋本賢二，岡本浩．特別養護老人ホーム入所者における歯肉炎の改善に関する研究．老年歯医誌 1997;34(2):120-124.
5. Yoneyama T, Yoshida M, Matsui T, Sasaki H. Oral care and pneumonia. Oral Care Working Group. Lancet 1999;354(9177):515.
6. 秋野憲一．地域包括ケアシステムにおける歯科保健医療の役割について．http://www.mhlw.go.jp/file/06-Seisakujouhou-12600000-Seisakutoukatsukan/0000114064_3.pdf

【1-3-5】周術期の口腔機能管理（岸本裕充、中村祐己）

1. 岸本裕充．新しい「周術期口腔機能管理」を活用するためのA to Z．エキスパートナース 2012;28:32-37.
2. 大野友久，福永暁子，岸本裕充．がん患者に対するオーラルマネジメント．In: 岸本裕充，菊谷武，永長周一郎，中里義博，太田博見（編）．オーラルマネジメントに取り組もう．高齢期と周術期の口腔機能管理．東京：デンタルダイヤモンド社，2012：88-99.

【1-3-7】義歯のメインテナンスとケア（石田雄一、市川哲雄）

1. 大村直幹，弘田克彦，蟹谷容子，永尾寛，柏原稔也，市川哲雄．デンチャープラークと咽頭の微生物叢との関連性．日補綴会誌 2002;46(4):530-538.

第2章 場所別の高齢者症例

2-1 慢性期病院

終の住処となった慢性期病院において、看取りの時期まで入院生活を援助した重度認知症の症例

小林芳友[*1]・小林直樹[*2]
岡山県・積善病院歯科・歯科診療部長[*1]、万成病院・歯科医長[*2]

1. 初診と病態

【性別】女性
【年齢】86歳（初診時）
【初診】20XX年5月
【主訴】義歯不適合、口腔内の痛み、口腔ケア依頼
【既往歴】アルツハイマー型認知症、高血圧、高コレステロール血症、慢性腎不全
【臨床検査】HDS-R 13、ALB 3.4µg/dl、BMI 24.9
【食事】粥・キザミ食
【歯・義歯】12歯、上下顎部分床義歯（いずれも不適合）

■生活状況：独居→グループホーム→行動障害のため、入院へ

　62歳頃より自宅で独居生活をしていたが、81歳頃から意欲とADLの低下が見られ、自宅に引きこもるようになる。その後、緩徐に認知症が進行し、グループホームに入所して3年が経過していた。ホームでの生活は、職員との関係はよいが、新しい入所者を激しく攻撃する傾向が当初から認められていた。最近になり、ホームで入所者との対立が際立ち、逆に攻撃を受けることがあり、被害関係念慮、易怒興奮の他、短絡的な自殺企図があり、介護スタッフのストレスも強まり、本人を受け入れることができないという気持ちが高まって当院に紹介があ

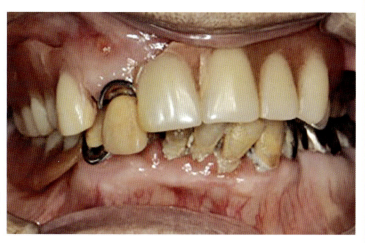

図1　患者の口腔内状態。不適合な義歯の状態に加え、残存歯にはプラークが堆積し、歯肉の発赤・腫脹が顕著である。

り20XX年1月に入院となった。

入院後は問題なく過ごし、同年2月に退院しグループホームに戻った。1～2日はよかったが、その後、暴言、攻撃的言動を他の入所者に対して表出し、人間関係が悪化した。3月には、洗面台にしがみついて頭を打ちつけるといった発作的行動が出現。その後我に返って土下座するなどホーム生活に不適応な症状があり、同年5月に再入院となる。入院後は、時に他の患者の言動に反応することもあったが、概ね穏やかに過ごしていた。

歯科へは、義歯の不適合と口腔ケアの依頼で紹介になった。口腔内は清掃不良であり、歯肉には炎症があり、う蝕も多数歯にあった。義歯はクラスプの破損により維持がなく、不適合の状態であった（図1）。また、ブラッシングやスケーリング時の歯肉への刺激に対し過敏な反応があった。自身による日常的なプラークコントロールがほとんどできておらず、歯肉刺激に過敏反応があるためか、病棟看護師による口腔ケアの介入には拒否的であった。また、口腔内の痛みの訴えの表出には変動があり、精神的な要因も疑われた。

2. 治療と当面の目標

■終の住処となった病院での口腔の感染と機能管理を課題に

退院先を探すが見つからないため、病院が終の住処となった。以後、病院を生活の場として関わることとした。すなわち、口腔の感染と機能の管理を最期まで行うことを前提に、以下のような援助計画を立てた（図2）。

①生活の場である病棟で、看護師と歯科衛生士が協同して口腔衛生管理を行う。
②歯科診療室で、歯周治療、う蝕処置ならびに義歯治療を行い、口腔内の環境を整える。
③過敏と精神症状による痛みの訴えには、診療室受診時や病棟での口腔ケア時に傾聴を中心とした対応を心がけ、心身両面からの痛みのコントロールを行う。

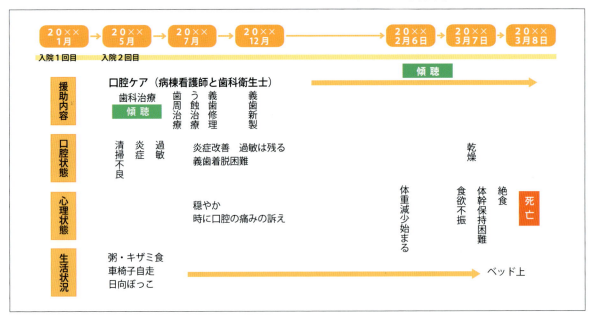

図2　症例の患者に行った生活を支えるための援助内容。

3. 治療と経過

■口腔の状況

歯科は、2回目の入院時より関わった。診療室での治療（スケーリング、う蝕治療、義歯治療）と併行して、歯科衛生士による専門的口腔ケアを病棟で週1回実施し、口腔内環境が改善した（図3）。また新しい義歯の製作は、単調となりがちな病棟での生活の中で、患者にとって楽しみの1つとなっていた。しかしながら、口腔内刺激への過敏反応は入院期間を通じて常時あり、口腔内の痛みの訴えも変動はあったが継続していた。セルフケアによる清掃は不良（食渣、プラーク、口臭、薬の残留）であり、歯科衛生士による口腔ケア時においても、ブラッシングで痛みを訴え十分にできないこともあった。その際には、歯ブラシを軟かめに変更したり、プラークをハンドスケーラーで慎重に取り除く等の方法で対応した。その後も、病棟での口腔ケアを主体とし、随時、う蝕治療で診療室受診という経過を辿った。口腔ケアは、初診から約3年間、終末期まで実施した。口腔ケアによる口腔内環境の維持により、経口摂取（粥・きざみ食）を死亡する1ヵ月前まで継続できた。

また、死亡1ヵ月前から食事摂取量が低下し、口腔乾燥が見られた（図4）が、誤嚥性肺炎発症などの大きなイベントはなく、看取りまで関わることができた。

■心身状態

入院中は病棟環境に適応し、精神的に落ちついた状態を維持し、車椅子を自走し穏やかに過ごしていた。病棟での体操や音楽などの集団活動には、積極的な参加はないものの、他の患者の様子を見る形で参加していた。また、日向ぼっこが好きで、病室の陽当たりのよい窓際を定位置としており、口腔ケアをその場所で実施することもあった（図5）。

死亡する約1年前から、食事摂取量に変化はないものの体重減少が始まり、死亡1ヵ月前より、次第に食事摂取量が低下し、体幹保持困難となり腎不全にて永眠した。

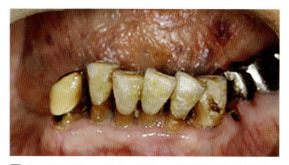

図3 歯科介入後の口腔内の状態。歯周治療、口腔ケアおよび義歯治療により、感染と機能が管理されている。

図4 看取り時の口腔内の状態。口腔乾燥が著しく義歯は装着していない。保湿を中心とした口腔ケアに移行した。

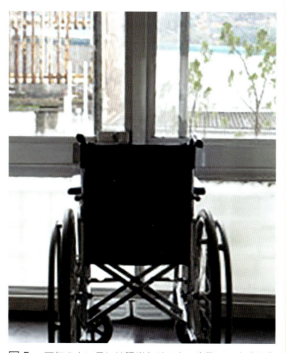

図5 天気のよい日には陽当たりのよい窓際で、よく日向ぼっこをされていた。この場所で口腔ケアを行うこともあった。

4．本例からの学び

■病棟であっても「生活を支える」という視点が欠かせない

　地域包括ケアが叫ばれている昨今では、「住み慣れた街で最期まで」が理想ではあるが、本症例のように支援の不足や認知症の進行による適応の問題から、病院が生活の場となり最期を迎えるケースも少なからずある。そのような場合、病院（病室）であっても、その方がその人らしく過ごせるような環境を整えることが大切である。その際、歯科は「生活を支える」という視点からの関わりが重要になってくる。歯科治療はもとより、今や生活の場となった病棟での歯科衛生士による口腔ケアは、その方の尊厳を守り、その人らしく過ごし最期を迎えることを支援する手段ともなる。また、単調となりがちな入院生活において、歯科の診療室への来室や歯科衛生士の病棟訪問は、患者にとって外部環境と繋がる貴重な機会でもあり、社会性を保つことにもわずかながら貢献できたように思う。よって、本症例での歯科の関わりは、本人にとって、人生の終盤を穏やかに過ごす１つの手助けになったのではないかと考えている。

　歯科診療室での歯科治療と併行した、生活の場である病棟での口腔ケアにより、入院生活を援助することができたと感じた。

2-2 ① 特養とその他の介護施設
介護老人保健施設における高齢者歯周治療：セルフケアの自立支援への取り組みの一例

松本めぐみ[*1]・細野 純[*2]
東京都・馬込中央診療所歯科・歯科医師[*1]、細野歯科クリニック・歯科医師[*2]

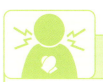

1．初診と病態

【性別】男性
【年齢】72 歳
【初診】2016 年 12 月 5 日　要介護 2
　　　　障害高齢者の日常生活自立度：A2　認知症高齢者の日常生活自立度：Ⅱb（図1）
【主訴】奥歯の動揺
【既往歴】目網膜剥離（57 歳）、狭心症（56 歳）
　　　　2011 年 12 月 9 日右被殻出血、慢性心不全、左房内血栓
　　　　2014 年 11 月 7 日骨髄炎、拇趾切断術
　　　　2016 年 10 月　介護老人保健施設シルバーライフ馬込入所
　　　　退所後は有料老人ホーム利用を希望
【服薬状況】抗凝固薬や利尿薬など 8 種類（図2）

■全身状態：数々の既往歴により多くの障害が発生

　上記のような既往歴から、患者は現在、筋力低下様の左不全麻痺である。だが基本動作は自立で、左足拇指切断後、移動は車いすとなった。聞き取りにくいが、意思の疎通は可能。高次能機能障害として、軽度の見当識障害、注意障害がある。周囲への危険認識や配慮が不十分で、時間や場所に対して固執が見られ、融通のきかない面も認められた。左房内血栓のためワーファリンを服用中であり、PT-INR は 1.90 であった。

■口腔内所見：全歯にわたるプラーク付着、局部床義歯は数年装着されていない

　初診時所見としては、食物残渣が多量にあり、舌苔も少量認められた。全歯にわたりプラークが付着している他、口腔内乾燥も強い。声掛けを行いながら、口腔衛生指導を行っていく必要があった。また、上下顎局部床義歯を製作しているが、数年前より装着していないとのこと。機能歯については、臼歯部残根が多く、臼歯部の咬合関係がなく、低位咬合であった。

歯科受診申込書

申込日　年　月　日

アレルギー　無・有（　　）
感染症　無・有（　　）

利用者名　　様　男・女　73 歳

1. 日常生活自立度
障害高齢者　自立　J1　J2　A1　A2　B1　B2　C1　C2
認知症高齢者　自立　I　IIa　IIb　IIIa　IIIb　IV　M

2. 内服薬　※ビスホスホネート(BP)製剤（無・内服中・以前内服あり・不明）
※抗血栓薬（無・内服中　ワーファリン 1.5mg　）
別紙

3. 主訴

4. 利用者について
① 認知症状　軽度・中度・重度
② 誤嚥性肺炎の既往　無・有
③ むせ込み　有・時々・ほとんどなし
④ とろみを使用しているか　無・有（薄い・普通・濃い）
⑤ 意思伝達(理解、意志決定)　可・一部可・不可
⑥ コミュニケーションはとれるか　可・一部可・不可
⑦ 麻痺　無・有（部位：左不良　）
⑧ 拘縮　無・有（部位：　）
⑨ 言語障害　無・有
⑩ 聴力障害　無・有（補聴器：無・有）
⑪ 視力障害　無・有（眼鏡：無・有）
⑫ 治療椅子へのトランス　自立・一部介助・全介助
⑬ 姿勢の保持　可能・付き添いがあれば可能
⑭ 義歯　無・有（着脱：自立・一部介助・全介助）
⑮ 口腔ケア　自立・一部介助・全介助
⑯ ぶくぶくうがい　可・不可
⑰ ガーグルベースン　不要・必要（治療椅子での含嗽が困難な場合）

5. 備考（本人の状態、ご家族の要望等）

図１　歯科受診申込書。

院内処方箋

平成28年12月6日

殿　生年月日 S18.12.16

定時

□アロプリノール錠 100mg	1T	1×朝
□ファモチジン錠20mg	1T	1×朝
□フロセミド錠 20mg	2T	2×朝・昼
□エクセグラン100mg	2T	2×朝・夜
□アーチスト錠1.25mg	2T	2×朝・夜
□カマ　酸カマ「ヨシダ」	2.5g	3×
□（1.0−0.5−1.0）		
□ニコランジル5mg	3T	3×
□ワーファリン錠 1mg	1T	1×夜
□ワーファリン錠 0.5mg	1T	1×夜
□		
□		
□		
□		
□		

後発医薬品への変更すべて交換可　50日分

図２　院内処方箋。

2．治療方針と当面の目標

■口腔衛生状態の改善と歯科治療を並行して施術

治療方針として、本人の生活機能と自立に配慮するとともに、口腔内に関心を持たせて口腔衛生状態の改善を優先すること、それと並行して歯科治療を継続することとした。

また、慢性心不全もあることから、感染性心内膜炎などの予防にも配慮し、洗口剤の使用や治療時に適宜、抗菌薬の服薬、セルフケアによるプラークコントロールの充実などを目標とした。

3. 治療と経過

■**本人が自立して清潔保持ができるようになり、義歯装着により食支援も良好に**

　口腔内診査、歯周組織検査を施行し、現在の口腔内所見についての説明後、治療方針についての説明と同意を得た。老健施設職員より、本人はもともと凝り性で、1つのことにこだわることが多いとの情報があった。そこで、歯科衛生士によるブラッシング、歯間ブラシなどによる口腔ケアへの支援を行い、口腔清潔を維持することで爽快感を自覚してもらうことをきっかけに、セルフケアによるプラークコントロールの充実への導きと啓発を行った。その後、歯周病治療、充填処置等を週1回のペースで行うとともに、口腔機能向上のため舌・頰粘膜・口唇等の間接訓練を行った。

　当初は、ブラッシング指導に対する拒否も認められ、視力低下から自身での歯間ブラシの使用が困難であったが、改善部分をしっかり褒めながら指導と診療を重ねたところ、少しずつではあるがプラークスコアの低下、口腔乾燥も改善傾向が認められるようになった。プラークコントロールのレベルは決して高くないが、本人が自立して口腔内の清潔保持に向き合うような意識改革ができたことは、今後の口腔機能の維持には大きな進歩と考えている（図3）。その後、上顎局部床義歯の装着が可能となり、食事形態の改善、栄養改善へと口腔健康管理から食支援につながった（図4）。

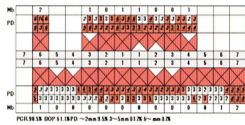
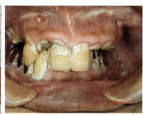
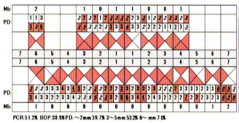
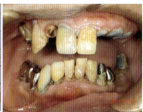

図3　歯周組織検査と口腔内所見。

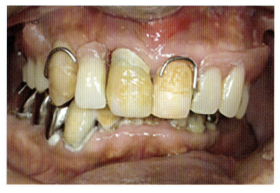

図4　上顎局部床義歯装着。

4．本例からの学び

■施設関係者が口腔ケア充実の意義を理解するかが鍵

　一般に、入所時の要介護認定調査結果で食事や排泄・起居動作などが自立、口腔清潔も自立であれば、口腔内の清潔保持がなされていると考えられることが多い。しかし近年では、老健施設入所者の要介護度が高くなり、全介助を必要とする入所者が増加している。そのため、限られた人数の介護職等のスタッフが、口腔清潔自立と思われる入所者の口腔内状況の確認までは手が届かないのが現実である。自立であれば本人まかせとなることから、ケースによっては全介助者より口腔内の汚れが目立つ場合もある。

　シルバーライフ馬込では歯科診療所が併設されており、歯科衛生士2名が週1回、口腔衛生管理を行い、また多職種とともに、経口維持加算にかかわるミールラウンドも月1回施行している。これら歯科の取り組みから、入所者の自立と生活復帰に向けて、口腔ケアの充実が誤嚥性肺炎予防となると同時に、生活のリズムづくり、食支援につながることへの職員の理解と支援の必要性の周知がなされてきている。

　このケースでは、歯科治療や歯科衛生士による口腔衛生管理とともに、生活の場における身近な介護職や看護職などからの口腔ケアへの声かけや洗面台までの誘導等、本人の口腔ケアの自立に向けての働きかけが大きかった。脳血管疾患等による高次脳機能障害等があるケースでも、丁寧な歯科治療と介護職等からの継続した口腔ケアの自立支援が重要であると考えている。しかしながら、限られた職員数で入所者全員の口腔内をすべてチェックすることは困難な面もある。これからは、効率的な口腔ケア方法の職員への指導や、歯科診療室での口腔機能低下への早期対応、老健施設での経口維持加算に関わる多職種によるミールラウンドの充実、口腔機能のリハビリテーションに対するシステムづくりがさらに必要であると考えている。

2-2 ② 特養とその他の介護施設
特別養護老人ホームでの歯科衛生士による口腔管理対応の一例

文字山穂瑞
東京西の森歯科衛生士専門学校・西東京口腔ケアステーション・歯科衛生士

1. 初診と病態

【性別】女性
【年齢】84歳（初診時）
【初診】2016年6月
【主訴】口腔ケア
【既往歴】アルツハイマー型認知症
【残存歯】26本

■全身状態：アルツハイマー型認知症で胃瘻増設されていた

患者は以前、介護付有料老人ホームに入所されており、2009年アルツハイマー型認知症進行による接触・嚥下機能低下により胃瘻増設となった。

2013年に現在の特別養護老人ホームに移られ、2016年6月より西東京口腔ケアステーションによる口腔管理の開始となった。

■口腔内状況：衛生状況は不良、残存歯が感染源となっていた

初診時（図1）、口唇は乾燥していたが、口内は湿潤している。残存歯は26歯だが、下顎臼歯6本はC4で残根状態、全顎的に著しい歯肉の発赤・腫脹があり自然出血も見られた（図1）。また、多量の縁上・縁下歯石が認められた。下顎は後退し、開口量5mm程度、口腔内に触れると険しい表情をされ、強い食いしばりが見られる。開口維持困難で歯式の確認時、特に舌側の確認が非常に困難であった。

このようなことが介護者による口腔ケアを難しくしているようで、衛生状況は不良で残存歯が感染源になっている状況である。

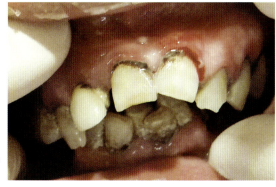

図1 初診時の口腔内、長年にわたり口腔管理が行われていなかったと考えられる。

2. 治療方針と当面の目標

■誤嚥性肺炎の予防とケアしやすい環境整備に重点

口腔管理アセスメントを実施し（表1）、問題点を抽出、口腔管理の方針を決めた。

①強い食いしばり

感覚過敏のためか、拒否反応からなのかは不明だが全身に力が入り、険しくひきつる表情をされる。強い食いしばりが見られることから、声かけを行いながら脱感作・リラクゼーションを行う。

②開口量が5mm程度しかない

図2は、初診時の全身状態だが、全身に廃用性萎縮が見られる。顔面では両口角が下垂しており、頬は硬く咬筋萎縮が考えられるため、口腔周囲筋等のマッサージを行い、開口量が増すようにする。

③歯周治療の進め方

歯周ポケット測定、エックス線写真撮影などの歯周組織検査は行えなかったが、まずは徹底的なプラークコントロールを行い、歯肉からの出血・発赤・腫脹が軽減した後、全身状況を確認し、菌血症を考慮し出血しないよう十分に注意しながら歯石除去を行う。超音波スケーラーの使用は開口量が少なく、冷却水の吸引が十分に行なえず誤嚥のリスクがあるため、ハンドスケーラーで行う。

④抗血小板薬の服用

出血傾向があるシロスタゾールを服薬されているため、出血させないような注意深い口腔ケアを行う。

⑤肺炎の既往

口腔ケアはベッドサイドで実施するため、ケア前には誤嚥を防ぐため、ベッドを30度以上にギャッジアップし、頭部を前屈させ姿勢調整を行う。また、ケア後に遊離した感染物質の除去のため、口腔内全域の清拭を行う。

短期目標は、肺炎の既往もあり、今の衛生状態だと感染症にかかる危険性があるため、適切な口腔管理により、誤嚥性肺炎等の感染症予防を行うこと、また、毎日のケアを担っている施設職員が簡単に安全なケアができるように、ケアしやすい口腔に整えることとした。

表1 アセスメント前に施設より情報を得ることも重要である。

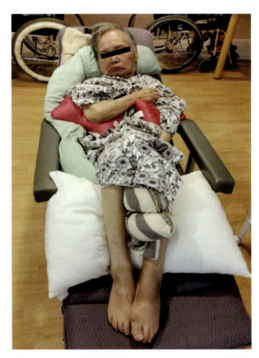

図2 全身に筋萎縮が見られる。ケア前には誤嚥防止のための姿勢調整が必要。

3. 治療と経過

■約5ヵ月かけ、食いしばりが緩和し、口を開けられる状態に改善

ケアの手順として、①全身状態の把握（看護師に確認）　②用具の準備　③声かけ　④姿勢の調整　⑤脱感作・リラクゼーション　⑥口腔内観察　⑦保湿　⑧粘膜の清掃　⑨歯の清掃　⑩拭き取りまたは吸引　⑪口腔機能リハビリテーション

①～⑪の手順で週に1度の介入を行った。

1ヵ月目

口腔周囲に触れると過緊張があり、口腔内に指をスムーズに入れることができない。開口量は5mmで変化なし。唇側は軟毛ブラシで注意深くプラークコントロールを行うが、全顎的に歯頸部より出血してしまう。舌側は歯ブラシが挿入できないため、臼歯部の残根部スペースより、スポンジブラシを挿入してのケアにとどまる。

2ヵ月目

脱感作時の過緊張が緩和してきている。ケア前の口腔内観察時、毎回乳白色の剥離上皮と思われる付着物が見られるようになる（図3）（胃瘻の逆流・カンジダも疑ったが簡易検査は、陰性）。スポンジブラシまたは不織布を用い除去するが、少し荒目のスポンジブラシの使用や、力の入れ具合を間違えると歯肉が擦過傷様の傷になってしまうため、抗血小板薬の服用していることもふまえて注意深く除去を行う。発赤・腫脹は初診時より軽減してきた。

3ヵ月目

強い食いしばりはなくなり、穏やかな表情でケアを受けられるようになった（図4）。開口量1横指になり、歯ブラシが正中から入れられるようになり、舌側のケアが少しやりやすくなる。

4ヵ月目

上顎前歯部唇面の発赤・腫脹が軽減してきたため、歯石除去を4回に分けて行う。

5ヵ月目

開口量が2横指になる。下顎前歯部唇側発赤・腫脹が軽減してきたため、歯石除去を行う。唾液を嚥下する音が、数回聞こえるようになる。唾液嚥下後の呼吸音は清明。

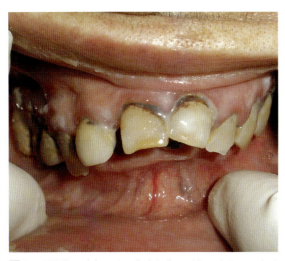

図3　付着物の除去には、歯肉を傷つけないように、きめの細かいスポンジブラシを使用し、丁寧に除去する。

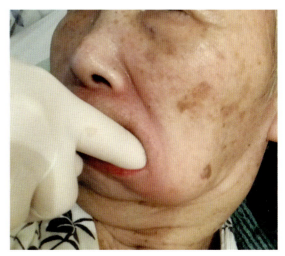

図4　3ヵ月目の口腔内脱感作の様子。過緊張が緩和された。

4．本例からの学び

■自身で口腔管理ができなくなった早い時期からの介入の必要性を痛感

　図5は、口腔管理開始6ヵ月目の患者の口腔である。

　短期目標の①適切な口腔管理を行い、誤嚥性肺炎等の感染症予防を行う」は、ケア開始から肺炎の発症や体重の低下もなく、体調は安定している。口腔内環境は初診時と比べれば改善傾向だが、まだ発赤・腫脹している部位があり、歯石除去も引き続き行い、PMTCも可能な部位だけでも行う予定。

　目標②のケアしやすい口腔に整えるという目標も、開口量も増え、ケアしやすい口腔になりつつあるが、こちらも口腔機能リハビリテーションの継続が必要である。最近、ケア中はしっかり術者の顔を見ているなど、覚醒の状態が改善している。また、舌が動くようになっている。そして唾液嚥下をしている。毎回ではないが術者の開口指示に対して開口する様子も見られるようになった。

　このようなことからご家族や施設の意向をとり入れて、「食べられる口作り」を今後長期目標にできればと考える。

　患者は胃瘻になり約8年になる。寝たきりの状態のためか、正面から下顎が全く見えないほど後退している（図3）。舌根沈下しているようで、正常な頬と歯列と舌のバランスを失い歯列は狭窄して歯牙が舌側に傾斜している（図6）。これは経口摂取されていない、長期寝たきりの方によく見られる口腔内状況である。ご自身での口腔管理が不能になった早い時期から、歯科の介入により専門的口腔管理を行い、他職種との連携を図りながら姿勢の調整、咬合の維持、口腔機能リハビリテーションなどを行えていたらと残念に思う。

　超高齢社会を迎え、私達歯科衛生士は歯科診療室内のみにとどまらず、急性期病院から在宅などの現場でも高齢者の口腔・生活を支えることができる職種になった。高齢者歯周病学を実践する歯科衛生士が急性期病院から在宅に至る、継ぎ目のないシームレスな医療を提供することが求められていると考える。

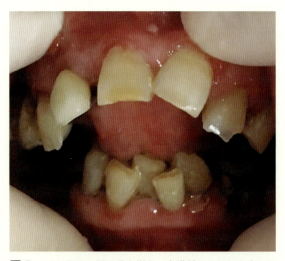

図5　6ヵ月目。開口量も増え、多職種もケアしやすい口腔になりつつある。

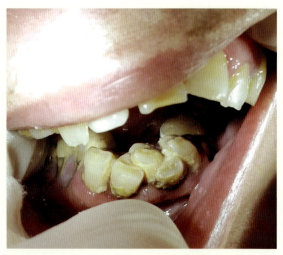

図6　長期経口摂取していないため、歯列が狭窄している。要介護者の口腔衛生のみならず、口腔機能の維持、管理も求められている。

2-2 ③ 職員や看護師、面会やボランティアの人たちまで巻き込んでの口腔ケア（歯周管理）

特養とその他の介護施設

森田一彦
静岡県・森田歯科医院・歯科医師

1. 初診と病態

【性別】女性
【年齢】85歳
【主訴】歯肉の腫脹、痛み、歯がしみる、食事がうまく食べられない
【既往歴】脳血栓症、左片麻痺、大腿骨骨折
【服薬状況】抗凝固薬

■全身状態：食事以外は寝たきり、意思疎通困難

85歳女性。特別養護老人ホームに入所中。脳血栓後遺症、左片麻痺、大腿骨骨折術後。常にベッド上で過ごす。ギャッジアップは可能だが、食事（ミキサー食）以外は寝たきり。会話はうまくできない（「アーウー」のみ）。意思疎通困難。

■口腔内状態：全顎的な炎症

歯肉が腫れて痛そうだ。食事がしみるようだ。食事がうまく食べられない。上顎の歯肉を触るだけで出血する。介護職員からどうしたらよいかわからないので、診てほしいとの依頼を受ける。

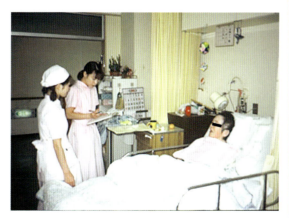

図1　歯科衛生士が担当の介護職員に具体的な聞き取り調査を行う。

2．治療方針と当面の目標

■**全顎的な口腔清掃による歯周病管理**

依頼により訪問し、歯科医師が医務室で施設内のカルテを見ながら看護師に聞き取り調査を行う間、歯科衛生士はベッドサイドに行き担当介護職員に今までの経緯や状況などを具体的に尋ねる（図1、2）。

最も優先順位の高い主訴を聞き出すことが必要。最初に連絡があった主訴と違うこともある。患者本人の要求なのか、介護に関わる要求なのかも判断する。問題を解決するためには現状のマンパワーの配置と患者さん周囲に関わる人たちの治療に関する理解と協力度を見極める必要がある。

患者に挨拶をしたのち、会話をしながら手、腕、肩、顔を触りながら体の様子、意思疎通の可否などを診査した後、口腔内の状態を診査する。歯科衛生士はライトをつけて歯科医師の診査の介助をしながら患者のしぐさや反応をチェックする（今回は腫脹した歯肉の患部に触っても本人は痛みを感じない様子）。

口腔内は、排膿とミキサー食の残渣が混ざりあった汚れが見られる不潔な状態で、常に開口の状態。口呼吸。口臭あり。多数のう蝕が歯頸部に見られるが、腫脹した歯肉で埋もれてしまっている（図3）。舌面は平滑で汚れは見られなかった。痛みは訴えない。抗凝固薬の服薬はあるがプロービング時の出血も短時間で止まることを確認し、清掃と口腔のケアを行った。歯、歯肉、粘膜、歯周ポケットの状態を考慮して毛先の軟らかい歯ブラシを選び、歯磨き圧を説明して毛先磨きを指示をした。1日1回夕食後に歯磨きをしているとのことだが、毎食後に磨くように介護職員に再度指示をした。

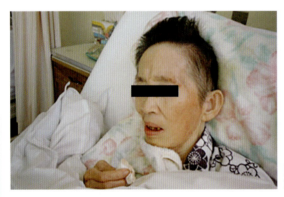

図2　日常での体位、頸部の筋や舌の状態、呼吸の様子や口唇の閉鎖が可能かを観察する。

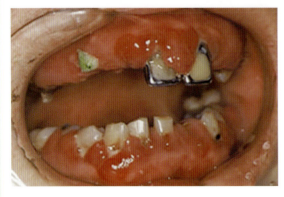

図3　口腔内の状態を観察し、なぜこのような状態になったのかを推察する。

3．治療と経過

■少しずつ本人による清掃が可能に

1週間後：歯科衛生士が訪問するが変化はあまり見られない。看護師に話を聞くと、毎食後に本人が歯磨きを行うようにしたとのことだった。声掛けのみで介助はされていなかったため、介護職員にも歯磨きを補助してもらうように指導した。ミキサー食をチェックし食べる順番やテーブルの高さについて助言した。

歯科訪問治療の際に、専門的口腔ケアとして、スプレーガンに含嗽剤の希釈液を入れ、スプレーしながらポケット内を軟毛の歯ブラシで毛先磨きした。毎週歯科衛生士が訪問し、口腔内清掃と口腔ケアをし、本人と職員にケア内容の説明と口腔管理について指導を行った。本人がブクブクうがいができるようになったので、ガーグルベースンで介助しながら、十分ではないが自分で歯磨きとうがいをするように指導した。

2週間後：左手を骨折し体調は良くなかった。歯肉が腫脹し、出血も歯磨き時に毎回見られるとのこと。歯磨きの後にガーゼで舌と粘膜を清掃した。「ウーウー」と声をあげるので嫌がっているかと思ったら、「嬉しがっているんですよ」と介護職の人が教えてくれた。

3ヵ月後：少しずつ本人が磨くようになってきたため、電動歯ブラシを試みたが、振動が強くて把持ができなかった。介護職員が歯磨剤を多量に使用しているのを見て、適量の指導を行った。

■誰でもできるような工夫で周囲の協力をあおぐ

介護職員も忙しくて指示も行き届かないため、看護師が誰でも磨いてもらえるようにとサイドテーブルの前扉に指示の紙を張り付けてくれた（図4）。その後、この掲示を見て他の看護師をはじめとするフロアーの介護職員が協力してくれるようになり、患者さんのADLも少しずつ向上、声掛けにも反応するようになった。関わる職員の人たちに術前と経過の写真（図5）を見てもらい、称賛と激励を送り、継続の大切さを伝えた。面会に来る家族にも歯磨きをお願いした。その後、それぞれの入所者の口腔の状況の説明や清掃に関する方法などをわかりやすく書いた個人のケア案内板を各ベッドサイドに備え付けて、どの職員でも案内板を見れば口腔の清掃ができるようにした（図6）。

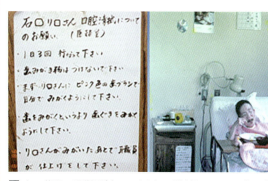

図4　施設の看護師が書いてくれた口腔清掃についての指示書。

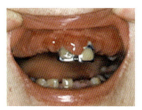

図5a　ケア前。

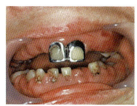

図5b　ケア後。

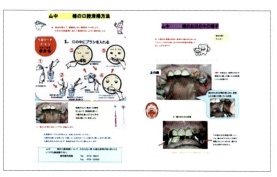

図6a　歯科が入所者別に作成した口腔内の状況説明と清掃方法を書いたファイル（表と裏）。

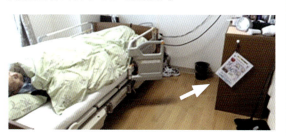

図6b　部屋の中の目のつく場所においておく。

4．本例からの学び

■在宅と施設との違い

　歯周治療を行う際には、単に器質的・機能的な専門的口腔ケアを行うだけではなく、病院・施設の中での患者（入居者）本人の生活や生き方に沿った治療と口腔管理を考える必要がある。

　また、診療にあたっては在宅と施設の違いを十分に認識しておくべきだろう。在宅が家族生活中心に対して、施設には施設のルールがあり、利用者の生活リズムや行事参加を乱さないようにするために、病院・施設担当者に事前に確認しておく必要がある。具体的には以下のようなことを理解しておきたい。

①在宅の患者と一緒にキーマンである家族は、同じように年を取っていくが、病院や施設入所患者の日常のキーマンとなる介護職員は、介護者の家族と比べ年齢も若く時々担当が替わる。

②新しく歯科治療の依頼を受ける場合には、その施設の信念、病院の特徴や理念などを調べておく必要がある。

③施設の歯科治療をスムーズに行うためには、いかに施設内の歯科衛生士、看護師、介護職員等に協力してもらえるかが鍵となる。

④施設で大切なことは、病院・施設側のキーマンを決めて利用者への取り次ぎをお願いすること。

⑤訪問診療前の準備として、特に問題行動のある患者には治療の予定を事前に説明し理解してもらう必要があり、その時期とタイミングの決定は、介護職員や看護師にお願いする必要がある。

また、治療上の留意点として

①歯科医師が、初診患者の施設内カルテから現在までの経過や心身の状況、服薬の経過状況、ＡＤＬの変化などをチェックしている間に、同行の歯科衛生士は依頼を連絡してきた職員や担当部所の職員に患者となる利用者のプロフィールや最近の生活上のエピソードなどの聞き取り調査を行う（図7）。

②抜歯等の外科手術を行う直前にも歯周処置が必要であり、歯石が見られる場合は可能な限り事前に除去しておく必要がある。

③長期の歯周管理が必要になると患者の家族から歯科治療に関わる費用について施設側に尋ねてくることがある。歯科治療費について概算を伝えられるように準備しておくことも必要と考える。

④病院併設の施設では、エックス線写真撮影に際して病院内のレントゲン室を使用するように指定してくる場合がある。この場合、診療時間を考慮して予定しておく必要がある。

⑤歯科衛生士が職員でいる場合には、口腔機能向上等の施設の保険請求と訪問診療の保険請求の同月同時算定の制約を考慮して、治療の前に予め連絡しておく必要がある。

⑥介護施設の種類によっては医療保険と介護保険との併用が見られる場合があるため、請求上の注意が必要である。

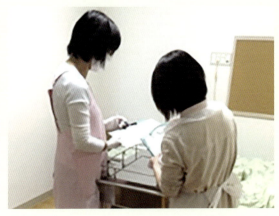

図7　歯科衛生士が施設職員（この場合は施設の歯科衛生士）に聞き取り調査を行っている様子。

2-3 在宅 ① 通院困難となり、ケアと家族介護の支援を行い、最後まで誤嚥性肺炎を起こすことなく、看取りに至った一例から

角町正勝

長崎県・角町歯科医院・歯科医師

1. 初診と病態

【性別】男性
【年齢】78歳
【初診】2010年6月
【主訴】口臭が強い
【既往歴】事故により両腕切断、第三腰椎圧迫骨折、気管支喘息、認知症
【歯・義歯】現在歯は23歯で、左側の最後臼歯部が出血を伴い発赤腫脹

■腰部の圧迫骨折が原因で通院困難となる。認知症も始まっていた

歯の痛みで通院中だったが、腰部の圧迫骨折が原因で通院困難となり、家族が患者の口臭を気にし、訪問診療を依頼してこられた。患者は認知症が始まっており、ケアを拒否し大声を上げて抵抗される状態だった。残存歯には、5mm以上の歯周ポケットがあり、歯肉からの出血が見られ、痛みを訴えている部分もあった（図1）。また、下顎左側の臼歯部は腫脹し、歯の動揺が高度で抜歯処置が必要と判断した。しかし、抜歯はしないでほしいという強い家族からの要望があり、口腔ケアを徹底することとした。

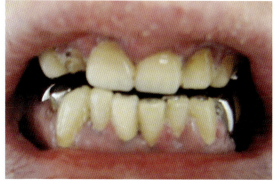

図1　家族による日々のケアは行われていたが、腫脹が見られる初診時の口腔状態。

2．治療方針と当面の目標

■家族介護の支援を行いながら、口腔内の問題部分の改善に努める

ケアに際しては、激しく「もういい」と関与を拒否し、コミュニケーションが取れない状態だったが、ケア時に大声を上げて拒否するような部位は何らかの症状があると判断した。要介護高齢者の申込書（図2）の内容を受け、治療方針を患者の口臭や下顎左側の臼歯部の腫脹の軽減においた。しっかりした家族介護の状態が見えたので、訪問診療計画書（図3）に示すように、月1回の訪問で家族介護の支援を行いながら問題部分の改善に努めた。腫脹し排膿している部分の改善には、表面麻酔を塗布し、腫脹部を指で圧迫し、排膿させながら、口腔ケアを実施した。

（第1号様式）　　図1

要介護者訪問歯科診療申込書

申し込み日：平成 22年 2月 13日　№　　－

受付場所	歯・市・介	初回・　回目		受付者	
要介護者氏名	ﾌﾘｶﾞﾅ ※※ ※　(㊚・女)			M・T・Ⓢ　年　月　日（78歳）	
要介護者住所	（自宅）長崎市※※※※ （入院・入所場所）和仁会病院　予定				
申込書氏名	ﾌﾘｶﾞﾅ ※※　※※ ※※　※※　TEL ※※※－※※※※　（患者との続柄）長女				
保険の種類	国・社・(後)・生		原爆手帳	無・㊒	
障害者手帳	有（　種　級）・無		要介護認定	非該当・用支援・(要介護)（4）	
相談内容	該当するものがあれば○印をつけて下さい。（重複可） ア．痛みがある　イ．腫れている　ウ．入れ歯が合わない エ．入れ歯がこわれた　オ．入れ歯を作りたい　カ．出血がある キ．入れ歯の手入れ方法について　㋗．口腔清掃の方法について ㋘．口臭がある　コ．うまく食べられない　㋚．その他（　歯周病　）				

1．現在の病名：歯周病・圧迫骨折　（発症 S・H　年　月　日／手術日　H　年　月　日）

2．ADL：J（1・2）　A（1・②）　B（1・2）　C（1・2）

3．①意識障害：ア．ある JCS(　)　㋑．ない　②視力障害：ア．ある（左・右）　㋑．ない

③聴力障害：ア．ある(左・右)　㋑．ない　④言語障害：ア．ある　㋑．ない

⑤麻　痺：ア．ある（左・右）　㋑．ない　⑥痴　呆：㋐．ある　ランク（　）イ．ない

⑦口腔清掃：ア．自立　イ．一部介護が必要　㋒．全介護が必要　エ．不明

⑧食事摂取：ア．自立　イ．見守りが必要（指示を含む）　ウ．一部介助が必要　㋓．全介護が必要　オ．不明

⑨嚥　下：㋐．できる　イ．見守りが必要（指示を含む）　ウ．できない　エ．不明

⑩摂食形態：㋐．普通　イ．う少し軟らか　ウ．きざみ程度　エ．すり潰し状　オ．流動　カ．胃瘻　キ．OE法　ク．NG法　ケ．DIV　コ．IVH

4．現在の常用薬：ﾉﾙﾊﾞｽｸ・ﾃﾞｨｵﾊﾞﾝ・ﾊﾞｲｱｽﾋﾟﾘﾝ・ﾏｰｽﾞﾚﾝS顆粒・酸化ﾏｸﾞﾈｼｳﾑ・ｴﾊﾞﾃﾞｰﾙｶﾌﾟｾﾙ・ｴﾍﾟﾗNｿﾌﾄｶﾌﾟｾﾙ・ﾌﾛｼﾞﾝ液

5．薬物アレルギーなど：

6．特記すべき感染症：

7．身長＿＿cm、体重＿＿kg、　血圧＿／＿mmHg、　脈拍＿＿回/分

8．自宅の道路状況（訪問診療器具移送のため）

①自宅前まで車が　ア．入る　イ．入らない　②自宅前に駐車　ア．できる　イ．できない

③駐車場が近くに　ア．ある　イ．ない　④最寄りのバス停（　）より徒歩　分

9．希望する歯科医院：無・㊒　角町歯科医院　（　出来大工　）町

10．コメント：有・無

11．連絡事項：　※病手なし

病医院名：　科名：　担当看護師：	TEL Fax		
保健師	TEL Fax	その他関係職種	TEL Fax TEL Fax
訪問看護師	TEL Fax		
担当歯科医師	TEL Fax	担当歯科衛生士	TEL Fax

図2　歯科医師会よりファックスされてきた訪問依頼書。

訪問診療計画／訪問指導計画

氏名○藤　○（82歳）初診　　居宅　○○○○○　　病院／施設

治療ケア目標	①歯周管理 ②家族へのブラシング指導	JCS ADL A2 認知度　軽度	備考	書式 54321 | 123457 654321 | 123567	記載日 H22年2月15日
	治療／ケア方法				
①自立的な口腔清掃不可 ②歯周病の進行 →抜歯などの観血処置不可（拒否）	①訪問診療により継続的に歯周治療などの提供 ②疼痛のある部分は表面麻酔を塗布しながら実施する ③無理のないかかわりの中で信頼関係を構築しながら進める				

図3　初診時の診査後に作成する訪問診療計画書。

3. 治療と経過

■**患者のADLの低下により、口腔機能訓練と口腔管理を患者を支えるスタッフと連携して実施**

　在宅訪問は、訪問診療計画に沿って実施し、訪問診療情報提供書（図4）をケアマネジャーに提出し、問題点や治療、ケア方法などを整理して家族への指導を行う。また、患者のADL低下により、在宅療養中に入院やショートステイなどが入ってきたため、気道感染予防を意識し、専門的な歯周治療に加え口腔機能訓練を実施した。さらに、在宅復帰後は、日常的な口腔管理について、家族や介護者への指導を強化し協力を求めた（図5）。生活の場で患者を診るということは、家族や介護者を含めケアマネジャーや主治医、訪問看護師、管理栄養士など患者を支えるスタッフとの連携が必要である。

図4　毎回手渡している訪問診療情報報告書（療養情報）。

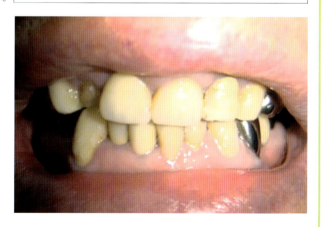

図5　徐々に歯肉の状態が改善してきた開始より2年10ヵ月目の口腔状態。

4. 本例からの学び

■**対象者を支える家族の協力、そして、介護を行う家族への関わりが同様に重要である**

　この症例では、対象者の認知症の進行やADL低下による長期間の在宅介護で、キーマンである娘の気力・体力に限界が見え始めていた。そのため、介護者への配慮が、対象者への関わり同様に重要であった。

　この症例では、対象者の身体状況の変化によりコミュニケーションが困難となり、訓練などまったく指示が入らない状態になった。この時、最も力になったのが家族だった。本人が気持ちを開いてくれる環境づくりを心掛け、歌などでコミュニケーションを図っていった。この場面では、本人の気持ちの高揚を誘うように、家族を含め我々も一緒に合唱しながら、「声を大きく出す、しっかり発音を行う、また話を進める……」などの働きかけを行った。在宅介入6年間で、身体状況の低下が徐々に見られてきたが、歯周ケアに関しては最後まで穏やかに歯周ケアを受け入れてくれた。結果は、誤嚥性肺炎を起こすことなくターミナルまで支援できたと考える。

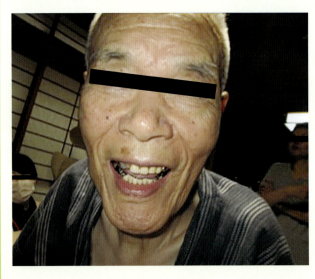

図6　家族の誘導で、誇りを持っていた自分の小学校（長崎大学医学部の前身となった日本初の洋式病院跡地に建てられている長崎市立佐古小学校）の歌を笑顔で歌っている状況。

作詞　八波則吉
作曲　島崎赤太郎

一　くすの若葉に　風かおる
　　大徳寺あと　そのかみの
　　医学部ありし　ゆかりの地
　　わが学び舎は　そそりたつ

二　起てやわが友　長崎は
　　文化の港　佐古こそは
　　港の文化　みちびきし
　　誉の場所ぞ　いざともに

2-3 在宅 ② 通院の歯科診療から在宅の口腔ケアに移行し継続的な定期管理を続けている一例

高橋 啓

愛媛県・たかはし歯科・歯科医師

1. 初診と病態

【性別】女性
【年齢】81歳（初診時81歳、現在90歳）
【初診】2007年7月
【主訴】左上前歯がしみる、悪いところがあれば治したい。
【既往歴】狭心症（1994年）

■歯周基本治療から良好なメインテナンスへ

初診時、81歳にして残存歯は27本あり、自分なりにブラッシングも気をつけてきたとのこと（図1）。主訴は「左上前歯がしみる。悪いところがあれば治したい」。家族も当院にかかっており、信頼関係ができていることから、今回しみる部位ができ、来院。当該部位（|3 4）には知覚過敏処置を行い、全顎的に歯周基本治療を通法に従い行った。その後良好な経過をたどり、3ヵ月毎のメインテナンスに移行。家族のサポートにより、定期的に来院されていた（図2）。

■心筋梗塞が発端となり、在宅へ

2013年8月急性心筋梗塞により、救急搬送された。カテーテル治療（ステント）を受け9月に退院。入院前は歩けていたが、入院後四肢筋力の低下も見られ、徐々に歩行も困難になっていき、訪問介護が入るようになった。

2014年5月には、自宅で転倒し、腰椎圧迫骨折で2週間入院。その後は腰痛で座位姿勢が難しく、日中もベッドで過ごすことが多くなっていく。2015年6月から在宅医（内科）が関わるようになり、月に2回の訪問診療を行っている。

2015年12月に脳梗塞を発症し、入院。その後退院して現在に至る。現在は、ベッドでの生活が中心で、認知機能の低下も見られる時もあるが、意思表示はまだしっかりとしている。

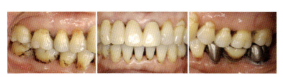

図1 初診時口腔内写真。歯石や着色が認められる。特に歯頸部に多く見られる。

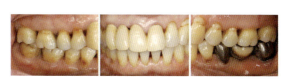

図2 初診より5年後、通院メインテナンス時の口腔内写真。

2. 治療方針と当面の目標

■**高齢者歯周病学に根ざした口腔ケアを意識する**

2014年1月に家族から、口腔ケアの依頼を受けた。図3は、その時の在宅の口腔内状態である。主たる介護者である家族に口腔ケアの方法を教え、2週間に1回訪問歯科診療を行っている。

プラークコントロール中心の口腔ケアではあるが、通院時期の10枚法エックス線写真を携帯し、歯の状態をイメージしながら、口腔ケアを行っている。それにより歯科の専門性を発揮できると考える。実際、エックス線があることで、いろいろな事態の予測ができる部分もあり、「歯科がいてくれて良かった」といわれることもしばしばである。昨今、ブラッシングの上手な看護師、ヘルパーは多数いるが、歯科や高齢歯周病学に根ざした口腔ケアを行えるのは歯科医療従事者のみではないだろうか？

本例の場合、本人の機能低下に加え、脳梗塞の麻痺も加わっており、その影響が口腔内にもでてきている（図3〜5）。最近では、露出根面部の脱灰が目立つようになってきた。歯間ブラシによる口腔ケアとフッ化物の応用をしながら、口腔ケアを続けている。

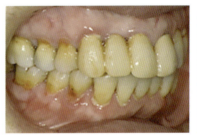 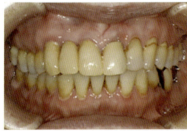 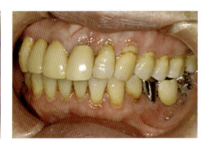

図3　2014年1月、在宅初診時。通院メインテナンスで来院していた時より、歯頸部の腫脹が多部位で認められる。

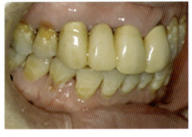 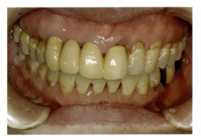 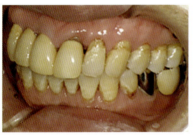

図4　2015年8月、在宅口腔ケア時。臼歯部の歯肉の腫脹や、歯質脱灰が認められる。

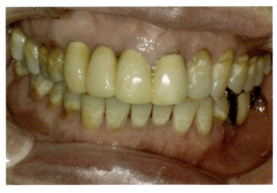

図5　2016年8月、在宅口腔ケア時。歯頸部の脱灰領域が増えている。

3. 治療と経過

■口腔ケアにプラスして「食べる」をサポートする

全身機能の低下と平行して嚥下機能の低下も認められたため、摂食嚥下のアセスメントを行い、摂食嚥下トレーニングも実践してきた（図6）。脳梗塞発症後は、状態がとても悪い時期もあり、トレーニングが実施できない時もあった。だが、最近では少し回復し、以前ほどではないが、声を出したり、舌を動かすことができるようになっている。

現在、かなりの機能低下が見られるものの、私達をちゃんと認識し反応していただける。また、家族も交代で介護にあたりながら、食事も自分達で勉強し、いろいろ工夫しながら食べさせ、食事記録をつけてくれている（図7）。

このような記録があることで、家族と相談しあいながら、現在の機能に適した食形態を探っている。時に在宅医とも連携し、相談にのってもらった上での対応も行っている。図8は、家族による現在の食事である。美味しく食べてもらえるよう、工夫が凝らされていることがわかる。これも家族と相談しあたっり、介護食の本を貸し出したことによる成果である。

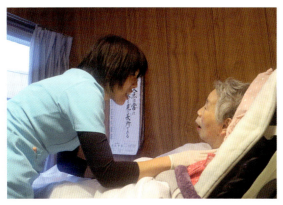

図6　2016年11月、歯科衛生士による口腔ケアと摂食嚥下トレーニング。

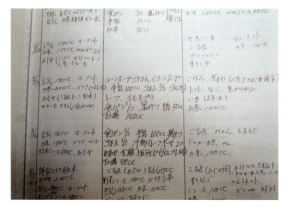

図7　2016年9月、家族がつけてくれている食事内容記録ノート。

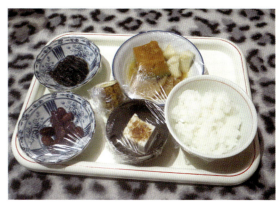

図8　2016年11月、実際の食事。

4．本例からの学び

■普段の歯科診療を通した信頼関係のありがたさ

　この方の家族のほぼ全員が当院の患者であったことから、当院への信頼関係が最初から構築できていたことが、訪問歯科診療を行う上で、とても大きかった。普段の歯科診療がいかに大事かを思いしらされたケースである。

　また、内科の在宅医も全身状態の低下が見られた時期に、家族に紹介していた。それにより、ちょうど救急搬送されそうな時期に内科のサポートが得られて、これもまた家族との信頼関係の向上につながっていった。家族、皆と今も良好な関係を築けている。

■在宅だからこそ、ゆっくり話を聞き、相談にのる姿勢が大事

　また、在宅で口腔ケアで関わる場合は、歯科医師よりも歯科衛生士が行っている時間が長い。歯科医師として、その時間を家族とのコミュニケーションにあてられることも、信頼関係を深めることのできる要素と思われる。

　診療室での治療時よりも、在宅では長い時間話をすることができるメリットも大きい。その際、口腔のことにとどまらず、色々な相談にのり、自分達（歯科）で解決できないことは他職種につなぎ、患者本人、家族ができるだけ困らないようにサポートすることができればと考えている。

2-3 ③ 在宅　進行性疾患によりADLが低下した在宅療養患者に、歯周疾患および摂食嚥下・咀嚼機能低下への対応を行った一例

Part 3

花形哲夫
山梨県・花形歯科医院・歯科医師

1．初診と病態

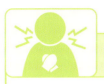

【性別】男性　【年齢】66歳　【初診】2014年6月
【主訴】歯がかけた、食事中むせる　【現病歴】高血圧、多系統萎縮症（オリーブ橋小脳萎縮症）
【服薬】セレジストOD錠5mg（1日2錠）、ユベラNカプセル100mg（1日3cap）、
　　　　ムコダインDS50%（500mg/g）1日250mg成（1日750mg成）
【歯数】28歯

■多系統萎縮症と診断され、在宅にて療養

患者は、2004年10月多系統萎縮症（オリーブ橋小脳萎縮症）と診断され、病状の進行に伴い在宅で療養生活を送っていた。歯がかけたことをきっかけに、以前、父親の訪問歯科診療を依頼していた当院へ介護支援専門員を通して訪問の依頼があった。

■主訴以外に口腔内疾患、機能低下の問題が

妻と2人暮らしで、妻が患者への口腔ケア・食事等の日常の介護を懸命に行っていた。しかし、口腔内診査結果では、機能歯数は28歯、う蝕歯は2歯、ほとんどの歯に4mm以上の歯周ポケットがあり、全体的に歯頸部・歯間部にプラーク・歯石沈着（＋）、歯肉の発赤・腫脹（＋）、舌苔の付着（＋）があった。また、口腔内乾燥（臨床的視診判定（柿木））：3度であった（図1）。口腔機能については、不十分な口唇閉鎖、口呼吸、開鼻声が見られた（図2）。また、反復唾液嚥下テスト（RSST）：2回、改訂水飲みテスト（MWST）：評価3（嚥下あり、呼吸良好、むせる and / or 湿性嗄声）、FT：評価4（嚥下あり、呼吸良好、むせない）であった。

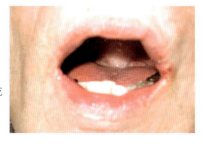
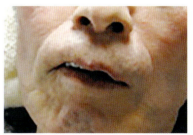

図1　初診時の口腔内の状態。口腔内乾燥（＋）・舌苔（＋）、舌筋力低下。
図2　閉唇時の口唇機能低下、口呼吸。

2. 治療方針と当面の目標

■「最後まで口からおいしく食べたい」という患者の願いを叶えるためのプラン

　機能面の確定診断のため、2014年10月に嚥下造影検査（VF）を連携病院に依頼して実施した。実施結果は、体幹角度80°でヨーグルト・お粥・小刻み食において捕食・咀嚼・咽頭部への送り込みは可能。嚥下後は、食材に応じて喉頭蓋谷・食道入口部において残留が認められたが、複数回嚥下により除去可能で、誤嚥は認められなかった。初診時の寝たきり度：C、認知度：1、BMI：20.5、アルブミン値3.3g/dlであった。

　進行性疾患であることから初診時に、本人の「想い」を伺ったところ「最期まで口からおいしく食べたい」とのことだった。その「想い」を叶えるためには、ADL低下、口腔機能低下に伴う歯周疾患をはじめとする口腔内疾患への対応、さらに誤嚥性肺炎・窒息の予防が不可欠である。口腔内診査および機能評価から患者のう蝕処置、歯周病の改善等のための口腔衛生管理、口腔機能の改善・維持を治療目標・治療方針としケアプラン（表1）を考えた。

表1　患者の口腔ケアプラン：口腔衛生・機能低下に対して介護者と関係職種の連携・協働して対応が必要。

問題点	ケア目標・項目	誰が	どのように	いつ
口腔内の清掃が不十分（プラーク・歯石・舌苔）口腔内乾燥	口腔内を清潔に保つ 口腔内の保湿	介護者・訪問看護師	ベッド上で、歯・歯肉粘膜・舌を歯ブラシSを用い、介助者がブラッシングする。姿勢・ブラッシング圧に気をつける。唾液腺マッサージ	2回/日
		医師	薬の処方の検討	
	口腔衛生 清掃指導 口腔清掃 粘膜ケア含嗽方法	歯科衛生士	歯石除去、口腔衛生・清掃指導	1回/週
口腔機能低下（口唇・舌・軟口蓋・咽頭部）	機能面を考慮した口腔ケア、上肢を含めたリハビリを行い、摂食嚥下機能の維持・向上を図る。	介護者 訪問看護師 歯科医師 歯科衛生士 言語聴覚士	体調にあわせ、自立を促しながら、口唇・舌・口腔周囲の体操・マッサージ、構音訓練を行う。アイスマッサージ、ストロー吹き訓練、咳訓練を行う。	食前（介護者）1回/週
経口摂取機能低下に伴って摂食時のむせ	姿勢・摂食嚥下機能の維持、改善を図る。姿勢・摂食嚥下方法・食形態を検討する。	介護者 医師 歯科医師 訪問看護師 歯科衛生士	平常時の姿勢は、自己唾液処理を考慮し、体幹角度35度、頸部を屈曲させ、舌背面を床に平行に保つ。接触時は、80度、咀嚼により均一な形態になりやすい食材・一口量、ペース、介助方法・嚥下方法（複数回嚥下）を指導する。	1回/週

3. 治療と経過

■介護者＋多職種間で経口摂取を維持

十分な対応が難しい歯周疾患には、介護負担を考慮し、歯科衛生士が介護者、訪問看護師に口腔衛生管理（図3）の必要性を確認してもらい、口腔ケアの方法、口唇・舌等の間接訓練、摂食時の直接訓練方法を指導した。

また、介護者および職種間の連携・協働にあたり、連絡帳を用い体調・口腔衛生状態・摂食状況等の変化についての観察・報告を依頼し、口腔衛生管理と機能訓練を続け経口摂取を維持した。

■口腔ケア、介助方法に注意しながら経口摂取を継続

2015年1月に患者は、ショートスティを利用。その間、関わることができなかったため、「食事中むせが多く、食事が上手に摂取できず吸引回数が増えた」との報告があった。

退所後、自宅へ訪問したところ、口腔内の不潔・乾燥を認めた。口腔ケア後に間接訓練と直接訓練および介助方法と食形態の配慮により頸部聴診において、喘鳴音はなかった。以上より口腔ケア・介助方法に注意することを前提に経口摂取の継続を指導した。

■胃瘻造設となるが、一部経口摂取を継続中

しかし、4月、主治医より食事摂取量不良および誤嚥性肺炎と診断され、胃瘻造設が選択された。退院時の情報提供において、主栄養は胃瘻により取り、一部経口摂取可能。経口摂取時は嚥下後の発声確認、必要時吸引の指示を受けた。

退院後の訪問時、口腔内診査結果は、プラーク沈着（＋）、歯石沈着（－）、舌苔沈着（＋）、歯肉発赤・腫脹（＋）、口腔内乾燥（－）であった。口腔機能については、RSST、MWSTは初診時と変化はないが、FT：評価3（呼吸は良好であるが、むせと湿性嗄声と口腔内に少量の残留）を認めたため、食形態、一口量・ペースについて指導した。ゼリー食摂取時、頸部聴診において複数回嚥下後の異常はなかったが、誤嚥の確定診断のため在宅で嚥下内視鏡検査を実施した（図4、5）。ゼリー食において喉頭蓋谷と食道入口部に残留は認めるが、喉頭侵入は認められず複数回嚥下で食道入口部にわずかに残留はあるが、ほぼクリアできた。

経過、検査結果をふまえて、音波電動ブラシ活用等の介護者の介護負担軽減など、口腔衛生管理の再確認した上で、口腔ケアプランを再検討し、一部経口摂取を継続している。

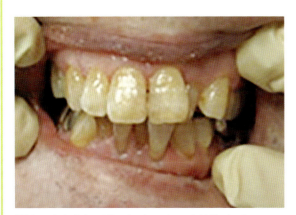

図3　歯肉発赤・腫脹（＋）、プラーク沈着（＋）。

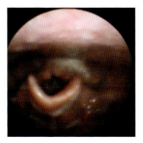

図4　嚥下後：喉頭蓋谷残留（＋）、食道入口部残留（＋）。

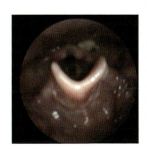

図5　複数回嚥下後：喉頭蓋谷残留（－）、食道入口部残留（±）。

4. 本例からの学び

■多職種間で、互いの専門領域をクロスオーバーさせつつ、協業していくことの重要性

　本事例では当初、「歯がかけた、食事中むせる」を主訴に訪問歯科診療が依頼された。だが、口腔内診査を行うと歯周疾患をはじめとするいくつかの問題がでてきた。患者の「想い」としての「最期まで口から美味しく食べたい」に対して、口腔内診査結果をふまえ治療方針・口腔ケアプランを立て、口腔衛生管理、機能訓練指導を実施した。しかし、基礎疾患の進行に伴い口腔内細菌の誤嚥が一因と考えられる誤嚥性肺炎罹患を防ぐことができなかった。

　8020推進事業が進められ、機能している残存歯が増えたことが、摂食嚥下・咀嚼機能の維持・向上、さらに介護予防に寄与しているという報告が多々ある。高齢化が進む中で、健康高齢者・フレイル、さらに在宅で療養生活を過ごさねばならない高齢者は、何らかの基礎疾患を有し、ADLの低下に伴い口腔衛生や口腔機能が低下している。そして、通院ができなくなった患者（要介護者）の多くは、自立力が低下し、歯周疾患をはじめとする歯科疾患への予防・対応が本人のみではできず、不十分になりがちである。

　「生涯を通してのかかりつけ歯科医・歯科衛生士」として「ひとを、みる（見る・診る・看る）」（図6）ために、家族やケアカンファレンス・退院時カンファレンスに関わる中で、多職種との情報共有による意思の疎通、その上で在宅療養に関わる介護者・関係職種にいかに患者の口腔衛生、機能維持・改善に関心を持っていただくかが大切であり、課題となるかを痛感している。

　その課題解決のために、施設・連携病院も含めた限られた職種間で、各専門職の直接の緊密な指導の下、自己の専門職域を超え、積極的に間の領域をカバーしながら協業（Trans-disciplinary team）することの必要性を再確認した。

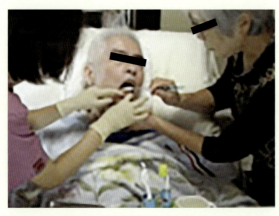

図6　歯科衛生士による家族への口腔衛生指導。

2-3 在宅 ④ 脳血管疾患後遺症である右片麻痺と言語障害に対する訪問歯科治療とリハビリテーションを行った症例から

吉田春陽
大阪府・吉田歯科医院・歯科医師

1．初診と病態

【性別】男性
【年齢】76歳
【初診】2012年12月03日
【主訴】食事量が減ってきたので、歯が痛いのではないかと心配。
【既往歴】2011年脳梗塞発症、糖尿病、アルツハイマー型認知症
【服用薬剤】抗血栓薬、抗不整脈剤、狭心症治療薬、糖尿病治療薬、認知症進行抑制薬、睡眠導入剤
【歯・義歯】残根多数、残存歯は中等度の歯周炎、義歯はなし

■脳梗塞の後遺症に加え、認知症、糖尿病を併発している

患者は、76歳男性、退職までは守口市内小学校長を務めていた方である。脳梗塞を発症し、その後遺症で、右麻痺、音声言語障害（構音障害）が見られる。糖尿病とともに、アルツハイマー型認知症を発症している。そのため、次男家族と同居し、居宅療養となっている。介護サービスとして、デイケアとショートステイを利用中。介護者は、次男の嫁である。2011年7月より在宅ケアを開始した。

口腔衛生状態は不良で、残根多数、左上臼歯部ブリッジ支台歯は頬側根が根尖付近まで露出している（図1、2）。唾液分泌量の低下は見られない。口唇閉鎖機能が低く、流涎あり。

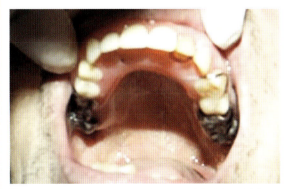

図1　上顎残根上義歯。残根（4－|3）削合後、義歯製作。

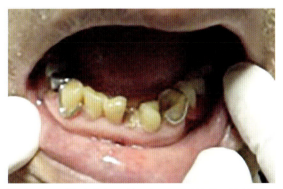

図2　下顎残根上義歯。残根（6 5|2）削合後、義歯製作。

2．治療方針と当面の目標

■上下残根上義歯作成のための治療と歯周治療を行い、咀嚼障害の解決を図る

普通食を摂取しているとのことだが、すれ違い咬合のため、咀嚼障害が起こっている（アイヒナー分類：C1）。

保存不可能な歯の抜歯を行い、非機械的にて歯周基本治療と必要に応じて歯内療法・歯冠修復を施行した。歯周炎の管理と言語機能訓練を訪問歯科衛生士に依頼し、定期的に言語機能の評価を施行した（図3）。

摂食嚥下リハ・言語治療専門医の舘村歯科医師に対診してもらったところ嚥下障害はないとのこと。上下顎残根上義歯を製作し、咀嚼効率を上げるとともに摂食嚥下機能を維持した（図4）。

治療方針
①保存不可能な歯の抜歯
②歯周基本治療
③歯内療法・歯冠修復
④SPT、口腔衛生管理

口腔リハビリテーション
①音声言語機能訓練
②咀嚼機能の回復
③摂食嚥下機能の維持

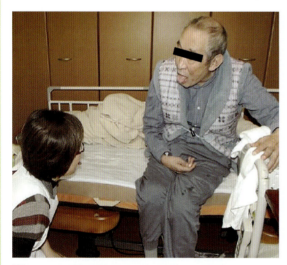

図3　言語機能訓練（アイウベ体操）。歯科衛生士がアイウベ体操をさせて舌の運動機能訓練を行っている。言語機能訓練に対する患者のモチベーションが高く、初診時に比べると舌の突出動作や巧緻性は格段に向上している。

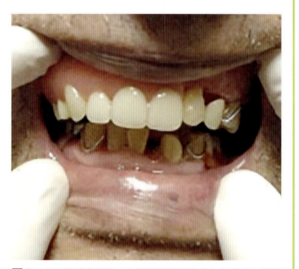

図4　上下顎咬合状態。上顎前歯部を喪失したままに放置すると、口唇の緊張が下がるために口唇閉鎖不全が起こり、食べこぼしや嚥下障害、言語障害（構音障害）などを引き起こす危険性がある。上顎前歯部の義歯には、咀嚼機能・審美機能以外に摂食嚥下機能・言語機能を維持改善する重要な役割がある。

3. 治療と経過

■**次第に BPSD（徘徊などの周辺症状）が頻繁になったことから、言語機能訓練により本人の不安の軽減を図る**

食事の量が減ってきた原因は、歯が痛いからではないかとの心配から、家族がケアマネジャーに相談したところ当院を紹介され、当院との関わりが始まった。患者は木の芽月時になると精神が不安定になり、特に 2016 年の初夏から秋にかけて BPSD（徘徊などの周辺症状）が頻繁に見られるようになった。

言語機能訓練によってコミュニケーションの維持改善を図り、本人の不安感が軽減するように努めて BPSD が改善することを期待した。言語機能訓練に対する本人のモチベーションが高く、巧緻性が上がってきたように見受けられるが、定期的な再評価では"マ行"と"カ行"が不得手なようで、口唇閉鎖機能と、奥舌部・軟口蓋の協調性の低いことが予想される（図5）。"パ行"や"バ行"などの破裂音はうまく発音できるので、口唇閉鎖状態を保持するのに問題があると考えられ、今後、口唇閉鎖訓練を補強する必要がある。

表1　治療経過。

2012 年	12/03	初診　医療面接
	1219〜	歯周基本検査　スケーリング　訪問口腔衛生指導
2013 年	01/09〜	残根削合（4－|13　65|2）訪問口腔衛生指導　言語機能訓練
		以後、月4回のペースで訪問 DH による訪問指導と訪問リハを継続
	02/06	4－|13 義歯印象採得（4－|13 残根上義歯）
	02/27	4－|13 義歯装着　歯周基本検査2
	04/03	765|267 義歯印象採得（65|2 残根上義歯）
	04/24	765|267 義歯装着
	10/31	|45 抜歯
	11/20	抜歯窩治癒良好　義歯調整
		以後、原則3か月1回のペースで居宅療養管理指導に訪問
2014 年	11/04	歯周基本検査3　以後 SPT に移行
		以後、訪問口腔衛生指導　言語機能訓練（アイウベ体操　早口言葉）を継続
2015 年	07/02	|2 感染根管処置（訪問 DH からの報告で根管治療開始）
	08/04	|2 根管充填
	08/11	言語機能再評価
	09/15	|2 レジン前装金属冠装着
2016 年	10/06	1|1 WSD チェック　義歯調整（訪問 DH からの報告による）
	11/17	1| 歯冠部破折　残根削合（レジン充填）
	11/29	義歯修理印象・修理義歯装着（一日2度訪問）
	11/30	義歯調整　|3 部ペリオフィール貼薬
		言語機能再評価
2017 年	01/11	SPT 言語機能訓練継続

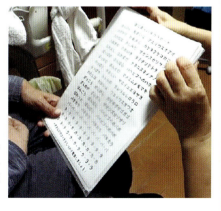

図5　早口言葉のテキスト。構音訓練は、アナウンサーの発音訓練に使われる早口言葉などのテキストを音読させて行う。構音機能に軽度の障害が見られるが、失語症はなく読字ができるので、テキストを音読する上では問題はない。「マ行」と「カ行」の発音に不明瞭さが見受けられた。

4. 本例からの学び

■高齢者への歯周治療の目的は咀嚼機能の維持による低栄養、自立度の低下の予防

　高齢者はオーラルフレイルが引き金となって全身的なフレイルに陥るとされている。低栄養状態を防ぐには、歯の喪失による咀嚼障害を回避しなければならない。成人期以降、歯を失う最大の原因は歯周病で、歯周基本治療とSPTは歯の喪失を防ぎ、顎堤を保持する上で重要な処置である。

　たとえ残根状態であってもオーバーデンチャーにすることで顎堤が保全され、義歯の安定が図ることができる。また、残根の歯根膜感覚を利用することで、より生理的な咀嚼運動が維持できるなど、多くの利点が考えられる。

　つまるところ、高齢者の歯周治療の目的は、歯と顎骨を守り、咀嚼機能を維持して多種多様な食品を様々な調理法で摂取することを保障して低栄養に陥ることを防ぎ、自立度の低下予防を目指すに尽きると考える。

　ただ歯周治療を行う際に留意すべき点として菌血症の危険性がある。超音波スケーリングをしただけでも術直後の血液検査では、血液中に細菌が検出される現象が多くのケースで起こることわかっている。しかし、術後20分経過した時点で再度検査した結果、菌は検出されなかったとの報告がある。これは血管内に侵入した細菌は単独で存在している（バイオフィルムを形成していない）ため、マクロファージをはじめとする免疫細胞が速やかに細菌を貪食し、血中の細菌が駆除された結果ということだが、例えば免疫機能が低下して抵抗力が落ちた要介護高齢者では、前投薬など菌血症を予防する処置の必要性を考慮しておくべきかもしれない。

　本事例では、残根上義歯を製作し、可能な限り残根を保存している。そのため、歯槽骨の吸収が妨げられ顎堤が保存されている。患者はすでに要介護状態ではあるが、幸いにも維持されている摂食嚥下機能を維持し、音声言語コミュニケーションを少しでも向上させて、人生をソフトランディングしていただくお手伝いを続けることが当院に課せられた役目であると思う。

Part 3

第3章 多職種連携を通した口腔管理の必要性

3-1 歯周病治療を基軸とした多職種連携のミッション

永原隆吉[*1]、栗原英見[*2]
医療法人社団日本鋼管福山病院歯科・科長[*1]・広島大学大学院医歯薬保健学研究科・歯周病態学研究室・教授[*2]

SUMMARY

① 8020運動の成果により高齢者の残存歯数は増えたが、歯周病の問題は解決されていない
② 高齢者の受療を促すためには、医科・歯科・介護間の連携が欠かせないが、温度差があるのは事実であり、情報共有の場が必要である
③ 個々の患者のステージ（急性期、回復期、維持期、緩和期）によって対応をきめ細かく考え、多職種との連携による歯周治療を考えていく必要がある

歯周疾患を持つ高齢者の現状

■ 8020運動の成果がもたらす新たな課題

平成28年の厚生労働白書と歯科疾患実態調査から、高齢者人口は世界に類を見ないスピードで進展し、疾患構造も大きく変化（要介護・要支援や認知症、生活習慣病を主とした患者は大幅に増加する）している。

8020運動の成果によって高齢者の残存歯数が増加しているが、一方で65歳以上では4mm以上の歯周ポケットを持つ人の割合は増加している（図1）。歯周病と様々な全身の疾患との関連を示唆するエビデンスが構築されている中で、新たな問題である。

また、高齢者は少子化や核家族化が相まって独居や夫婦のみで生活を営む人が多く、加齢や疾患による身体機能障害・低下に伴い、社会との関わりが乏しくなってきている。現在、高齢者が安心して生活ができる社会を目指して「地域包括ケアシステム」の構築が急速に進められている。

質の高いケアを提供するために、異なった専門的背景を持つ専門職と地域支援者が高齢者と共有する目標に向けて共に働く必要性が出てきている。

高齢者の中でも特に、在宅医療を必要とする高齢者が問題となる。在宅における歯周治療では、患者が様々な基礎疾患による精神的・身体的障害を伴っていることから治療が制限されることがある。そのため、多職種の相互に連携をとることによって、個々のケースの在宅環境や身体状況に基づく口腔内環境の改善と、口腔機能の回復・維持によりQOLの向上をさせることが重要となる（図2）。しかし、在宅の歯周治療には、課題も多いのが現状である。

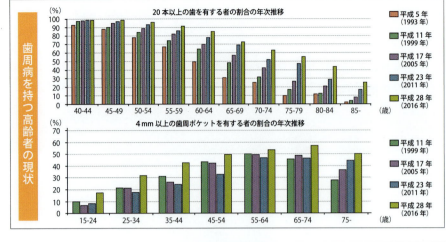

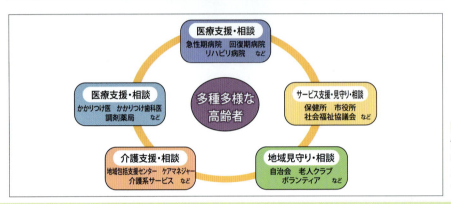

図1 高齢者の残存歯数が増加している一方で、4mm以上の歯周ポケットを持つ人の割合も増加している。

図2 地域の自主性や主体性に基づき、質の高いケアを高齢者に提供する必要がある。歯科においても何が提供できるかが課題となる。

多職種連携の重要性と障害

■歯周治療を基盤とする情報交換が医・歯科・介護間で必要

歯周治療が必要な高齢者は多いが、治療を受けている人は少ない（図3、4）。これは「歯科通院高齢者が入院→歯科通院が途切れる・音信不通→情報提供が途切れる」「高齢者やその家族・地域住民・医療介護関係者の認識や理解不足により連携ができていない」などが考えられる。

また、歯科医療と医療介護関係者の間には温度差が認められる。歯科医療関係者は高齢者の状況に、医療介護関係者は口腔の実態に精通していないことが強く予想される。そのため歯周治療を基盤とした多職種連携には活発な情報交換が重要となる。具体的には、歯を残す意義と口腔管理方法（経口摂取や非経口摂取であっても口腔内の感染源コントロールは、褥瘡管理と同じで日常生活の中で基本となる）の情報である。しかしながら、歯周検査は残存歯の歯周ポケットの深さと動揺度、歯肉出血や排膿の有無が主で、生化学的あるいは細菌学的検査などの客観的評価法に乏しく、個々の患者について口腔感染の全身への影響を直接的に捉え説明することが困難である。今後は、医科歯科内での共通言語の構築が必要である他に、多職種連携のためにも「業務協力」のみでなく、各職種の専門性や特徴をよく理解し尊重して、高齢者の情報共有と提案の場を設ける必要がある。

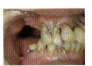

図3 70歳、男性。治療希望で医科から紹介。全身性疾患と多剤服用により、歯科治療に自ら踏み込めなかったとの訴え。

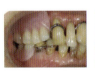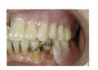

図4 全顎的な歯科治療終了後、SPTを継続（3食おいしく食べられるようになったと喜ばれた）。

それぞれの職種が何を目標とするのか？

■患者個々のステージや治療の重要度に応じた取り組みを

　個々の高齢者の社会的、身体的、精神的状況の複雑化と多様化によって、それぞれの患者のステージ（急性期、回復期、維持期、緩和期など）に応じて対応する必要がある。また、歯周病を有する高齢者は、循環器系疾患、呼吸器系疾患、脳心血管系疾患、神経変性疾患、糖尿病、骨粗鬆症などを有している確率が高く、これらの疾患治療のため多種類の薬剤を服用している。そのため、歯周基本治療や歯周外科治療、口腔機能回復治療（インプラント・義歯・ブリッジ等の設計）を含めた治療方針の決定には、多職種による医療連携体制を整える必要がある。

　しかし、高齢者の状況（全身性の疾患、経済状況、通院の可否、家族の支援体制、在宅生活環境、職歴）など個々の高齢者の環境によって、十分な歯科治療の提供は困難となるため、患者のステージや治療の重要度に応じて治療法を模索、選択していかなければならない（図5、6）。

　歯周病の主因子である細菌性プラークや外傷性因子は口腔内に常に存在しており、状況によっては歯周ポケットや根分岐部病変が残存したり、感染源の十分な除去が困難なことが多い。また、長期間の治療はモチベーションの低下を招くこともあり、口腔内環境は時間の経過とともに変化していく。さらに全身的因子も加わり歯周病が再発、負の連鎖につながる。

　そのため、個々の患者の治療可能な範囲で病状安定に持ち込み、それを維持・支援できるよう患者・家族のモチベーションを高め、プラークコントロールを中心とした日常生活の指導や医学的・歯科医学的な立場から管理・支援するSPTを行うことが重要となる。

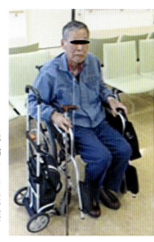 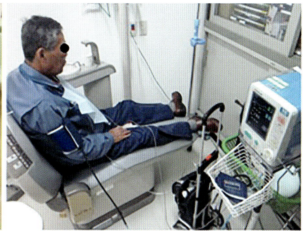

図5　（図3と同一患者）歯周病を有する高齢者は全身性疾患を有しており、また多くの薬剤を服用している。万全な医療連携体制を整える必要がある。

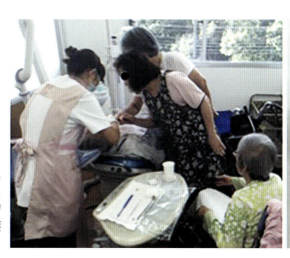 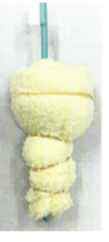

図6　（図3と同一患者）口腔内を家族が情報共有しておく必要がある。治療時は家族と同伴し、各ステージに応じた口腔管理方法や器具が必要になる。

症例から

症例の概要：65歳男性。主訴：歯肉からの出血。**既往歴**：高血圧、一過性脳虚血性発作（アムロジピン、バイアスピリ）。**現病歴**：歯肉出血が気になり、近医歯科を受診したが、歯周病の専門的治療が必要とされ紹介となった。

診査・検査所見：残存歯数は26本であった。全顎的に重度な肥厚、腫脹、発赤、出血、排膿が認められ、歯列不正を伴っていた。口腔衛生状態は不良で7mm以上の歯周ポケットは86.7%であった。エックス線写真所見では全顎的に歯根長の1／2〜2／3に及ぶ水平性骨吸収を認めた。

患者環境：離婚後は一人暮らしをしており、生活保護を受けている。一過性脳虚血性発作のため、四肢の自由が利かない。

診断：薬物性歯肉増殖症、広汎型重度慢性歯周炎

治療経過：照会状を通してかかりつけ医と情報共有をした。投薬変更の可否や、その際の変化について検討し、キーパーソンの有無や身体機能、全身性疾患などの社会的・身体的・精神的状況の問診は欠かさずに歯周治療を進めた。歯周治療の成功はいかに継続して、患者の状況の変化に合わせて取り組むかである。来院時ごとの細かな変化を見逃さずに記録し、患者とかかりつけ医の間で情報を共有した。現在、病状は安定しており、月1回の通院を継続している。

本症例は歯周基本治療のみで対応しSPTへ移行した。密にかかりつけ医との情報交換（加療時の照会だけでなく、口腔内環境や口腔機能、自己の口腔衛生管理などの情報を提示し、疾患の進行状況や検査データの継続した情報を交換）を継続、口腔内管理の継続と個人の状況変化の情報交換を続けている。

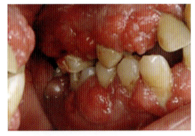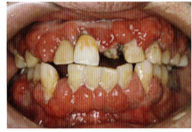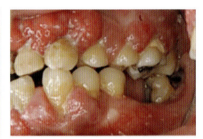
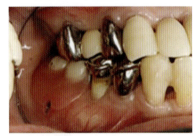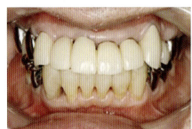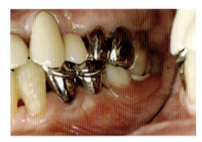

図7　上段：初診、下段：SPT継続中。

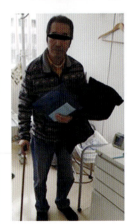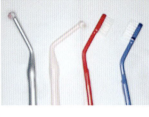

図8　本例の高齢者には身体機能低下を認めた。セルフケアによる口腔衛生管理の方法には個人に合わせた工夫が必要となる。

3-2 多職種連携の必要性と歯科診療室の役割の変化

武井典子
公益財団法人ライオン歯科衛生研究所・公益社団法人日本歯科衛生士会・歯科衛生士

SUMMARY
① 診療室を取り巻く環境は変化し、地域での多職種連携が求められている
② 地域包括ケアシステムの構築が急がれる中、在宅での口腔機能管理が求められている
③ 歯科を標榜している病院が少ないため、歯科診療室においても周術期口腔機能管理が不可欠である
④ オーラルフレイルの予防は、歯科診療室の新たな役割の1つである

診療室を取り巻く環境の変化と多職種連携の必要性

■今求められる地域の歯科診療室との連携

近年の高齢化の進展に伴い、歯の形態の回復を目指した『健常者型』から口腔機能の回復を目指す『高齢者型』の歯科医療への変化が予測されている。また、地域包括ケアシステムの構築に向け、「医療機関完結型」から「地域完結型」の医療が推進されている。歯科医療従事者は、今後ますます、診療室から地域に出て多職種と連携しながら、その専門性を発揮することが求められる。在宅療養者・要介護高齢者の口から食べる機能を維持し、低栄養や誤嚥性肺炎を予防するための在宅療養指導・口腔機能管理への期待が高まっているのである。

さらに、高齢化の進展に伴い、歯科診療所の受診患者の40%以上が65歳以上の高齢者である（図1）[1]。そうした中で、8020達成者は2人に1人以上と過去最高となり（平成28年度厚生労働省調査）、歯の寿命が延伸するとともに歯周治療の必要性は今まで以上に増えている。だが、歯科を標榜している病院は約2割で、多くの病院では歯科医師・歯科衛生士が配置されておらず、周術期の口腔機能管理に地域の歯科医療機関との連携が不可欠となっている。

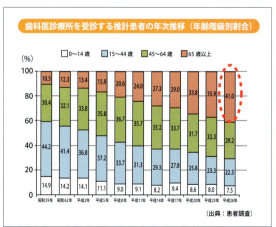

図1　診療室の受診患者の40％が65歳以上である。高齢患者の多くは、医療ニーズと介護ニーズを併せ持っている。

周術期口腔機能管理と歯科診療室の役割

■地域の病院と歯科診療室の連携が不可欠

　平成24年度の診療報酬改定で、『周術期口腔機能管理料』が新設された。歯科を標榜している病院は約2割と少ないため、地域の歯科診療室との連携が不可欠である。周術期口腔機能管理では、「手術担当科」より「病院内または連携する歯科医療機関の歯科医師」へ情報提供書にて依頼がある。「歯科医師」は、周術期の口腔機能の評価および管理計画を策定し、管理計画書を「患者および手術担当科」に提供することで『周術期口腔機能管理計画策定料』が算定できる[2]。

　また、周術期口腔機能管理料（ⅠまたはⅡ）を算定した入院中の患者に対して、「歯科医師」の指示を受けた「歯科衛生士」が、専門的口腔清掃を行った場合に『周術期専門的口腔衛生処置』を算定できる。周術期における口腔機能管理を行う「歯科医師」は、周術期専門的口腔衛生処置に関し、「歯科衛生士」に指示した内容を診療録に記載すること、当該処置を行った「歯科衛生士」は、歯科衛生士業務記録簿に当該処置内容を記録することが必要である。

オーラルフレイルの予防は、歯科診療室の新たな役割の1つ

■診療室におけるオーラルフレイル予防の必要性

　近年、歯科診療室では高齢患者が増加している。高齢患者が来院できる期間を延伸するための診療室の新たな役割の1つとして、介護予防におけるオーラルフレイル予防がある。

　65歳以上の高齢者の要介護の原因（2016年国民生活基礎調査）は、第1位が認知症（18.0％）、第2位が脳血管疾患（16.6％）、第3位が高齢による虚弱（13.0％）、第4位が虚弱等による骨折・転倒（12.1％）であり、虚弱や、それによる骨折・転倒予防のためにフレイルの予防が重要となる。

　フレイルは、筋力や活力が低下した状態であり、外出や人と接する機会が減る心のフレイルに始まり、食が細くなり、行動力・判断力・認知力の低下と悪循環する。しかし、早期に発見して適切な対応を行えば改善できる状態である。そこで「滑舌低下、食べこぼし、わずかなムセ、噛めない食品の増加」等のオーラルフレイルに早期に気づき、身体面のフレイルへ悪循環させないことがポイントとなる（図2）[3]。この意味では、診療室の定期健診を活用して患者がオーラルフレイルに気づき、早期に改善や予防を行う意義は大きい。

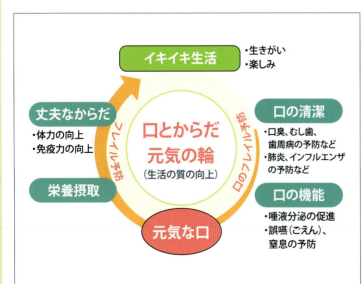

図2　口とからだの元気な輪。心のフレイル予防と口の（オーラル）フレイル予防により、からだのフレイルを予防するライオン歯科研究所，武井らの図を一部改変）。

診療室におけるオーラルフレイル予防の考え方（例）

■4つの元気度に分けて評価する

著者らは、ケアハウスの入所者を対象に高齢者が口腔機能の低下を自覚→低下した機能を高めるプログラムを実践→数ヵ月後にその効果を体験できるシステムを提案・開発し、介護予防に貢献できることを確認してきた[4]。その後、沖縄県歯科医師会比嘉会長を研究主任として、本システムを歯科診療室に応用した効果について検討した。

歯科診療室におけるオーラルフレイル予防は、患者がオーラルフレイル（口の活力低下）に気づき、改善プログラムの実行に向け、自己決定する支援を行うことである。

行動変容に結びつけるためのオーラルフレイル予防の考え方として、患者が①口腔機能を総合的に評価して口腔機能の低下（オーラルフレイル）に気づく、②改善するためのプログラムを提案、③プログラムの実践を自己決定、④継続実施後、オーラルフレイルの改善を体験できるこのステップが重要である。患者のオーラルフレイルは総合的に、次の4つの元気度に分けて評価している（図3）[3]。

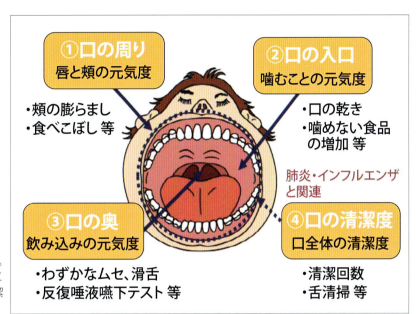

図3　オーラルフレイルの評価。口の機能を①口の周り、②噛むこと、③飲み込み、④口全体の清潔度の4つの元気度に分けて評価。

診療室におけるオーラルフレイルの予防の進め方

■定期健診の場を活用する

今回の研究では、歯科診療室でのオーラルフレイル予防は、主に定期健診を活用して実施した。図4[3]の小冊子「健口美体操、お口元気でフレイルを予防しよう」を活用し、最初に「お口元気度チェックシート」で、①口の周り、②噛むこと、③飲み込み、④口全体の清潔度の元気度に分けて評価する。その結果に基づき低かった元気度を改善するプログラムを紹介する（図4）。①〜④の元気度ごとに、小冊子を活用して具体的に説明後、実施すれば改善が可能であることを伝える。最後にどの方法を実施する予定かを確認後、次回の定期健診等で同じ評価を行うことを伝える。数ヵ月後、最初と同じ評価を行い、改善していたら達成感・成就感を高めて継続実施に結びつける。改善していない場合は、必要に応じて患者と相談して改善プログラムを変更する。

改善プログラムの内容は、①口の周りは、ウイ体操や頬の膨らまし体操、②噛むことは、咀嚼法や唾液腺マッサージ、③飲み込みは、頭部挙上訓練や舌突出嚥下訓練、④口全体の清潔度は、粘膜や義歯清掃法等である（図4）。

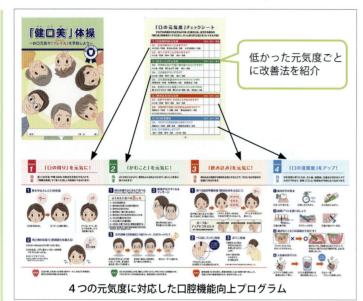

図4 小冊子「健口美体操、お口元気でフレイルを予防しよう」。お口元気度チェックシートの4つの元気度に対応した改善法。

診療室におけるオーラルフレイルの予防の評価

■沖縄県での評価例から

沖縄県内の歯科医院15件に通院した65歳以上の高齢患者131名（男性46名、女性85名、平均年齢75.6±5.6歳）を対象に、フレイルの簡易テストとしても用いられている「指輪っかテスト」を行った。結果、フレイルの可能性ありは、男性15名（32.6％）、女性20名（23.5％）であった。また、オーラルフレイルの評価を行った結果、「食べこぼす」は、男性7名（15.2％）、女性6名（7.1％）、「噛みにくい」は、男性9名（19.6％）、女性17名（20.0％）、「口渇」は男性14名（30.4％）、女性25名（29.4％）、「むせることがある」は、男性10名（21.7％）、女性17名（20.0％）であった。「反復唾液嚥下テスト2回以下」では、男性22名（47.8％）、女性46名（54.1％）であり、口腔機能の低下が認められた。

さらに、プログラムを紹介して約3ヵ月後に評価した患者54名（男性24名、女性30名）に日常生活での変化を調査した結果、「食事がおいしくなった」23名（42.6％）、「話しやすくなった」21名（38.9％）の順に多かった（図5）[5]。今後、これらの変化を患者が意識することで家庭でのプログラムの継続につながるものと考えられた。

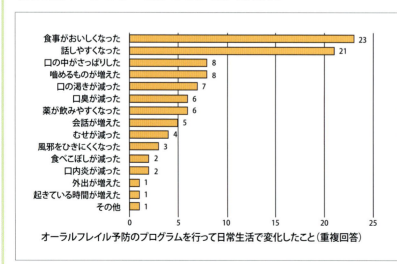

図5 オーラルフレイル予防のプログラムを行って日常生活で変化したこと。「食事がおいしくなった」「話しやすくなった」等が日常生活で変化した。

3-3 地域における多職種連携の実際
（訪問看護師・ケアマネジャー・介護職他）

石黒幸枝
米原市地域包括医療福祉センター「ふくしあ」・歯科衛生士

SUMMARY

① 地域には、歯科受診できず歯周病が進行している高齢者のケースが多数見られる
② 在宅・施設・病院など、歯科が多職種と連携しながら関わる現場が増えている
③ 治療だけでなく長期にわたる口腔の管理が求められ、歯科は多職種とともに食支援を担っている
④ 地域ケア会議や退院時カンファレンスなど、多職種と意見を交わす場面が増え、今後の歯科の動きが期待されている
⑤ 一方では、多くの職種が口腔ケアに関わるようになり、歯科としての役割は何かが問われている
⑥ 歯科衛生士の行う口腔健康管理の重要性の裏付けの1つは、明らかに歯周病学であり、歯周治療である。これらを地域の中で、また多職種連携の中でどう活かすかが重要な視点となる

地域高齢者の歯科への意識

■健康な高齢者と要介護者の格差

平成18年の介護保険の改正から、介護予防3本柱のひとつとして口腔機能向上に関する事業が展開されている。一般介護予防事業では地域の高齢者を対象に、口腔の管理について、また誤嚥性肺炎の予防についての講話や健口体操が実施されている。そこでは、歯を失う原因として歯周病の機序や進行に多くの高齢者が関心を示し、質問の手が上がる。テレビや新聞、インターネットで病気の内容やその予防法が取り上げられ、口の中の病気について多くの人に知られるようになった。毎年行われている「歯に関する調査2015年ライフメディアリサーチバンク調べ」によると、対象者（10～60代の男女1200人）の98％が1日1回以上歯を磨いている。つまり、歯磨きは特別な行為ではなくなっているのである。

次に要介護高齢者について考える。平成14年の厚生労働科学研究費補助金（長寿科学総合研究事業）要介護者の口腔状態と歯科治療の必要性の調査（図1）によると、要介護者368名・平均年齢81歳のうち、歯科治療も専門的口腔ケアもどちらも必要なしは10.5％とある。要介護者の約9割には何らかの歯科治療が必要であるが、実際に歯科受診したのは約27％にすぎず、要介護高齢者には十分に歯科医療が行き渡っていないと考えられる[1]。

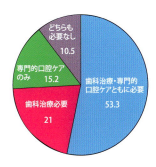

図1　要介護者の口腔状態と歯科治療の必要性。厚生労働科学研究費補助金（長寿科学総合研究事業）平成14年（対象；要介護者368名　平均年齢81歳）。

要介護高齢者の口腔の現状と歯科受診

■歯が残っていても咀嚼困難という現状

公衆衛生の場面では、どの年代においてもかかりつけ歯科医を持つことを勧めている。超高齢社会に対応するには、"治す医療"から「治し支える医療」が必要であり、歯科の強みである予防の取り組みが発揮できる流れといえる。平成元年から始まった8020達成率は、運動開始当初は7%、平成17年24.1%、28年は50.2%となっている[2]。8020運動は、「残存歯数が約20本あれば食品の咀嚼が容易であるとされており、例えば日本人の平均寿命である80歳で20本の歯を残すという、いわゆる8020運動を目標の1つとして設定するのが適切ではないかと考えられる（厚生省「成人歯科保健対策検討会中間報告」、平成元年より抜粋）」にこのような記載があり、開始から28年が経ち、数字でその成果が現れている。

図2に示すように、歯数が20本以下になってしまうのは、70歳前と考えられる。85歳では10本以下であり、自分の歯のみでは咀嚼困難を含め、食べにくさがあると想像できる。実際、高齢者施設ではう蝕があっても、歯周病が進行していても、義歯が合っていなくても、何とか食べられていれば歯科受診をしないままのケースに遭遇する。元気な時には、定期的、または悪いところができたら歯科医院に通院していた方々である。緩やかに廃用が進む場合もあれば、大きな病気の発症で後遺症が残るような場合もあり、自分の口腔が管理できなくなる理由は様々である。受診したくても通院の手段が極めて少ないという理由が、特に地方では多いのが現実である。

■何らかの「支援」が必要になる時に、口腔管理の支援も必要となる

ある利用者（要支援1）のご家族から「歯が動いているからご飯が食べにくいようです」と連絡をいただき口腔内を観察した（図2a）。たしかに下顎前歯が動揺しており、抜けるのは時間の問題であった。本人が「このままでいい」と強く受診を断られたため、ご家族と関わる職種が協力し、歯があるかの確認を頻回に行った。

結果、起きている時間帯に自然脱落した。このように歯を多数有する高齢者は、う蝕症や歯周病に罹患し、進行させる可能性が高い。そして、要支援、すなわち何らかの「支援」が必要になる時期から、口腔管理への支援も必要となる。実際、この方には口腔機能向上加算で月1回介入することとなる。

このような口腔関連サービスは、次のとおりである。居宅（居宅とみなす施設を含め）および介護保険施設においては、居宅療養管理指導と訪問歯科衛生指導がある。どちらも口腔内の清掃または有床義歯の清掃、または摂食嚥下機能に関する実施指導となる。ほかに介護保健施設において、口腔衛生管理体制加算・口腔衛生管理加算、経口維持加算Ⅱなどがある。どれも、口腔衛生管理と口腔機能管理を行うものであり家族や関わる多職種と連携して継続していく。例えば、自分では義歯の清掃ができない利用者（図2b）のニーズを拾い出し、歯科につなぎ日常のケアを行うのは、現場の介護職員や看護師である。また、家族との調整や各サービスをマネジメントする介護支援専門員（ケアマネジャー）の存在は大きい。

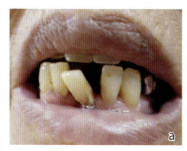
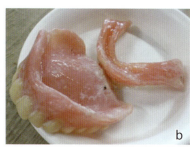

図2a、b　通所リハビリテーションを利用されている女性の口腔と、自分では管理できない義歯の例。

多職種連携とつながることが成功の鍵

■経口口腔維持加算の概容

先に述べた口腔関連サービスのうち、経口維持加算について説明する。『経口維持加算（Ⅱ）については、当該施設が協力歯科医療機関を定めている場合であり、経口維持加算（Ⅰ）において行う食事の観察および会議等に、医師（人員基準に規定する医師を除く）、歯科医師、歯科衛生士、または言語聴覚士が加わった場合、経口維持加算（Ⅰ）に加えて、1月につき算定できる（栄養マネジメント加算を算定していること』とある）。

また、月1回以上、医師、歯科医師、管理栄養士、看護職員、言語聴覚士、介護支援専門員その他の職種の者が共同して、入所者の栄養管理をするための食事の観察および会議等を行い、継続して経口による食事の摂取を進めるための特別な管理の方法等を示した経口維持計画を作成することで算定できるものである。

今までも多職種連携はいわれてきたが、改めてこのように他の職種の者と共同して、食事の観察および会議等を行うことが算定の要件に入ることが示された。それだけ経口維持の場面に歯科の介入が求められていることになる。

経口維持加算で行う食事観察の項目は、姿勢保持・認知機能と摂食・口腔衛生・咬合と咀嚼機能・嚥下機能に関する内容だが、これらを多職種で観察しチェックする。介護老人保健施設において1年間この加算に関わった結果、チェックが入った多い順に①姿勢保持②咬合と咀嚼機能③認知機能の問題であった。咬合と咀嚼については、歯科と連携することで、適切な食形態や安全な食環境の提供につながると期待される。

■咬合する歯があることと、咀嚼できているかは別問題

咬合のある、なしの重要性は、一般にも知られるところであるが、実際は75歳で両側に接触（咬合）がある者の割合は、半分に満たない[3]。

その後、徐々に割合は減り、85歳になると両側で接触する者は2割となる。8020達成率は上昇しているが、咬合する歯が整っているかは、別問題のようである。また、接触する歯があることと、その歯で咀嚼できていることも分けて考えなくてはいけない。右側に麻痺のある男性は、左手で自助具を使って自分で食事を召しあがる。両側に接触する歯があるが、咀嚼は不十分で、見守りや時に介助が必要な状態となっている。安心安楽な食事の提供は、多くの職種が協力して成り立つ（図3）。そこには口腔の管理が不可欠のはずである。

この男性は、通所リハビリテーションと訪問看護・訪問リハビリを利用されている。通所の連絡帳に訪問看護の情報も記載されており、関わる職種間の情報の共有はある程度できている。また、定期的に歯科の訪問診療を受け、日常的な口腔のケアと専門的なケアで口腔管理を行う。自分で歯を磨くことは難しく、うがいの水も口からこぼれ、時にむせることがある。家族による介助磨きにも限界があり、関わる職種がそれぞれの利用場面で支援する。歯周病の進行により動揺歯が見られるため、家族・歯科医院・訪問看護・通所施設・ケアマネジャーと協力する体制をとっている。歯科衛生士が使用する物品と使用法を伝えたことで、介護職員が歯間ブラシも使い、歯と舌・粘膜までケアを行うようになった。

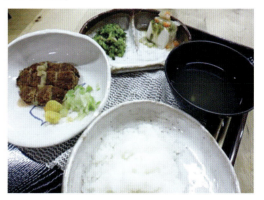

図3　施設における食事の工夫。

地域における歯科の役割

■地域ケア会議の概容

次に歯科が参加する会議には、退院時カンファレンスやサービス担当者会議などがある。しかし、これらの会議に歯科が出席する体制は十分に整っていない。

また、地域ケア会議は、介護保険法第115条の48で制度的に位置づけられるようになり、歯科衛生士の参加が増えている。地域ケア会議は、個別事例の検討を通じて、多職種協働によるケアマネジメント支援を行うとともに、地域のネットワーク構築につなげるなど、実効性あるものを定着・普及させるものである[4]。M市では、ケアプラン会議（地域ケア会議）は、毎月2回開催され、多職種で検討している。困難ケースについては、別に個別会議を開催し対応するなど、地域によって会議の持ち方が異なる。

歯科衛生士は介護予防・自立支援の関係職種として参加している。介護分野で口腔衛生は全身疾患の重症化予防に必要だとして歯科衛生士の存在が認められている。他に地域包括支援センター・行政・主任介護支援専門員・訪問ヘルパー・薬剤師・理学療法士・作業療法士・社会福祉協議会職員等が委員となる（図6）。

■キーワードは問題の羅列にとどまらない自立支援

キーワードのひとつは『自立支援型』である。すなわち、個人因子と環境因子について的確なアセスメントができているか、ICF（国際生活機能分類）の視点が活かされているかなどを協議し、包括的なケアプラン作成を目指す。利用者の強みを引き出し、先の見通しが持てるような意見を述べ、なおかつ根拠を明確にするなど、単に問題課題を羅列するだけではない専門職の視点を必要とされる会議である。

■地域包括ケアの中で役割を果たせる歯科が求められる

では、専門職の視点とは何であろう。誤嚥性肺炎の予防の観点から、口腔ケア・口腔のケアは世の中で知られる言葉になった。多くの職種が口腔ケアに関わるようになった今、う蝕と歯周病は口腔細菌による感染症であり、生活習慣に大きく関与し、特に歯周病は全身疾患と互いに影響し合うことを、もっと発信すべきではないだろうか。

歯周ポケット6mm以上の割合は、年齢とともに上昇するが加齢と比例するわけではない（表1）[2]。セルフケアと全身の状態が安定していれば、それほど悪化せずに歯を守れるはずである[6]。しかし、高齢者は薬物の服用や唾液分泌量の低下、ADLの低下によって口腔清掃自立度も低くなるため、う蝕も歯周病も進行することが多い。悪くなってから治療するのではなく、元気な時からの予防としての口腔健康管理が歯科の強み、役割と考える。人は誰も歳を重ねていくがどのライフステージにおいても、適度な運動・良好な睡眠・バランスのとれた食生活や禁煙、ストレスの少ない環境を心がけ、できるだけ危険因子を少なくする[7]。妊産婦、授乳期から終末期まで、一生を通して関わることのできる歯科は、治療だけでなく生活に寄り添える重要な職域といえるだろう。

超高齢社会の現在、地域が1つとなり、地域包括ケアの方向に向かっている。介護予防事業は日常生活支援総合事業（総合事業）にシフトし、事業の多くは地域主体で行われるようになる。今後、歯科の対応も多職種と連携し地域資源としての役割を果たすことが求められている。

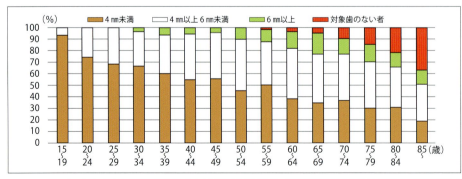

表1 歯肉の所見の有無。年齢階級別平成28年度 歯科疾患実態調査結果（厚生労働省）より。

3-4 病院内における多職種連携（主に看護師）

Part 3

松尾浩一郎
藤田保健衛生大学医学部歯科・教授

SUMMARY

① 病院では、多職種連携による口腔管理が感染対策の1つとして求められている
② 看護部との連携には、オーラルマネジメント（口腔管理）と口腔ケアマネジメントが必要となる
③ 口腔アセスメントとケアプロトコールの導入で、看護師の口腔ケアの均てん化が図れる
④ Oral Health Assessment Tool（OHAT）は、歯科医療職以外も行える要介護高齢者の口腔アセスメント用シートである
⑤ 口腔ケアプロトコールによって、ケアの頻度と方法を決定でき、口腔ケアの標準化が図れる
⑥ 疾患ごとに口腔ケアのポイントが変化するため、病棟ごとの口腔ケアの教育が必要である

病院内での多職種連携による口腔衛生管理の必要性

■入院中に高まる口腔病原菌由来の感染症リスク

病院入院中は、栄養状態の悪化、嚥下障害などから、易感染状態となり、口腔細菌由来の感染症リスクが高まる。口腔内の細菌が呼吸器感染症、感染性心内膜炎、手術後の創部感染、がん化学療法や放射線治療による口腔粘膜炎の増悪など、様々な感染症の原因となることが明らかになってきた。その一方で、これらの感染症の予防に口腔ケアが有効であることが多く報告されるようになり、医科の中でも口腔ケアの重要性や必要性の認識が高まっている。我々歯科医療者はその期待に応えるべく、他の職種と連携を図りながら、医療の中での口腔管理を行うことでプレゼンスを高めることができる。

■チームの中で求められる歯科の役割

病院内では、早期回復のためのチーム医療が推進されている（図1）。口腔ケアが、感染対策の1つとして認識されていることからも、歯科医師、歯科衛生士も様々なチーム医療に加わっていくべきである。また、看護部との連携を強めることで、口腔汚染を早期に発見し、口腔ケアが困難な症例に対して早期に歯科が介入できる仕組みを作ることができる。

チーム医療	主な仕事	歯科の役割
感染対策チーム（ICT）	院内感染への対策、感染予防や啓発	口腔由来の感染症予防およびその啓発（口腔ケア）
栄養サポートチーム（NST）	低栄養の管理と対策、予防や啓発	食べる口腔環境を整える（口腔ケア、歯科治療）
摂食嚥下チーム	摂食嚥下障害者の評価、安全な食事姿勢や食事形態の指導	経口摂取や食事形態アップのための口腔環境整備（口腔ケア、摂食嚥下訓練、歯科治療）
緩和ケアチーム	緩和ケア患者の疼痛管理、有害事象の予防	口腔有害事象の予防、QOLの向上（口腔ケア、歯科治療）

図1 病院におけるチーム医療と歯科の役割。

病院内における歯科衛生士の立ち位置

■オーラルマネジメントとオーラルケアマネジメント

病院では、口腔ケアは感染対策の1つとして認知され、必須看護業務の1つとなっている。基本的に病棟で口腔ケアを行うのは看護師である。そこで、病院内の歯科衛生士に求めることは、一口腔単位での口腔マネジメントだけでなく、病棟看護師が行う口腔ケアのマネジメントである。日常の口腔清掃だけでなく、病棟の看護師とのコミュニケーションを通した口腔ケアの教育や情報交換によって質を高め、それぞれの役割分担を明確化することが必要である（オーラルケアマネジメント）。

歯科衛生士による口腔ケアは、看護師による口腔ケアとどのように区別化を図るべきか（図2）。口腔ケアが歯周治療の延長にあるものとして考え、歯周治療が口腔内や歯周ポケット内の歯周病原菌除去を目的とするように、口腔ケアも口腔内の病原菌を減らすことで、全身感染症のリスクを軽減するものとして取り組むべきである。看護師よりも多くの道具を使うことを歯科の専門性と考えるのもよいが、専門的な知識を使うことも、また1つの専門性の活用といえる（オーラルマネジメント）。

オーラルマネジメント（口腔管理）
- 一口腔単位
- 目的：口腔内の感染源除去
- 専門的口腔ケアや歯周治療

オーラルケアマネジメント（口腔ケア管理）
- 一病棟単位
- 目的：口腔ケアの均てん化
- 口腔ケアの教育、情報交換

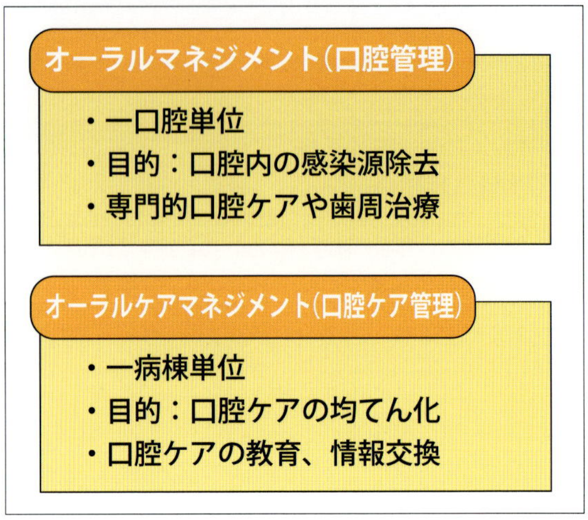

図2　歯科衛生士によるオーラルマネジメント（口腔管理）と口腔ケアマネジメント。

口腔ケアの均てん化と個別化とは

■病院内での効率的、効果的口腔ケアのために

多職種連携による口腔ケアのポイントは、「均てん化」と「個別化」である。看護師による日常的なケア手技の標準化と技術向上を図ることで、口腔ケアの均てん化をめざし、口腔ケアが困難な症例に対して、歯科衛生士が専門的な口腔ケアを実施することで個別化の対応を心がける。この均てん化と個別化により効率的かつ効果的に口腔衛生状態を改善することができる（図3）。

口腔ケアの頻度や内容は、口腔内の汚染状況やADLの自立度などによって変化する。口腔アセスメントにより、定量的に口腔内の状況を評価し、口腔の汚染度により、ケアプロトコルを作成することで、介助者間での口腔ケアの手技や介入回数の統一を図ることができる。

一方、汚染状況がひどく、口腔ケアの実施が困難な場合には、歯科衛生士による専門的な口腔ケアが必要となる。アセスメントにより汚染状況を定量化し、ある点数以上の汚染状況の場合には歯科衛生士に依頼できるようなパスができあがると口腔ケアの効率化を図ることができる。

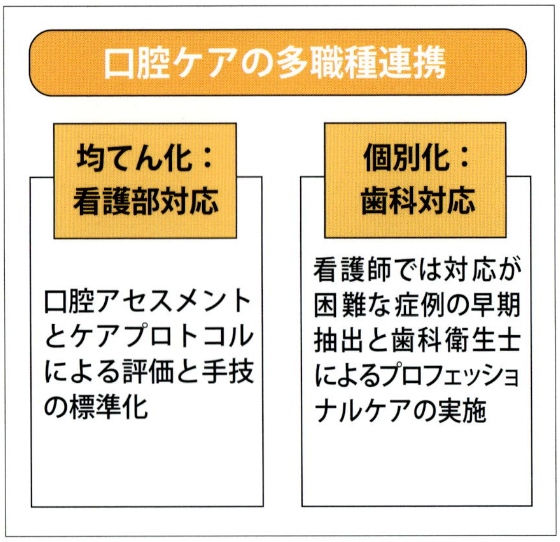

口腔ケアの多職種連携

均てん化：看護部対応	個別化：歯科対応
口腔アセスメントとケアプロトコルによる評価と手技の標準化	看護師では対応が困難な症例の早期抽出と歯科衛生士によるプロフェッショナルケアの実施

図3　口腔ケアの均てん化と個別化について。

口腔アセスメントの導入

■Oral Health Assessment Tool 日本語版（OHAT-J）の活用

口腔アセスメントの目的は、①口腔の汚染状況を定量的に把握する。②口腔ケアの手技や頻度を決定する。③再評価時に口腔衛生状態の改善度を数字としてフィードバックするである。

アセスメントの実施は、手間が増えると思われるが、慣れれば評価時間は1分もかからず、さらに口腔ケアの手技と回数が統一できるため、効率的に口腔ケアを実施することができる。また、多職種連携ツールとしても使用できる。

アセスメントシートの要件は、煩雑でなく、歯科医療者でない看護、介護職の介助者が短時間で簡単に評価できることである。口腔アセスメントシートは幾つかあるが、本項では施設入所の要介護高齢者用にChalmersらによって作成され、我々が日本語訳したOral Health Assessment Tool（OHAT-J）をご紹介する。

OHAT-Jの評価項目については、医療や介護の現場における再現性や妥当性も示されている。当科のホームページに、OHAT-Jの採点指導用の資料もあわせて掲載している。どなたでもダウンロードして使用できるようにしてあるので（http://dentistryfujita-hu.jp/index.html）、ご興味のある方は一覧されたい。

OHAT-Jでは、口腔内の評価8項目を健全から病的までの3段階で評価する。OHAT-Jの特徴として、粘膜面の衛生状態だけでなく、義歯の使用状況やう蝕、残根歯の本数など機能面の項目が含まれている。看護師がOHAT-Jを用いて口腔スクリーニングを行い、口腔ケアの介入頻度や手技を決定し、必要があれば歯科依頼を行うという連携ツールとして使用できる。

項目	0＝健全	1＝やや不良	2＝病的	スコア
口唇	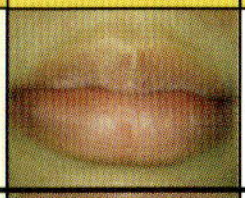 正常、湿潤、ピンク	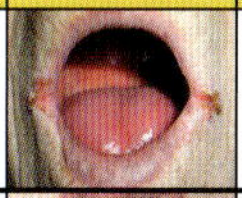 乾燥、ひび割れ、口角の発赤	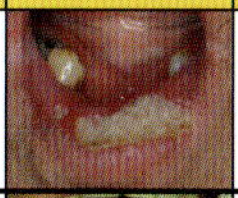 腫脹や腫瘤、赤色斑、白色斑、潰瘍性出血、口角からの出血、潰瘍	
舌	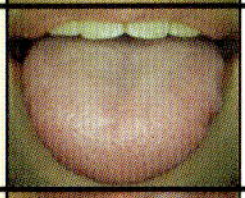 正常、湿潤、ピンク	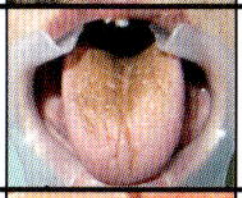 不整、亀裂、発赤、舌苔付着	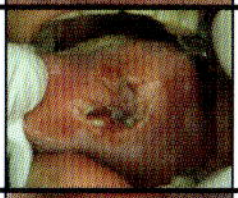 赤色斑、白色斑、潰瘍、腫脹	
歯肉・粘膜	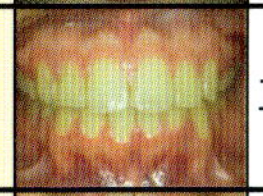 正常、湿潤、ピンク	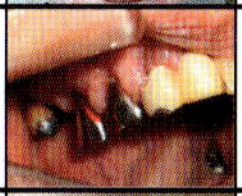 乾燥、光沢、粗造、発赤、部分的な（1-6歯分）腫脹、義歯下の一部潰瘍	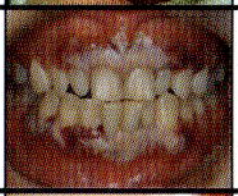 腫脹、出血（7歯分以上）、歯の動揺、潰瘍、白色斑、発赤、圧痛	
唾液	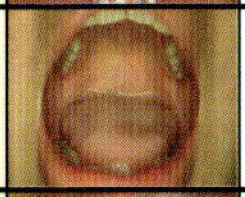 湿潤、漿液性	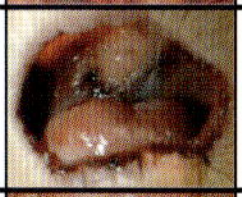 乾燥、べたつく粘膜、少量の唾液、口渇感若干あり	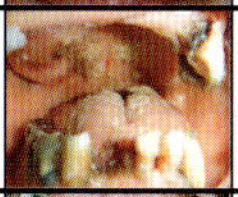 赤く干からびた状態、唾液はほぼなし、粘性の高い唾液、口渇感あり	
残存歯 □有 □無	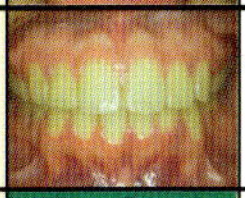 歯、歯根のう蝕または、破折なし	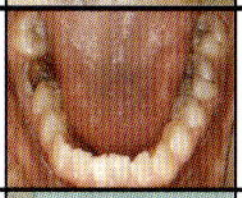 3本以下のう蝕、歯の破折、残根、咬耗	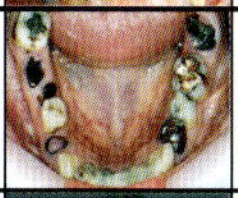 4本以上のう蝕、歯の破折、残根、非常に強い咬耗、義歯使用なしで3本以下の残存歯	
義歯 □有 □無	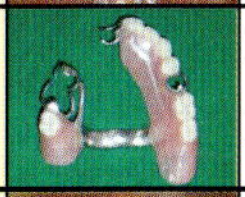 正常、義歯、人工歯の破折なし、普通に装着できる状態	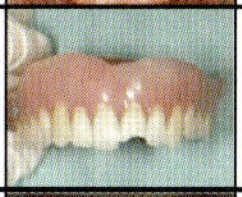 一部位の義歯、人口歯の破折、毎日1-2時間の装着のみ可能	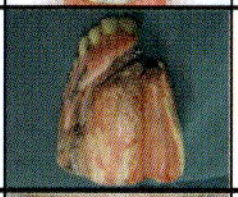 2部位以上の義歯、人工歯の破折、義歯紛失、義歯不適のため未装着、義歯接着剤が必要	
口腔清掃	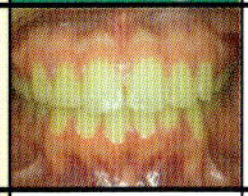 口腔清掃状態良好、食渣、歯石、プラークなし	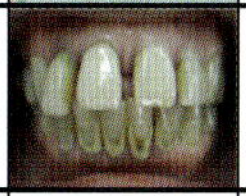 1-2部位に食渣、歯石、プラークあり、若干口臭あり	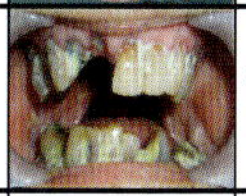 多くの部位に食渣、歯石、プラークあり、強い口臭あり	
歯痛	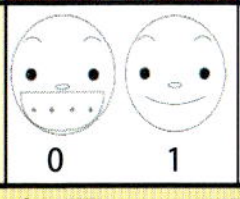 疼痛を示す言動的、身体的な徴候なし	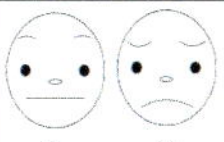 疼痛を示す言動的な徴候あり：顔を引きつらせる、口唇を噛む、食事しない、攻撃的になる	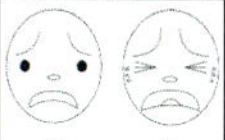 疼痛を示す身体的な徴候あり：頬、歯肉の腫脹、歯の破折、潰瘍、歯肉下潰瘍、言動的な徴候もあり	
歯科受診（ 要 ・ 不要 ）		再評価予定日　／　／		合計

図4　Oral Health Assessment Tool 日本語版（OHAT-J）。藤田保健衛生大学医学部歯科教室のHPからダウンロード可能（http://dentistryfujita-hu.jp/index.html）

標準化された手技の導入

■口腔ケアプロトコルによる手技の標準化

病棟では、複数の看護師が患者を担当するため、口腔ケアの手技にムラがでやすい。また、業務が多いために口腔ケアが後回しにされることもある。口腔アセスメントとともに口腔ケアのプロトコルを作成しておくことで、ケアの回数や時間を決めれば、その時間に口腔ケアが実施され、また、やり方も統一されることで、病棟全体での手技の標準化を図ることができる。

ケアプロトコルの一例として当院神経内科の看護部のものを紹介する。口腔ケアの回数は、経口挿管の有無、経口摂取の有無、セルフケアのレベルによって決定される。また、OHAT評価によって、粘膜ケアの回数を決定する。1点の項目があったら粘膜ケアを1日2回、2点の項目があった場合には、歯科依頼を検討するととともに粘膜ケアを1日4回実施する。

1～2週間後に再評価し、点数の変化によりプロトコルを変更していく。通常、口腔衛生状態は改善されていくので、口腔ケアの回数は徐々に減少していくことになる。

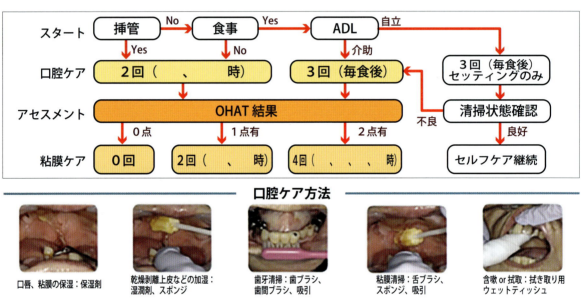

図5 口腔ケアプロトコル。経口挿管の有無、経口摂取の有無、セルフケアのレベル、OHATスコアで口腔ケアの頻度、方法が決まる。

疾患ごとに異なる口腔ケアのポイント

■看護師への教育と技術指導の必要性

口腔ケアの主体となる病棟看護師の口腔内を観察する目を鍛えて、口腔ケアの手技を向上させることは重要である。疾患ごとに口腔ケアの目的は変わる。嚥下障害の高齢者が多い総合救急内科や脳外科、神経内科での口腔ケアの目的は、肺炎の予防である。

一方、耳鼻科や血液内科では、がんの放射線治療や化学療法による口腔粘膜炎の予防が口腔ケアの目的になる。また、ICUのような挿管患者が多い病棟では、口腔内の潰瘍のケアや人工呼吸器関連肺炎の予防のために口腔ケアが行われる。病棟ごとに、口腔アセスメントの注意点や口腔ケアの手技が異なるため、病棟ごとに、そのポイントを押さえた勉強会を開催することが求められる。また、看護師は勤務シフトの関係で全員が一斉に勉強会に参加することができないため、数回に分けて勉強会を開催するなどの工夫も必要である。勉強会を開催することで、歯科衛生士が看護師と顔見知りの関係になり、日常臨床でのコミュニケーションの向上にもつながる。

参考文献一覧

【3-2　多職種連携の必要性と診療室の役割の変化（武井典子）】

1. 第2回歯科医師の需給問題に関するワーキンググループ参考資料．http://www.mhlw.go.jp/file/05-Shingikai-10801000-Iseikyoku-Soumuka/0000087739.pdf
2. 厚生労働省．平成26年度診療報酬改定の概要（歯科診療報酬）．http://www.mhlw.go.jp/file/06-Seisakujouhou-12400000-Hokenkyoku/0000039900.pdf
3. 公益財団法人ライオン歯科衛生研究所．「健口美」体操．お口元気でフレイルを予防しよう．https://www.lion-dent-health.or.jp/kenkobi/pdf/kenkoubi_frailty_160901.pdf
4. 武井典子, 藤本篤士, 木本恵美子, 竹中彰治, 福島正義, 奥瀬敏之, 岩久正明, 石川正夫, 高田康二．高齢者の口腔機能の評価と管理のシステム化に関する研究．第1報．自立者の総合的な検査法、改善法、効果の評価法ついて．老年歯科医学 2009;23(4):384-396.
5. 比嘉良喬, 米須敦子, 小禄克子, 仲程尚子, 武井典子, 石井孝典, 高田康二．歯科医院での口腔機能を高める歯科保健指導の虚弱・介護予防に対する効果の検討. In: 公益財団法人8020推進財団. 平成27年度8020公募研究事業研究報告書．2016:76-86.

【3-3　地域における多職種連携の実際（訪問看護師・ケアマネジャー・介護職他）（石黒幸枝）】

1. 厚生労働科学研究費補助金（長寿科学総合研究事業）平成14年度．
2. 厚生労働省．平成28年度歯周疾患実態調査．
3. 厚生科学審議会地域保健健康増進栄養部会　「健康日本２１」中間評価報告書．2007：20-23.
4. 一般財団法人長寿社会開発センター．地域ケア会議運営マニュアル．2013;21-23.
5. 一般社団法人日本老年歯科医学会（編）．老年歯科医学用語辞典．第2版．東京：医歯薬出版，2016.
6. 天野敦雄．歯科衛生士のための21世紀のペリオドントロジーダイジェスト．東京：クインテッセンス出版，2016.
7. 藤本篤士，武井典子，片倉朗，大野友久，糸田昌隆，杉山勝，吉江弘正，小林芳友（編著）．5疾病の口腔ケア．チーム医療による全身疾患対応型口腔ケアのすすめ．東京：医歯薬出版，2013.

第4章 高齢者歯周治療を安全に行うために

4-1 ① 高齢者への歯周治療を行う上で重要な口腔咽頭機能の評価

高橋賢晃
日本歯科大学附属病院・口腔リハビリテーション科・講師

SUMMARY

① 高齢者はセルフケア能力の低下、口腔機能の低下により自浄作用が低下し、歯科疾患に罹患しやすくなる
② 高齢者は口腔咽頭の機能減退に伴い誤嚥リスクが高くなるため、口腔咽頭機能を評価した上で治療を開始する必要がある
③ チェアサイドで実施可能な口腔咽頭機能の評価として、反復唾液嚥下テスト(RSST)、改訂水飲みテスト(MWST)、ブローイング検査、オーラルディアドコキネシスがある。

なぜ、口腔咽頭機能評価が必要なのか？

■ ADLの低下による高齢者のセルフケア能力の低下

高齢者は全身疾患および加齢に伴いADLが低下すると、これまで行ってきたセルフケア能力が低下し、口腔清掃、義歯の清掃が不良となる。さらには口唇、舌、頬といった口腔周囲筋の運動機能の低下により、本来あるべき自浄作用が低下すると口腔前庭部には食物残渣が認められ、歯頸部には多量のプラークが付着し口腔内環境は悪化し、歯科疾患に罹患しやすくなる。

■咽頭機能の低下

一方、咽頭機能の低下により誤嚥リスクが高くなると、歯科治療時におけるむせを生じるため、治療時の姿勢、使用器具および手技等に関して誤嚥予防に対する配慮が必要となる。よって、高齢者への歯周治療においては、口腔咽頭機能を評価した上で治療を開始する必要がある。本項では、チェアサイドでも可能な口腔咽頭機能の評価法について解説する。

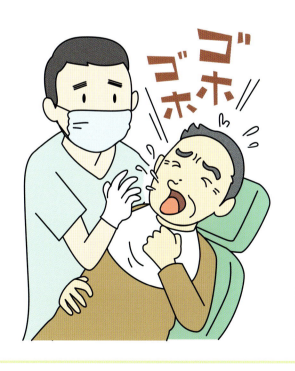

反復唾液嚥下テスト (Repetitive Saliva Swallowing Test : RSST)

■嚥下反射の随意的な惹起力を評価するテスト

　誤嚥のスクリーニング検査として最も簡便な方法であり、嚥下反射の随意的な惹起能力を評価する検査である（図1）。

手技
①被検者は原則として座位とする。
②検者は被検者の喉頭隆起および舌骨に指腹を当て、唾液（空）嚥下を繰り返させる。被検者には「できるだけ何回も"ゴックン"と唾を飲み込むことを繰り返してください」と説明する。
③この運動を30秒間観察し、触診で確認した嚥下回数を観察値とする。甲状軟骨が十分に中指を乗り越えた時のみをカウントし、喉頭挙上が不十分である場合は、回数に含めない。

判定
　30秒間に3回以上が基準値である。ただし、認知機能の低下した患者や指示に従うことが難しい患者に対しては、実施困難である。

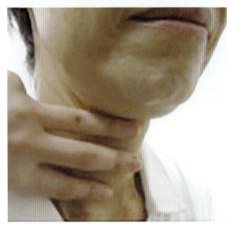

図1　反復唾液嚥下テスト（RSST）。人差し指で舌骨、中指で甲状軟骨を触知する。

改訂水飲みテスト (Modified Water Swallowing Test : MWST)

■嚥下後の呼吸変化、声質の変化を評価するテスト

　3mlの水分を嚥下させて、嚥下の有無、嚥下時のむせ、嚥下後の呼吸変化および声質の変化を評価する（図2）。

手技
①シリンジを用いて冷水3ccを口腔底に注ぎ、嚥下を命じる。
②嚥下後、反復嚥下を2回行わせる。
③評価基準が4点以上なら、最大施行2回繰り返す(嚥下できたら「もう一度飲んでください」と指示する)。
④最も悪い場合を評価点とする。

判定基準
1点：嚥下できない、むせる and/or 呼吸切迫
2点：嚥下できる、呼吸切迫 (Silent Aspirationの疑い)
3点：嚥下できる、呼吸良好、むせる and/or 湿性嗄声
4点：嚥下できる、呼吸良好、むせない
5点：4点の項目に加え、反復嚥下が30秒以内に2回可能

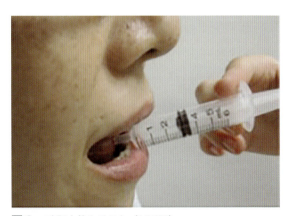

図2　改訂水飲みテスト（MWST）。

ブローイング検査

■口唇閉鎖および鼻咽腔機能の検査

口唇閉鎖機能および鼻咽腔機能の検査である。コップに入れた水の中にストローを差し込み、ブクブクと泡立てるようにストローを吹く（図3）。

口唇閉鎖や鼻咽腔閉鎖が障害された場合は、持続することは困難である。また、鼻咽腔閉鎖が障害されると発話時の開鼻声（鼻にかかったような声）や嚥下時の鼻腔逆流（特に液状物）が起こる。

手技としては、ストローの先は5cm程度水の中に差し込む。大きく息を吸ってから、できるだけ長い時間泡立てるように指示する。

判定としては、健常者では10秒以上持続することが可能である。ストローの長さや太さで難易度が違うため、極端に長いストローは避けるようにする。また、過度に行うと過呼吸になることもあるので注意する。

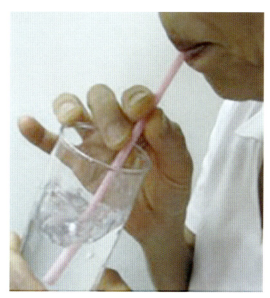

図3　ブローイング検査。

オーラルディアドコキネシス

■口唇および舌の巧緻性と速度を評価できる

口唇および舌の巧緻性と速度を評価する方法である（図4）。手技としては、[pa] [ta] [ka] の単音節を10秒間にできるだけ早く発音するよう指示して反復発音させ、1秒あたりの発音回数を測定する。[pa] は、口唇の運動を評価し、[ta] は、舌の前方の運動を評価し、[ka] は、舌の後方の運動を評価する。評価時は、途中でも息継ぎをしてもよいことを伝える。正常値は、[pa] 6.4回/秒、[ta] 6.1回/秒、[ka] 5.7回/秒が目安である（Portnoy & Aronson 1982）。

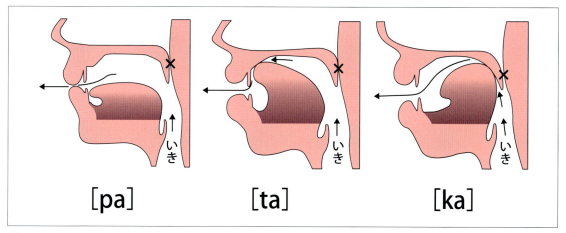

図4　オーラルディアドコキネシスとは、運動の速度、巧緻性を評価する方法（参考文献[2]より引用）。

4-1 ② 歯周治療前のアセスメントの重要性

小笠原　正
松本歯科大学・障がい者歯科学講座・教授

SUMMARY
① 安全な歯周治療のためには、医療情報と現症の評価が不可欠である
② 歯周治療前のアセスメントは、医療事故を回避するためのリスクマネジメントである
③ 医療面接は、信頼関係を構築する最初のステップとなる

医療面接のポイント

■認知機能レベルを把握する

　高齢者は理解力の低下、難聴などにより医療面接が難しいことがある。しかしながら、高齢者の特性に配慮して、態度、声の大きさ、話す速さに配慮して行う。さらに感情面への配慮により医師患者の良好な関係を築くことになる（表1）[1]。

　医療面接を通して認知機能のレベルを把握し、その後の対応に活かしていく。また、患者が認知症であるなど、本人からの医療情報の収集が困難な場合、家族からの聴取が必要となる。

表1　感情面への配慮。

種類	内容	例
反映	患者の感情を言葉で表現する	「それは大変ですね」
正当化	患者の感情を肯定し、妥当ということを伝える	「そう感じるのは普通ですよ」
支援	患者を助けたいという意思を伝える	「できる限りのことをさせていただきます」
協力関係	患者との協力関係を築きたいという意思を伝える	「今後の治療について一緒に考えていきましょう」
尊重	患者の取り組みに敬意を払っていることを伝える	「よくがんばってこられましたね」「よく我慢されましたね」

医療面接の内容

■順を追って聴取する

医療面接(問診)は、主訴、現病歴、既往歴、家族歴、現症の順に聴取していく(表2)。高齢者は、複数の病気を持ち慢性化しやすいのが特徴である(表3)ので、動脈硬化に起因する疾患についての聴取はもちろん、アレルギーも少なくない。喘息死は65歳以上が90%[2]を占めているため、抗菌薬や鎮痛薬のアレルギーについても聴取する。

要介護高齢者の場合、1人での受診やケアが困難なことがあるので、ADL(日常生活動作)や生活機能障害、通院時の付き添い者のことを聴取する。ADLには、Barthel Index(表4)がよく使用されている。

■連携

疾患の現在の状態や常用薬は、主治医へ照会状を出して確認する。また、施設入所の要介護高齢者では、施設職員とケアの内容や通院、訪問診療について検討する。在宅で通院困難な状況があれば、担当のケアマネジャーと連携をとり、介護保険の「通院等乗降介助」について検討する。

また、終末期医療を考慮しなければならない場合、患者を取り巻く多職種の人と連携をとりQOLを重視し、歯科医療スタッフと患者が無理なくできることを中心に行う(図1)。

表3 高齢者の特徴。

1	1人で多くの疾患を持っている
2	個人差が大きい
3	症状が非定型的
4	老年症候群の発症頻度が高い
5	臓器の機能不全が潜在的に存在
6	薬剤に対する反応が成人と異なる
7	急性疾患からの回復が遅延し、合併症を続発する
8	全身状態が変わりやすい
9	長期介助を要し、福祉との連携・チーム医療が必要
10	患者の予後が社会的環境に大きく影響される
11	終末期医療を考慮することがある

表4 Barthel Index:ADLの評価。

	点数	質問内容	得点
食事	10 5 0	自立、自助具などの装着可、標準的時間内に食べ終える 部分解除(例えば、おかずを切って細かくしてもらう) 全介助	
車椅子から ベッドへの 移動	15 10 5 0	自立、ブレーキ、フットレストの操作も含む(歩行自立も含む) 軽度の部分介助または監視を要する 座ることは可能であるが、ほぼ全介助 全介助または不可能	
受容	5 0	自立(顔面、整髪、歯磨き、髭剃り) 部分介助または不可能	
トイレ 動作	10 5 0	自立(衣服の操作、後始末を含む、ポータブル便器を使用している場合は、その洗浄も含む) 部分介助、体を支える、衣服、後始末に介助を要する 全介助または不可能	
入浴	5 0	自立 部分介助または不可能	
歩行	15 10 5 0	45M以上の歩行、補装具(車椅子、歩行器を除く)の使用の有無は問わず 45M以上の介助歩行、歩行器の使用を含む 歩行不能の場合、車椅子にて45M以上の操作可能 上記以外	
階段昇降	10 5 0	自立、手すりなどの使用の有無は問わない 介助または監視を要する 不能	
着替え	10 5 0	自立、靴、ファスナー、装具の着脱を含む 部分介助、標準的な時間内、半分以上は自分で行える 上記以外	
排便コント ロール	10 5 0	失禁なし、浣腸、坐薬の取り扱いも可能 時に失禁あり、浣腸、坐薬の取り扱いに介助を要する者も含む 上記以外	
排尿コント ロール	10 5 0	失禁なし、収尿器の取り扱いも可能 時に失禁あり、収尿器の取り扱いに介助を要する者を含む 上記以外	

表2 医療面接時の聴取項目。

項目	内容	ポイント
主訴・現病歴	受診理由の症状と経過	自由に話してもらう(open-ended question)。 まとまらない場合、要約する。
既往歴	過去の病歴の聴取	自ら話さなくても高血圧、糖尿病、アレルギー歴などについては聴取して確認する。治療を中断していることがある。
家族歴	家族構成とその病歴	心筋梗塞、脳卒中の家族歴は、おおよその発症年齢を聴取する。
現症	身長、体重	BMIについては計算して確認しておく。
	脈拍、血圧、SpO₂	初診時に測定する。
	ADL	日常のケアや予約に際して参考となる。
	常用薬	お薬手帳や紹介状を確認し、歯科医療で配慮すべき薬に対応する。
	その他	必要に応じて不足している情報を確認する。

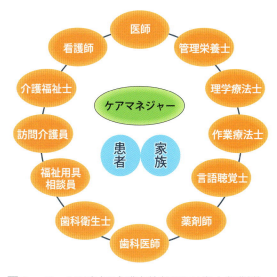

図1 チーム医療(要介護高齢者を取り巻く多職種)。

アセスメント

■医療事故の回避のために

初診時に歯周治療の可否や局所麻酔の可否を既存疾患の重症度から評価する。さらに高齢者は全身状態が変わりやすいため、バイタルサインは来院ごとに測定し、カルテに記録しておく。記載がなければ、測定していないとみなされる。

①運動耐用能

心不全の高齢者では、運動耐用能（表5）を確認する。運動耐用能は歯科治療による循環器系への負荷の許容範囲を示す[3]ので、歯科治療の可否を判断するには、参考になる。

②脈拍

高齢者の脈拍は、徐脈の傾向がある。安静時の脈拍が多いのは、心不全の徴候の場合があるため、脈拍数が100回/分以上の時は、局所麻酔が必要な処置を避けることが望ましい。徐脈の場合、リズムが正しく、収縮期血圧が100mmHg以上あれば、問題ない（表6）。脈拍測定時に脈が飛ぶのは、結滞といい、心室性期外収縮が発生していることがある。

心室性期外収縮は有効な心拍出量がなく、心室性期外収縮の数が多い場合、危険性が高く、歯科治療のストレスにより数がさらに増えるので、注意が必要である（表7）。

③血圧

血圧が180/110mmHg以上（Ⅲ度高血圧）の場合は、糖尿病やメタボリックシンドロームがなくてもただちに降圧薬治療が開始されなければならない。そのため、局所麻酔を使用する歯科治療を優先させてはならない（表8）。

また、180/120mmHg以上（高血圧緊急症、あるいは切迫症）では原則禁忌である。なお、高血圧治療ガイドラインでは、アドレナリン含有の局所麻酔薬は、わずかであるが血圧上昇するため、使用量に配慮しつつ、疼痛管理に必要な麻酔を確実に行うよう心がける[4]と記載されている。つまり、アドレナリンの使用は禁忌でなく、疼痛管理の上で重要である。

経皮的動脈血酸素飽和度（SpO$_2$）が、歯科治療中に90％未満に低下した場合、原因を探り気道確保に努める。また、以前は正常範囲であったのが、治療前にSpO2が低下していた場合、呼吸不全が悪化した可能性があるため、主治医へ問い合わせを行うことが望ましい（表9）。

表5　運動耐用能（NYHA心機能分類）。

1度	心疾患があるか、身体活動には特に制約がなく、日常労作により、特に不当な呼吸困難、狭心痛、疲労、動悸などの愁訴が生じないもの。	通常の歯科治療
2度	心疾患があり、身体活動が軽度に制約されるもの。	要注意 要モニタリング
3度	心疾患があり、身体活動が著しく制約されるもの。	ハイリスク 病院歯科
4度	心疾患があり、いかなる程度の身体労作の際にも上記愁訴が出現し、心不全症状、または、狭心症症候群が安静時においても見られ、労作によりそれらが増強するもの。	ハイリスク 応急処置のみ

表6　脈拍数（安静時）。

120/分以上	歯科治療中止
100/分以上	要注意
50/分以上	要注意

表7　心室性期外収縮（PVC）。

PVCの回数	評価
1回/分程度	要注意
5回/分未満	要注意
5回/分以上	病院歯科
10回/分以上	歯科治療禁忌

表8　血圧。

Ⅰ度	160/100mmHg未満	要モニタリング
Ⅱ度	180/110mmHg未満	要モニタリング 選択的治療
Ⅲ度	180/110mmHg以上	病院歯科 ストレスのない歯科治療
切迫症	180/120mmHg以上	原則禁忌
緊急症	180/120mmHg以上 ＋急性の臓器障害	原則禁忌

表9　経皮的動脈血酸素飽和度（SpO$_2$）の評価。

SpO$_2$	評価
95％以上	正常
90％以上	許容範囲内
90％未満	呼吸不全　対応が必要

4-2 粘膜ケアの重要性

白田千代子
東京医科歯科大学大学院医歯学総合研究科・歯科衛生士

SUMMARY

① 高齢者の多くが歯周病の治療を受けていない（受けにくくなる）ため、口腔の状況は悪い
② 高齢者の場合、病気の影響で口腔粘膜に異変がある。また、薬の副作用が粘膜に見られる
③ 加齢により、自立していても口腔ケアのレベルが落ちているため、粘膜にもその影響がでてくる
④ 口腔の機能低下により軟食になり、口腔内に残渣が残りやすくなり、粘膜に影響を及ぼす
⑤ 自立しているとみなされることで、人の支援を受けつけない高齢者の口腔粘膜に異変があることは珍しくない
⑥ 歯周病に加え、粘膜に異変があるため、口臭が強くなる
⑦ 粘膜ケアは、口腔環境の維持および全身疾患の予防のためにも重要である

粘膜ケアの必要性

■口腔粘膜とその役割

口腔粘膜とは、上皮細胞に覆われた外胚葉由来の上皮層である。舌・頬・上顎などの口腔の中を覆う柔らかい組織（内面の）ことで、歯以外の柔らかい組織である。

口腔は、体で一番硬い歯ととても軟らかい粘膜が存在する唯一の器官であり、血管や神経などが複雑に分布している。

口腔粘膜は、吸収や分泌などの機能を持ち、口腔内の潤いの源である。また、食物を処理し嚥下を促す唾液を分泌するためのとても大切な役割を担っている。

■自浄作用が低下した口腔内への粘膜ケアの必要性

歯だけでなく頬・唇の内側・上顎・歯肉（特に歯周病の罹患者は要重視）舌の舌背、舌下にも食渣や細菌は付着残留する。健康な口腔であれば、自浄作用によってある程度の清潔が保たれる（しかし、常在菌は必ず生息している）。だが、高齢により機能が低下すると、自浄作用が働きにくくなる。義歯を使用している場合は、義歯を使いこなす機能を失う。不適合な義歯をそのまま装着したり、食後義歯の清掃を怠ると、口腔粘膜を傷つけ、褥瘡を作ることになる。

脳神経疾患に罹患し、後遺症を伴っている高齢者の場合には、直接触れる部分、すなわち麻痺側の粘膜に食渣や細菌が大量に付着する。そのため、歯周病患者の場合には、口腔内状況がより悪化することは、明白である。

このような患者の唾液からは、歯周病原菌が大量に検出される。口から食事を摂取できない胃ろうや経管栄養の患者に、口腔ケアは必要ないと誤解される場合もあるが、口腔を使用していなくとも、口腔粘膜の新陳代謝や唾液、痰などで、口腔内には付着物が残留する。そのため、

細菌が増加していく。これらにより口腔内の自浄作用が低下するため、経口摂取の有無にかかわらず、粘膜を意識することや歯や歯肉を清掃する前に、粘膜の状態を確認し、粘膜ケアを行っておくことが必要である（図1）。

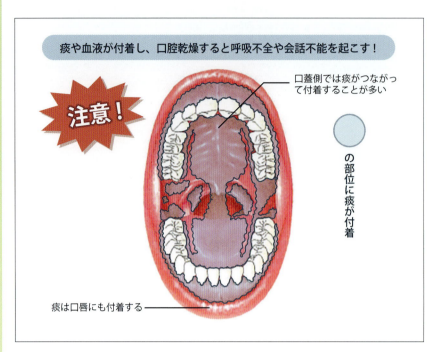

図1　口腔内の粘膜が不潔になると、歯や歯肉に悪影響を及ぼす。例えば意識の低下した人、歯周病の人は痰に膿や血液が混ざった状態で粘膜、歯に付着する。下顎前歯部の舌側は、舌を動かすことのできない人、呼吸器官に障害のある人、心不全・多臓器不全の人はつながりやすい。このように、粘膜が不潔になる状況と、それを引き起こす状況を観察し、口腔粘膜に注意を払うことが重要である。

口腔粘膜への対策と効果

■粘膜を乾燥から守る

加齢に伴い高齢者の多くは、身体の変化や薬の副作用により唾液分泌量が減少し、口腔内が乾燥する。また、入院中で経管栄養の人や口呼吸をしている人、救急患者で気管挿管の処置を受けた人には、重度の口腔乾燥が確認できることもある。

粘膜は乾燥させてはならない。口腔内を清潔にし、粘膜を正常に保つようにすると、唾液がよく出るようになり、粘膜が正常に戻る。

■粘膜ケアにより歯周病を悪化させない

また、歯周病の進行予防のためにも、口腔機能向上のプログラムを実施すると唾液が出るようになる。結果、口腔内の自浄作用が働くようになり、口腔内の清潔も維持される。粘膜ケアをすることで、より良い口腔維持のための環境に改善することができる（図2）。誤嚥性肺炎の原因菌は、舌や上顎に由来することが示されていることからも、粘膜ケアは全身疾患の予防のためにも大切である。

1	粘膜の湿潤を保つ	4	口腔周囲筋のトレーニングになる
2	粘膜を清潔に保つ	5	口腔の感覚を取り戻す
3	唾液の分泌を促す	6	粘膜の新陳代謝を促す

図2　粘膜ケアの目的。

高齢者の口腔内の現実に対応するために

■高齢者のセルフケアを低下させる複数の要素の存在

日本の成人の80％が歯周疾患に罹患しているという調査結果がある。それらの人達が、高齢になり口腔内を自立的に清掃できなくなれば、当然、病状は改善されることはないだろう。さらに、高齢者は何らかの疾患に罹患しているため、抵抗力が低下し感染しやすい状況になる。また、治療の薬や処置によって、重度の口腔粘膜疾患を併発することがある。

また、口腔粘膜には異常がないにもかかわらず、循環器系の疾患により痰や滲出液が口腔内に付着し、口腔内状況を悪化させてしまう。さらに、慢性的な水分摂取の不足が続いたり、大量の水分を喪失することにより、脱水の結果口渇が生じる。そのため、粘膜ケアは高齢者の口腔ケアに欠かせないものとして位置づけられるべきである。

■どのような疾患と共存しているかを把握する

日常自立して生活している高齢者で、高血圧、不整脈がある人は珍しくない。ましてや糖尿病、心臓疾患、肺疾患、胃腸疾患、がんなどと診断されていても、重症でない限り外見から把握することは不可能である。そのため、医療職の視点を生かし、会話を交す機会を利用し病状や状態を認識することが必要である。

これらの疾患を治療しながらの高齢者、また、高次脳機能障害や難病とともに日常生活を送っている高齢者が、口腔内の乾燥、粘膜からの出血、痰の付着、粘膜の傷、口内炎、水泡、・・・などを起こすことは珍しくない。疾患によることだけでなく、薬剤の影響が及んでいることも考えられるが、日常生活、食生活なども把握しておくことが重要である。

このような場合、患者は口腔に違和感（痛み、出血、異臭による）を感じるものである。重症の場合は、開口が困難なため、口腔清掃は敬遠されがちである。そのために歯周病に罹患してしまい、病状悪化を防ぐことはできない。このようなことからも、疾病の存在によって発症しやすい口腔粘膜の異変を把握し、予防対策としての粘膜ケアと、異変を起こしてしまった時の粘膜ケアを提供できなくてはならない（図3、4）。

■口の中に原因菌を生息させない

歯周疾患を起こさないようにするには、歯周疾患の原因菌を口腔内に生息、育成しないことである。臨床現場では、どのケースにも口臭があり、歯周組織の状態からも正常でないことは明らかであるため、専門家の対応が必要である。

図3a〜e それぞれの症状に口腔乾燥が重なると口腔状態は悪化する（次ページに続く）。

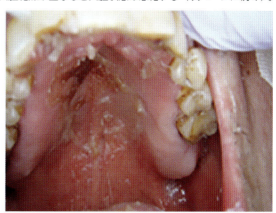

図3a 痰や痂皮付着（心臓疾患や肺疾患）。

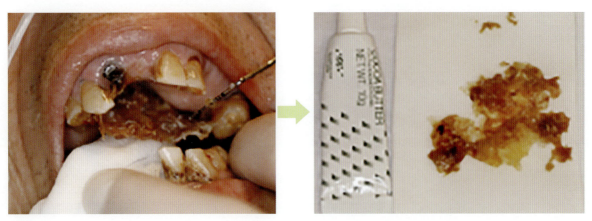

図3b 出血を伴う痰が口腔粘膜に付着。舌に痰が付着している場合は、口蓋には大量の痰が付着していることが多い（脳神経疾患、高次脳機能障害）。

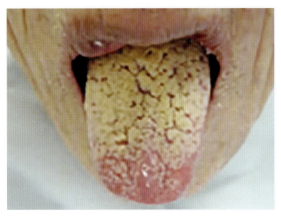

図3c 舌苔付着（胃腸疾患、緩和ケア治療）。

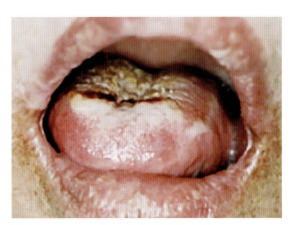

図3d 舌に痰付着し、出血（脳神経疾患）。

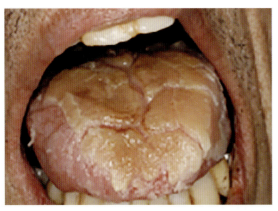

図3e 痰と保湿剤（肺疾患、心臓疾患）。

図4　a〜eのすべてがあわさると口腔ケアは困難となり、歯周病も悪化しやすくなる。

a. 口腔乾燥の原因

脳疾患・種々尿崩症・糖尿病・腎不全
胆道系疾患・シェーグレン症候群
頭頸部放射線治療・唾液腺障害
薬剤性輸液・口呼吸・開口

b. 痰がでる原因

呼吸器感染症・喫煙・気管支拡張症
肺気腫・肺がん・気管支喘息・肺結核

感染症

① 口腔内常在菌による場合（図4）：口腔内の衛生状態が不良、要処置の歯や義歯不適など歯科治療が必要な状況である。
② ウイルスによる場合：ヘルペスウィルスによる感染症は、小水疱の浅い潰瘍を形成し、持続的刺すような強い痛みや出血を伴うため食事ができない。
③ 真菌による場合：口腔内カンジダ症は、白色の偽膜を粘膜に生じる偽膜性（図5）、粘膜の発赤や舌乳頭の萎縮や舌の平滑化がみられる萎縮性、粘膜の肥厚や角化を伴う肥厚性・両口角や口腔内に潰瘍を形成する両側性難治性の口角炎などがある。口全体に自発痛やヒリヒリした痛みがあり、渋みや苦味などを感じる。食事で痛みが増悪するので、経口摂取不能になる。

c. 感染症の原因

がん治療・ベーチェット病
クローン病・潰瘍性大腸炎
周期性好中球減少症・緩和ケア治療

全身疾患の一症状で、全身状態の低下、口腔内清潔状態の悪化、唾液分泌の減少、より口腔内の感染リスクが高くなる。

出血

① 口腔内常在菌による。
② 口腔粘膜炎（図6）・口内炎：アフター性の口内炎か、がん治療による口腔粘膜炎かを把握し対応する。がん治療による副作用としての粘膜炎は、患者のレジメンを把握し事前に対処法を伝え、二次感染症を起こさないようにする。対処しないと経口摂取不可能になる。
③ 口腔、咽頭の腫瘍：出血のリスクが高い、止血が難しいため専門科と連携して対応する。
④ 外傷：口唇、口腔内の傷からの出血による。

d. 出血を起こす原因

がん治療・口腔咽頭がん
緩和ケア治療、・咬傷・外傷

出血したら早めに止血すること。出血した血液が凝固して粘膜に付着すると、より出血しやすい原因を作る。

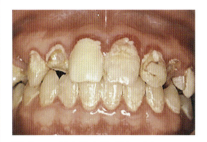
図4　口腔内常在菌（糖尿病）。

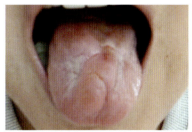
図5　偽膜性カンジダ症（がんによる）。

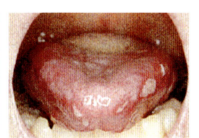
図6　口腔粘膜炎（がんによる）。

4-3 咽頭ケアの必要性と方法
歯科から発信する技術：口腔咽頭吸引

菅 武雄
鶴見大学歯学部・高齢者歯科学講座・講師

SUMMARY

① 「口腔のケア」は、「口腔健康管理」として発展的に展開してきた
② 口腔と咽頭は連続した領域であるため、両者の管理が必要である
③ 咽頭ケアは口腔衛生管理、摂食・嚥下リハビリテーションと切り離せない
④ 咽頭ケアの術式の1つが「口腔咽頭吸引」である
⑤ 「口腔咽頭吸引」は、看護師の「喀痰吸引」とは異なる目的と技術である
⑥ 口腔咽頭吸引には複数の術式がある

介助による口腔のケア：何が問題か

■口腔に責任を持つ者は、咽頭にも責任が及ぶ

　要介護高齢者や意識障害を伴う入院患者を対象とした口腔のケアが普及してきている。その必要性を疑う者はいない。しかし、在宅医療の現場で問題となっているのが、これらハイリスク患者における肺炎発症の可能性である。グラフを見てほしい（図1）。ケア介入直後に口腔内の細菌数が激増していることが読み取れる。これは、ブラッシングによるバイオフィルムの破壊による微生物の口腔内飛散、と解釈されている。この時期に肺炎を発症するリスクが高まるといえる。いい換えれば、安易なケア介入により肺炎発症リスクが高まる可能性がある、という理解である。口腔内に飛散した微生物が咽頭に落下流入し、それが誤嚥され気管に侵入する、というメカニズムである。

　ただブラッシングをして、口腔清掃を実施したというだけでは不十分なのである。口腔は咽頭に連続している。口腔に責任を持つ者は、咽頭にも責任が及ぶという理解が必要である。

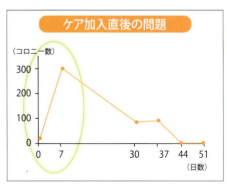

図1　口腔細菌数の変化。

「ケア」から「管理」へ、「口腔」から「咽頭」へ

■「多歯介護問題」が示すもの

歯科の仕事は「歯を守る」こと。そう信じて活動してきた結果、歯を残せるようになってきた。一方、多くの要介護高齢者は、自分の歯を有したまま要介護状態となる。つまり「多歯介護（多くの歯を有したまま要介護状態になる）」問題である。

ケアの自立度が低下しているからケア介入を行う。それが基本であるが、本人の代わりにケアを実施する、というだけでは不足であることも明確になってきた。要介護高齢者や意識障害を伴う入院患者に対しては、ケアを代行するだけではなく、積極的に「管理」することが必要と考えられるようになってきた。

残存歯が多くなれば、ケア介入による口腔微生物の咽頭落下流入の可能性とリスクも高くなる。それを「管理する」のである。今日では、口腔健康管理には、口腔衛生管理と口腔機能管理の2つの要素がある、と考えられるようになってきた（図2）。これらは表裏一体の関係にある。そして、口腔の管理の一環として、連続する腔である咽頭のケアも同時に実施する必要性が浮上したのである。

「口腔ケア®」から「口腔管理」へ

口腔健康管理
{ 口腔衛生管理
{ 口腔機能管理

図2　口腔（健康）管理。衛生と機能の2つの要素を両立させることが重要。

咽頭ケアとはなにか

■口腔管理時のみならず、摂食・嚥下機能時にも重要な咽頭ケア

咽頭ケアという用語は、「（商標登録されてしまった）口腔ケア」から派生して使用されるようになったと考えられている。口腔に責任を有する者は、連続する腔である咽頭にも責任を有する、という考え方である。これは「食べられる口を創る」という摂食・嚥下リハビリテーションの基本にも合致する。いくら口腔が清潔に保たれ、口腔機能向上へのアプローチが行われていたとしても、咽頭が放置され、嚥下機能が廃用を呈していては、経口摂取の維持再開は望めない。

咽頭ケアが必要となる場面は、口腔衛生管理時だけではない。より積極的に咽頭腔を利用する「摂食・嚥下機能」に関わる際に咽頭をケアすることが必要である（図3）。嚥下機能スクリーニング検査、嚥下機能精密検査、摂食機能療法のいずれも誤嚥のリスクを伴うため、リスクマネジメントとしての吸引の準備と必要に応じての口腔咽頭吸引は必須のものとなっている。

もちろん、緊急時の咽頭ケアはすべての状況において必要である。

1. ケア（口腔衛生管理）時
2. スクリーニング時
3. 精密検査時
4. 摂食機能療法時
5. 緊急時

図3　口腔咽頭吸引が必要な場面。

口腔管理としての口腔咽頭吸引

■口腔咽頭吸引の定義

　口腔咽頭吸引は、口腔管理の一環として実施されるものである。歴史的には、口腔管理としての口腔咽頭吸引は、歯科衛生士や看護師が在宅医療の場で20年以上にわたって構築してきた技術であることが知られている。近年では歯科衛生科の学生向けの教科書にも記載されるようになった。

　図4には、日本老年歯科医学会の用語辞典の用語解説を引用する。口腔咽頭吸引にはいくつかの術式があり、現場では適宜選択して実施されている。口腔咽頭吸引の基本的な考え方は、ブラッシングなどの介入によって口腔内に遊離させてしまった口腔微生物を、気道や気管に落下流入させないための技術であり、落下流入させてしまった場合の対処方法としての吸引である。つまり、吸引が主体なのではなく、口腔管理の一環としての術式であることの理解が重要である。

> **こうくういんとうきゅういん**
>
> 　口腔から行う咽頭腔吸引のこと。吸引カテーテルを口腔から咽頭に挿入して咽頭腔特に披裂周辺の痰や唾液などを吸引する。看護師による鼻腔からの吸引は、気道確保を目的にしているが、本法は口腔管理上、ブラッシングにより口腔内に遊離したプラークを誤嚥させる前に吸引回収する目的がある。摂食機能療法前後の口腔咽頭管理としても実施される。術式としては、口腔内吸引も含む場合がある。

図4　口腔咽頭吸引の定義。

看護師の喀痰吸引との違い

■気道浄化とは目的が異なる口腔咽頭吸引

　看護師による喀痰吸引は明確に定義されている（図5）。口腔咽頭吸引の定義（図4）と比較してみてほしい。これらは意味も目的も術式も異なるものである。そこに専門性の違いがある。

　口腔咽頭吸引は、口腔の管理の一環として、アセスメントの結果、必要に応じて実施するものである。歯科が実施する口腔咽頭吸引は、看護師が実施する気道浄化とは別なものと考えることが必要である。

　看護技術の喀痰吸引と歯科衛生士の口腔咽頭吸引、在宅医療の現場ではこれらの術式が相互交流している。つまり、お互いの術式の利点欠点を理解しつつ、最適な方法を選択するようになってきている。特に患者家族への吸引技術指導において、看護師と歯科衛生士が連携して実施するようになった。

> **かくたんきゅういん**
>
> 　吸引器で生成（分泌）される粘液を吸引カテーテルを用いて機械的に吸引除去すること。気道浄化法のひとつ。医療行為であるが、所定の研修を受けた介護職員などが吸引を実施できるようになった。日本呼吸療法医学会よりガイドラインが発表されている。

図5　看護師による喀痰吸引の定義。

口腔咽頭吸引の術式紹介（その1）

■ブラッシング時に同時に行う方法から

　ここでは口腔咽頭吸引の術式の1つを紹介する。20年ほど前から在宅医療の場で用いるようになった方法である。介助によるブラッシングを実施する際に併用する。吸引カテーテルを左手で保持し（図6）、口腔内吸引しやすい位置に保持する（図7）。ブラッシング中は、プラーク混じりの唾液や洗浄水を口腔内吸引する。

　咽頭へカテーテルを挿入する必要性（咽頭吸引のアセスメント）としては、バブリング音の聴取、呼吸音の変化、ムセの惹起、血中酸素飽和度の低下等の変化が確認された場合に咽頭吸引する。

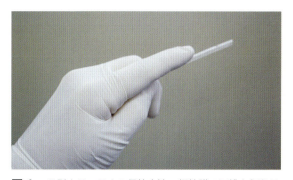

図6　吸引カテーテルの保持方法。頬粘膜の圧排を行う示指の延長として保持する。

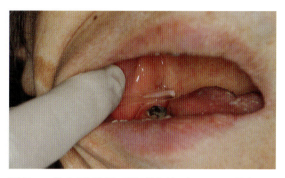

図7　口腔内吸引位置。頭部が右側に向いている場合には右側翼突下顎ヒダ前に留置する。

口腔咽頭吸引の術式紹介（その2）

■咽頭側壁を利用したアクセス方法から

　ここで紹介する口腔咽頭吸引術式の特徴は、口腔から咽頭までのカテーテルの挿入経路（アクセス方法）である。嘔吐反射のリスクのある軟口蓋や疼痛もしくは迷走神経反射のリスクのある咽頭後壁への直角的なカテーテル尖端の接触はどうしても避けたい、という意図があった。そこで咽頭側壁を利用したアクセス方法（図8）が臨床的に開発された。患者の体位が仰臥位で、頭部が右側に向いている場合には、右側の翼突下顎ヒダ前方が口腔吸引の位置となるので、咽頭へのアクセスは左側の口峡部を経由して左側咽頭側壁を反射させて（図9）、披裂間切痕周囲（正中）にカテーテルを位置させる（図10）ことが解剖学的に検討され、嚥下内視鏡検査時にそれが確認された。

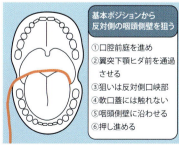

図8　咽頭側壁へのアクセス。可能な限り粘膜への接触を避けながら咽頭腔にアクセスする。

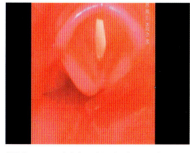

図9　咽頭側壁の利用経路。吸引カテーテルを咽頭側壁に触れさせ、反射させる。

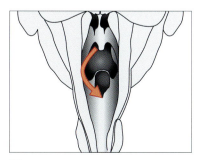

図10　吸引位置（披裂間切痕周囲）。解剖学的に吸引カテーテルは披裂間切痕周囲に届く。

4-4 口腔リハビリテーション

井上 誠
新潟大学大学院医歯学総合研究科・摂食嚥下リハビリテーション学分野・教授

SUMMARY
① 口腔リハビリテーションの定義には、統一した見解が未だ存在していないのが現状
② 口腔機能評価では、それが日常生活上の障害や健康寿命の延伸を阻害していないかも含めて評価する
③ 口腔リハビリテーションを、全身機能や高次脳機能への働きかけのひとつとしてを捉える
④ 現在、保険医療制度下においても、医科歯科連携、多職種連携が推奨される動きが活発化している

高齢者の機能低下と障害

■障害とは何か

高齢者は、全身疾患の随伴症状として顎口腔顔面領域に多くの障害を生じる。WHOの国際障害分類によれば、「障害」とは個人の精神、身体における一定の機能が比較的恒久的に低下している状態と定義され、
① 疾患・変調が原因となって機能・形態異常（Impairment）が起こる。
続いて
② 能力低下（Disability）が生じる。
それが
③ 社会的不利（Handicap）を起こす
という、3つのレベルでとらえている[1]。これを歯科領域では、歯の喪失や咬合力の低下が"Impairment"、審美障害、言語障害、咀嚼・嚥下機能障害が"Disability"、食事の楽しみの喪失や外食ができなくなることでの社会参加の阻害が"Handicap"ということになろう。

これら3つの要素には、双方向性の因果関係がある。機能障害や能力低下による社会的不利がある一方、社会的不利が能力低下を増悪させる関係である。

義歯が合わず咀嚼障害が進行し、やがて摂食嚥下障害や低栄養を来たすのは前者、摂食嚥下障害により外食がままならなくなり食べる機会が減少することでもたらされる機能低下は、後者になる。

口腔リハビリテーション

■リハビリテーションとは何か

「リハビリテーション」とは、種々の疾患により障害を持った患者に対し個人、あるいはその環境、システムが実社会に適応できるよう誘導することである。よって、普通の生活に戻すこと（ノーマライゼーション）を目標としている。障害を治すプロセスを必須とするのではなく、①徐々に体の機能が低下していく場合（パーキンソン病や老化、寝たきりなど）は、機能の低下が緩徐になる効果をもたらすこと、②急に体の機能が低下し、その後回復していく場合（脳梗塞や骨折など）には、より早い回復、より元の体に近い状態になる効果をもたらすことと考えられる（図1）。

■未だ統一した理解のない口腔リハビリテーション

「口腔リハビリテーション」とは、低下した口腔機能の低下を緩徐にすること、また、口腔機能の回復を目指すものである。平成26年度診療医報酬改定時に新設された歯科口腔リハビリテーション料1では、「有床義歯による口腔機能の回復又は維持を主眼とした調整又は指導をいい、具体的には、有床義歯を装着している患者に対して、有床義歯の適合性や咬合関係等の検査を行い、患者に対して義歯の状態を説明した上で義歯に係る調整又は指導を行う」としている。

すなわち、歯の欠損という障害に対して、歯科補綴物を入れることで形態と機能を回復するという理解である。しかし、脳血管疾患の後遺症などにより、形態の障害だけではなく、言語機能や咀嚼、嚥下といった摂食機能が障害された場合は、歯科補綴物のみで代償することは難しい。機能障害に対するアプローチとして、理学療法的なコンセプトで行う「口腔リハビリテーション」がふさわしい。

何をもって口腔リハビリテーションとするか。臨床現場では必ずしも統一した理解が得られていない。口腔リハビリテーションを必要とする障害とは具体的に何を示すのか、どのような疾患が原因となるか、何を診断基準とするかが曖昧だからである。

さらに、口腔リハビリテーションに用いられる多くの方法の効果は必ずしもエビデンスを持って明らかにされていない。

口腔機能としては、主に咀嚼・嚥下といった摂食、味覚、唾液分泌、発音や構音、呼吸などの局所機能があげられる。これらの機能は加齢とともに低下するとされるが、それが加齢変化であるのか、高齢者が罹患した疾病に伴う症状であるかを見極めることは難しい。また、口腔内の器官を共用するため、それぞれの機能が単独で低下をすることは考えにくい。これらの機能や変化は、互いに関連することに留意すべきである。

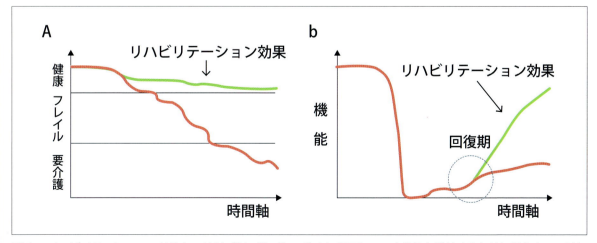

図1　リハビリテーションの考え方。Aは加齢などに伴い、徐々に低下していく機能を維持するために行うもの。Bは、脳梗塞などによって低下した機能をより早く回復させるために行うものを指す。

高齢者の口腔機能評価

■日常生活や健康寿命の延伸となるかを含めて評価する

　口腔リハビリテーションの実施にあたっては、口腔機能の評価が必要となる。高齢者の機能は加齢とともに衰えていくと予想される。そのため、それが日常生活を営む上で障害となりうるものであるのか、健康寿命の延伸を阻害するものかどうかも含めて評価することである。

　ここでは、特に口腔の統合機能を反映する食事場面評価を含めて、高齢者の口腔機能評価に有用ないくつかの方法について解説する。

①舌運動

　外舌筋の機能評価のためには、舌の可動域を調べる。口腔外までの舌突出が可能か、左右運動により口角を触れることができるかなどである。一方で、内舌筋の機能評価時には、舌圧子などを用いてその抵抗力を見る。

　舌圧記録に際して、検出された値がどのような機能を反映しているかを考えるべきである。舌圧は、直接的に舌の表面が口蓋を押し当てて発生させるものであるが、舌の大きさや安静時の活動レベル、口蓋に対する位置、さらに舌に付着する咽喉頭筋、軟骨、骨などの位置や、その機能に影響を及ぼす可能性のある脳血管疾患や、頭頸部腫瘍などの疾患の影響なども大きいことを考慮する必要がある[2,3]。

　また、口蓋への舌の押し付けは、嚥下反射のような不随意運動時だけでなく、随意性にも発揮可能である。種々の疾患や機能の低下に伴い、両者ともにその値は減退することが知られている[4]が、両者に因果関係が認められるか否かについては必ずしも明らかになっていない。

②咀嚼運動

　咀嚼能力を見るために従来は、食物粉砕能力として捉えた咬合力やピーナツなどの粉砕能を診るなどの方法がとられてきた[5]。近年、咬断能力を調べるために、グミゼリーを咀嚼させて溶出したグルコース濃度を測定する方法や、クエン酸を含有するチューインガムを咀嚼してpHの変化に伴う変色を評価する方法が知られるようになった[6]。

③嚥下運動

　嚥下運動を最も観察しやすいのは、画像記録である。これには嚥下造影検査、嚥下内視鏡検査、超音波エコー検査、三次元CT画像検査などがある。

　前者2つの画像記録の最大の特徴は、嚥下時の食塊の流れも記録することができ関連する機能をある程度判断できることである。視覚的な判断の容易さや、食塊の停滞・残留、喉頭侵入、誤嚥、逆流などといった現象を観察できるメリットから、広く臨床に用いられている。

④食事場面の観察

　患者の食事場面の観察、すなわち、摂食嚥下の全過程にわたる様子については、簡易的嚥下機能評価から多くの情報を得ることができる。摂食嚥下運動は、Leopoldらが提唱した摂食過程の5期モデル[7]のうち先行期の評価として、覚醒状態、食物の認知、姿勢や体幹保持、一口量やペーシングといった捕食動作を観察し、口腔準備期や嚥下口腔期においては、口唇閉鎖、舌運動、咀嚼運動の評価を行う。

　また、嚥下咽頭期には、口唇漏出の有無、筋緊張、嚥下が起こるまでの時間や複数回嚥下の有無、食塊の違い（固形物の物性、液体）によるむせや咳の有無と程度、嚥下後の声や呼吸状態の変化などを評価する。この他、食事時間や摂取量、食事に際して介助が必要な場合はその程度と頻度なども参考になる。

機能維持と回復をめざした口腔リハビリテーション

■まずは全身機能や高次脳機能への働きかけを

ここでは、高齢者を対象として、機能へのアプローチを機軸に据えた口腔リハビリテーションについて考える。

口腔リハビリテーションには、摂食嚥下リハビリテーションや言語聴覚療法がある。それぞれの障害部位や要素に対応したリハビリテーションが含まれている。しかし、要介護高齢者における口腔機能の低下や障害は、高次脳機能、身体機能の低下と併せて認められることから、単なる「口の運動」がリハビリテーションとして奏功することはあまり期待できない。

日本老年歯科医学会では、「舌口唇運動機能低下とは、全身疾患や加齢変化によって、脳・神経の機能低下や口腔周囲筋の機能低下が生じた結果、舌口唇の運動機能を示す速度や巧緻性が低下し、摂食行動、栄養、生活機能、およびQOLなどに影響を及ぼす可能性がある状態のことである」としている。

すなわち、口腔機能障害に対しては、それが単独で生じるものではないことから、口腔リハビリテーションでは、口腔という末梢に対するアプローチを求めることよりも、全身機能や高次脳機能への働きかけとしてすること、そしてそのターゲットのひとつを口腔に求めることが肝要である。脳血管疾患の後遺症による運動麻痺に対するリハビリテーションなどはその典型的1例であろう。

顎口腔顔面運動の障害が片側に生じた場合、理学療法的なアプローチにより運動回復を求めることがあるが、一方で舌接触補助床や軟口蓋挙上装置を使用することにより、摂食嚥下運動や発音機能を代償的に回復させ、その継続によって必要とする機能を再獲得することが期待される（図2）。

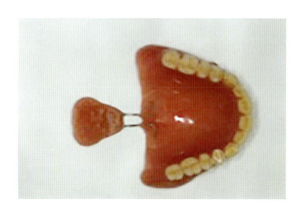
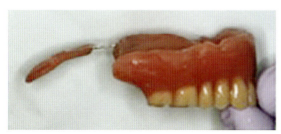
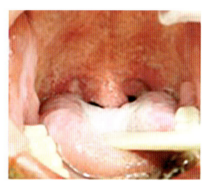
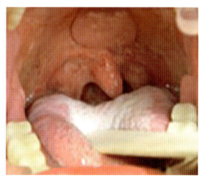

図2　全部床義歯に軟口蓋挙上装置を付した症例。義歯としての処置に加えて、脳梗塞によって麻痺が生じた軟口蓋の挙上をも期待する。

摂食嚥下機能へのアプローチは最適な口腔リハビリテーションのひとつ

■食べる行為こそが高次脳機能への働きかけとなる

　高次脳機能や身体機能に対するリハビリテーションの一部としての摂食嚥下機能に対する口腔リハビリテーションがある。これには、嚥下訓練に食物を用いずに行う間接訓練法と、食物を用いる直接訓練法がある。

①間接訓練法

　間接訓練は、食物を使わないためリスクが低いとされている。いつでも実施でき、さらに意識・認知機能レベルが低下した患者にも適用可能である。摂食嚥下機能評価に基づき舌、口唇、軟口蓋など、特定の要素に対する維持・回復を求めた訓練として行われることが特徴である。

②直接訓練法

　一方、直接訓練法は、食べ物を用いることですべての摂食過程に対するアプローチである。姿勢や摂取方法の調整、食形態の調整、嚥下法などを組み合わせて、即座に機能回復だけでなく、代償法によってより安全に、より確実に食事を摂ることができることを目指す。
　「食べること」が最も効果的な口腔リハビリテーションであることの理由は、食べる行為こそ、感覚と運動の統合機能であるだけでなく、食思や食経験を通して、高次脳機能に働きかけることが期待できるからである。

これからの口腔リハビリテーション

■診療報酬の改定からも環境作りが進んでいる

　平成28年度診療報酬改定では、今後の高齢者医療を見据えて、かかりつけ歯科医機能や在宅歯科医療の推進を図るために、在宅患者訪問口腔リハビリテーション指導管理料加算や、在宅患者訪問口腔リハビリテーション指導管理料などが加えられた。
　また、摂食機能療法の対象となる疾患が特定されなくても、嚥下造影検査や内視鏡検査などによって機能低下が認められる場合には、摂食機能療法が適用できるようになった。
　さらに、入院患者の摂食嚥下機能や栄養状態の改善のために、歯科医師が院内スタッフと共同で栄養サポートを実施した場合に、栄養サポートチーム加算が算定されることとなった。これらの改定は、全身疾患を抱えた高齢者や摂食嚥下障害者の臨床を、医科歯科連携や多職種連携の下での推進を求めたものとなっている。
　食事場面での訓練や支援は、摂食嚥下リハビリテーションでは、障害の原因となる疾患を治療する医師、看護師、口腔ケアや歯科治療により口腔機能の維持・回復を図る歯科医師、歯科衛生士、機能障害に対して専門的なリハビリテーションを行う言語聴覚士などの療法士、患者の生活を支えるケアマネジャーやホームヘルパー、栄養管理を担う栄養士など多くの臨床家の参加を必要とする。
　高齢者、ことに認知機能が低下し、いくつもの疾患が重なり、多くの薬による副作用などの影響で摂食嚥下機能が障害された場合、必ずしも教科書どおりのアプローチという手順を踏むことは難しい。口腔リハビリテーションの実施を広めるとともに、高齢者の特性を知ること、口腔機能障害が顕在化する前の患者自身の「気づき」が重要であることを教育すること、患者ごとに異なる訓練法や多職種連携体制をどのように構築するかを学習することなど、その課題は少なくない。

4-5 終末期における口腔管理

竹内照美[*1]、百合草健圭志[*2]
静岡県立静岡がんセンター 歯科口腔外科・レジデント[*1]・部長[*2]

SUMMARY

① 終末期に起こる身体症状は、消化器症状、呼吸器症状、精神的症状など多岐にわたる
② 口腔乾燥は、終末期患者のおよそ80%に起こり、口腔トラブルの原因となる
③ 終末期患者では全身状態の低下、口腔乾燥、義歯使用の3つが、口腔カンジダ症の発症要因である
④ 終末期患者の口腔内出血は、適切な口腔管理で予防可能である
⑤ 終末期における歯周治療の目的は、疾患の治癒ではなく、症状の緩和である

終末期患者の特徴

■終末期に起こる身体症状

終末期患者には、死期までの間に様々な身体症状が出現する（表1）。予後2ヵ月以内になるまでは、痛み以外の症状の頻度は比較的少ない。死期が近づくにつれて、全身倦怠感、食欲不振、不眠の頻度が多くなり、直前期には多くの患者で呼吸困難やせん妄に加え、便秘や悪心・嘔吐などの消化器症状が見られるようになる。

死亡直前期になると、脈拍の緊張は弱くなり、血圧は低下する。口唇にチアノーゼを認め、唾液や気道分泌物が咽頭に貯留し、呼気時にゴロゴロと音がするようになる(死前喘鳴)。最終的には、首を反らし、口をパクパクとあえぐ、下顎呼吸(死戦期呼吸)へと変化する。

感染症、腹水、消化管閉塞による通過障害などの原因により、悪心・嘔吐、便秘・下痢が現れる。消化器症状があると経口摂取量は低下し、自浄作用が働かず口腔内は汚染される。また、呼吸苦や疼痛コントロールで使用される医療用麻薬(オピオイド)は、腸管運動を抑制するため、副作用として便秘が起こる。

患者を診る際に現れている身体症状や、投与されている薬剤を把握することで、診察時点での患者の全身状態や、ある程度の患者予後を知ることができる。これらは今この患者に対し、歯科医師・歯科衛生士として何をすべきかの判断材料になる。

全身倦怠感	消化管閉塞
食欲不振	嘔気・嘔吐
便秘	腹水
痛み	不穏
不眠	せん妄
死前喘鳴	呼吸困難

表1 終末期に起こる主要な身体症状。消化器症状、呼吸器症状、精神的症状など多岐にわたる。関連する症状が口腔にも表出する。

終末期患者と口腔乾燥

■終末期の約80%に起こる口腔乾燥

終末期患者には、口腔内にも様々な症状が起こる。最も多く見られる症状は口腔乾燥であり、終末期患者のおよそ80％に起こるとされる（図1）。寝たきりや口呼吸、経口摂取量の低下などの終末期患者に特有の原因もあるが、抗うつ薬、睡眠薬、降圧薬、鎮痛薬などの何らかの薬剤を投与されていることが多く、薬剤性口腔乾燥も起こしやすい（表2）。特に抗コリン作用を持つ薬剤には、唾液分泌抑制作用があり、高頻度で口腔乾燥につながる。また、終末期患者の輸液管理では身体への負担を減らすため、点滴量を通常の1,500～2,000ml/日から500～1,000ml/日以下に減量することも多く、体液量の減少が口腔乾燥につながる。

唾液分泌量の減少は自浄作用の低下を招き、口腔内汚染や細菌増殖を助長する。口腔乾燥と舌運動の低下に伴い、舌背部に上皮組織や白血球および細菌が堆積することで、舌苔となる。口臭の原因の多くは、舌苔と歯周炎によるものである。舌苔中には、歯周病菌である口腔内嫌気性細菌（*Tannerella forsythia*、*Porphyromonas gingivalis*、*Prevotella intermedia*）も多く見られ、細菌から産生される揮発性硫化物（volatile sulfur compounds：VSC）が口臭の原因となる。

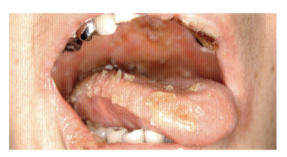

図1　終末期患者の口腔乾燥。唾液による粘膜表層の保護がなく、乾燥により舌が萎縮し汚れが堆積している。

①がん化学療法（抗がん剤）
②放射線治療（照射野に口腔を含む）
③終末期患者では、少なめの輸液管理
④絶飲食による唾液分泌刺激低下
⑤各種内服薬の副作用
⑥口呼吸
⑦酸素吸引（リザーバーマスク等）
⑧病室（住環境）の乾燥（湿度低下）

表2　がんと関連する口腔乾燥の原因。

終末期と口腔カンジダ症

■口腔カンジダ症発症の3つの原因

口腔カンジダ症（図2）は、真菌であるカンジダ・アルビカンス（Candida albicans）が原因の感染症である。通常ステロイドの長期使用や抗菌薬使用による菌交代現象などが発症要因とされるが、終末期患者では全身状態の低下、口腔乾燥、義歯使用の3つが口腔カンジダ症の発症要因とされる。口腔衛生不良になりやすい状況が、発症リスクといえる。

症状としては、粘膜表面のはがれにくい白苔を主体とする病変（偽膜性）が最も出現頻度が高いが、びまん性の発赤を主体とする病変（紅斑性、義歯性口内炎）も多い。ピリピリ・チクチクという持続性の弱い痛み、食事がしみる、味覚異常などの自覚症状が食欲不振の原因にもなる。難治性口角炎は口腔カンジダ症を診断するための有用な臨床所見と言える。

口腔カンジダ症には抗真菌薬の投与が著効する。抗真菌薬の投与後2、3日で症状は著明に改善するが、短期間で中断すると再燃することが多いため、白苔などの症状がなくなっても合計1週間程度の治療期間が推奨される。

また、口腔乾燥や口腔衛生不良は増悪因子となるため、同時に口腔清掃指導を行うことも重要である。義歯表面にはカンジダ菌が付着し菌の温床となるため、義歯の清掃管理が予防の観点からも重要でなる。

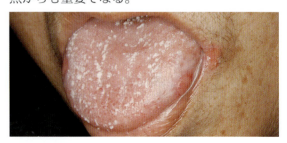

図2　口腔カンジダ症。舌背部の白苔および口角炎を認める。

終末期と口腔内出血

■求められる口腔内出血の管理

がんの進行や感染症の重症化などで誘発されるDIC（Disseminated Intravascular Coagulation：播種性血管内凝固症候群）が起こると、血小板、凝固因子が消費されるため、消化管出血、口腔内出血などの出血症状が見られる。口腔内で出血があると、途端に凝血塊や痂皮により汚染が進む。ただし、単に血小板数が低下しただけで、歯肉から自然出血することはなく、歯周病による歯肉の炎症や乾燥に伴う粘膜外傷が合併することで、口腔内出血が起こることがほとんどである。歯肉に炎症がある場合、持続的な出血を認める（図3）。

一方で、血小板数が低下していても、口唇、口腔内の保湿をしっかり行い、口腔衛生状態を良好に維持することができれば、ほとんど口腔内出血は起こらない。したがって、口腔内出血がある場合はケアを控えるのではなく、出血点を明らかにすること、口腔内を積極的にケアして炎症の原因となるプラークを除去すること、保湿を心がけることが重要である。

口腔内出血は、患者にとって苦痛であるばかりでなく、看取りをする家族にとっても身体の変化を敏感に感じる部位である。適切な口の管理をすることで十分に予防可能であり、口腔ケアを実施することでQOLの向上に寄与することができる。

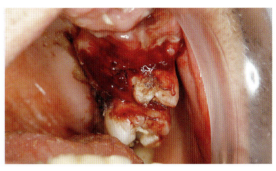

図3　歯肉からの出血。血小板数減少に加えて、口腔乾燥・清掃不良を原因とする歯肉炎症があることが、持続的な歯肉出血につながる。

終末期と嚥下障害

■口腔ケアによる肺炎の発症抑制を

終末期では、全身倦怠感が増し、傾眠傾向が強くなるため、嚥下機能の低下にも留意する。進行がん患者では、12～23％に嚥下困難を認める。原因には口腔・咽頭・食道の腫瘍による通過障害や脳腫瘍・脳転移・髄膜播種・頸部リンパ節転移による脳神経障害などのがん自体による直接的な要因、手術や放射線治療に起因する器質的障害や抗精神薬使用による機能的障害などがん治療に伴う間接的な要因がある。

また、予後1ヵ月程度では30～50％の患者がせん妄を経験するとされ、その多くで抗精神薬が投与される。抗精神薬は、ドパミン受容体拮抗作用から錐体外路症状を招き、医原性の嚥下障害を引き起こすことがある。

終末期が近づくに連れ、嚥下機能はさらに低下する。機能低下により乾燥が進むと自浄作用がなくなり、口腔咽頭全体に痂皮等が付着し、さらに嚥下困難を増加させる（図4）。

状況によっては、誤嚥頻度の増加は止められないかもしれないが、口腔ケアを実施し、口腔内の保清、保湿を行うことは、誤嚥による肺炎の発症抑制につながる。

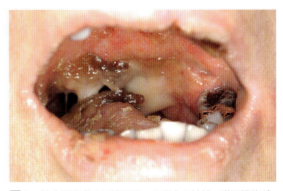

図4　終末期患者の口腔咽頭への痂皮の付着。嚥下機能が低下することで自浄作用がなくなり、汚染はさらに進む。

終末期ケアの実際

■その目的は症状の緩和

　終末期における治療の目的は疾患の治癒ではなく、症状の緩和である。苦痛を伴うQOLを顧みない積極的な治療介入は推奨されず、ベストサポーティブケア(BSC)が求められる。症状を緩和させるために、積極的な治療が必要となる場合はあるが、それでも患者QOLとのバランスを考慮する必要がある。患者と家族がともに穏やかに過ごす時間のために、口から支える歯科従事者として何ができるかに焦点を当て、処置内容を考える。

　終末期患者に対し、どのような歯周治療を行うべきかは患者個々の状況によって異なる（図5、6）。患者・家族の望まない積極的な治療はすべきではないが、反対に医療者側の独断と偏見より積極的な治療を控えすぎてもいけない。

　患者本人とコミュニケーションがとれる場合は、どのようなケアがよいか患者の状況や希望を確認して行う。患者本人による意思疎通が困難な場合は、近くでサポートしている家族と相談し、最も良いと思われる介入・ケアを行う。場合によっては、家族が一緒にできる口腔ケア方法を提案する。家族は患者に対して「少しでもできることをしてあげることができた」という想いを持つことができ、看取り際のメンタルケアや死後のグリーフケアにつながる。

■口腔ケアや保湿の重要性

　終末期の口腔内は乾燥が顕著であり、痂皮や喀痰が大量に付着していることが多い。そのままブラッシングを始めると汚れがとれないばかりか、歯肉や口腔粘膜を傷つけることになる。そこで、口の中のケアをする前に口唇のケアから行う。乾いた口唇には保湿剤や軟膏を塗布し、保湿に努める。ケア時に器具が触れる場合の口唇保護にも役立つ。口腔内もまずは保湿を行う。口腔内を保湿することで、乾燥した痂皮やプラークは軟化し、除去が容易になる。また、舌や頰粘膜などの粘膜の乾燥も著明なため、歯周治療のみならず、スポンジブラシを用いた粘膜ケアも必須である。

　口腔ケアは、それ自体がADLの低下した患者にとって心地よさを与えることにもなり、単なる口腔清掃以上の意味をもつ場合もある。

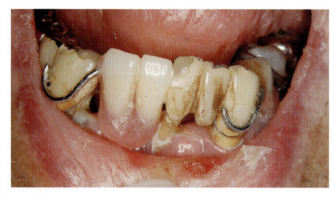

図5　終末期患者の口腔内の例1。口唇は乾燥し、一部炎症を認める。歯頸部に帯状にプラークが付着している。

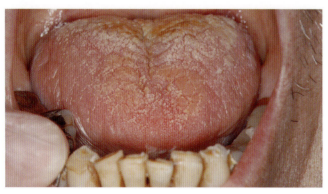

図6　終末期患者の口腔内の例2。唾液は蒸散し、著明な舌や粘膜の乾燥を認める。

参考文献一覧

【PART3 4-1-1　高齢者への歯周治療を行う上で重要な口腔咽頭機能の評価（高橋賢晃）】

1. 菊谷武（編者），田村文誉，西脇恵子（著）．高齢者の口腔機能評価 NAVI．東京：医歯薬出版，2010．
2. 菊谷武，西脇恵子，田村文誉．介護予防のための口腔機能向上マニュアル．東京：建帛社，2006．

【PART3 4-1-2　歯周治療前のアセスメントの重要性（小笠原 正）】

1. 古谷伸之．診察と手技がみえる．vol.1．第2版．東京：メディックメディア，2012:12．
2. 松永和人．特集．喘息予防・管理ガイドライン 2015．改訂のポイントと今後の展望．2. 喘息の疫学：特に高齢者喘息における現状と問題点．PROGRESS IN MEDICINE 2015;35(10):1533-1539.
3. 慢性心不全治療ガイドライン（2010 年改訂版）．http://www.j-circ.or.jp/guideline/pdf/JCS2010_matsuzaki_h.pdf
4. 高血圧治療ガイドライン 2014．http://www.jpnsh.jp/data/jsh2014/jsh2014v1_1.pdf

【PART3 4-4　口腔リハビリテーション（井上 誠）】

1. WHO. International Classification of Impairments, Disabilities and Handicaps. Genova, 1980. http://apps.who.int/iris/bitstream/10665/41003/1/9241541261_eng.pdf
2. Robbins J, Gangnon RE, Theis SM, Kays SA, Hewitt AL, Hind JA. The effects of lingual exercise on swallowing in older adults. J Am Geriatr Soc 2005;53(9):1483-1489.
3. Tsuga K, Yoshikawa M, Oue H, Okazaki Y, Tsuchioka H, Maruyama M, Yoshida M, Akagawa Y. Maximal voluntary tongue pressure is decreased in Japanese frail elderly persons. Gerodontology 2012;29(2):e1078-1085.
4. Tamine K, Ono T, Hori K, Kondoh J, Hamanaka S, Maeda Y. Age-related changes in tongue pressure during swallowing. J Dent Res 2010;89(10):1097-1101.
5. Olthoff LW, van der Bilt A, Bosman F, Kleizen HH. Distribution of particle sizes in food comminuted by human mastication. Arch Oral Biol 1984;29(11):899-903.
6. 水口俊介．咀嚼機能の評価法．In: 森戸光彦，山根源之，櫻井薫，羽村章，下山和弘，柿木保明（編集）．老年歯科医学．東京：医歯薬出版，2015．
7. 山田好秋．摂食嚥下の生理．In: 才藤栄一，植田耕一郎（監修）．摂食嚥下リハビリテーション．東京：医歯薬出版，2016．

第5章 超高齢社会におけるインプラントの位置付けと管理

5-1 インプラントの位置づけ

佐藤裕二[*1]、磯部明夫[*2]
昭和大学歯学部・高齢者歯科学講座・教授[*1]、助教[*2]

SUMMARY

① 高齢者の残存歯数は増えているが、欠損補綴ニーズの絶対数は減っていない
② インプラントは、歯周病罹患歯の荷重負担を減少させる
③ 65歳以上の高齢者のインプラント保有率は3％で、増えつつある
④ 固定性より可撤性の上部構造が高齢者には有利である
⑤ セメント固定よりスクリュー固定の上部構造の方が、対応しやすい
⑥ 要介護高齢者のインプラント関連トラブルへの対応が急務である
⑦ インプラント治療歴を記したインプラントカードの普及が重要である

高齢義歯患者の絶対数

■求められる適切な欠損補綴

8020運動に伴い、高齢者の欠損歯数は劇的に減少し、20本以上の歯を有する高齢者が増加してきたため、義歯患者の割合は減少してきていると思われている。一方、社会の高齢化により高齢者の絶対数が増加してきており、義歯患者の絶対数も増加している可能性がある。

そこで、歯科疾患実態調査と人口動態調査を照らしあわせ、高齢義歯患者の状況を検討した結果[1)]、部分床義歯はほとんど減らず、高年齢化していた（図1）。一方、総義歯は18％減ったが、85歳以上は増えた（図2）。以上の結果より、義歯症例の難易度は上がっていると考えられ、後期高齢者への適切な欠損補綴治療が必要と思われる。

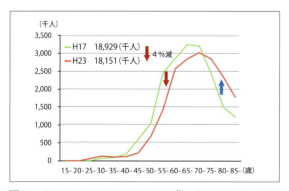

図1　部分床義歯患者絶対数の変化[1)]。成人で減少し、高齢者で増加したが、総数は微減。

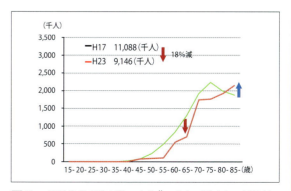

図2　総義歯患者絶対数の変化[1)]。成人で減少し、総数は減少したが、85歳以上の高齢者で増加。

歯周治療におけるインプラントの意義

■難症例への対応としてのインプラント

　歯周病患者では、適切に歯周治療がされていたとしても、骨レベルの低下や欠損等により歯の支持負担能力が不足し、残存歯の咬合性外傷や義歯支台歯の負担過重を生じる可能性がある。このような場合にインプラント治療は、残存歯の保護や機能の向上に有用であるとされている[2]。欠損に隣接する歯の予後は部分床義歯よりもインプラントの方が良好であったという報告もある。特に高齢患者に多いすれ違い咬合や片側性遊離端欠損は、部分床義歯が最も成功し難い症例とされており、このような症例には咬合支持を回復できるインプラント治療はきわめて有効であると考えられる。

　ただし、短期間に隣在歯の歯周ポケットからインプラント周囲溝への細菌感染が生じる[2]ことから、十分な歯周治療が行われていることが重要である。また、重度の歯周病の歯は予知性が低いため、予知性の高いインプラント治療のために戦略的な抜歯も考慮すべきである。

　さらに歯周病のリスクファクター（表1）[3]の多くはインプラントのリスクファクターでもあるため、十分な検査と管理が必要である。

局所的因子	全身的因子
プラーク プラークリテンションファクター プラークコントロール不良 外傷性咬合・パラファンクション	先天的因子（遺伝・年齢・性別・人種） 環境および後天的因子 （喫煙・ストレス刺激、糖尿病・肥満、常用薬、HIV感染）

表1　歯周病のリスクファクター（多くがインプラントのリスクファクターでもある）。

高齢者におけるインプラントの現状

■増加傾向にあるインプラント保有の高齢者

平成23年歯科疾患実態調査において、高齢者の3％がインプラントによる補綴物を装着していることがわかってきた（図3）。これは、平成23年人口動態調査による高齢者人口（2,963万人）と合わせて考えると、約90万人となる。平成28年歯科疾患実態調査の速報値では高齢者の3.9％となり、134万人へと増加している。今後は、ますます増加することと思われる。

　なお、施設における実態については、12,356名の入所者中の360名(3%)の口腔内にインプラントがあった[4]。また、日本老年歯科医学会の老人保健健康増進等事業(2017)において、37施設の入所者1,866名中113名(6%)にインプラントがあることが示されている（公表準備中）。

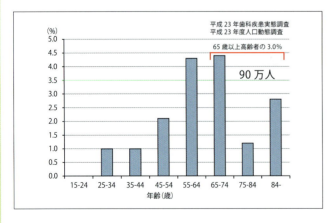

図3　インプラントのある人の割合。平成23年歯科疾患実態調査より。

固定性と可撤性上部構造

■利点、欠点を検討して選択すべき

固定性、可撤性にはそれぞれ利点と欠点があり（表2）[5]、それを念頭において選択しなければならない。高齢患者の場合、ブラッシングの技術の低下や要介護状態になることも想定されるため、可撤性であれば外して清掃しやすく衛生的な環境を作りやすい（図4、5）。また、経年的に歯の欠損の拡大や上部構造のトラブルに対応しやすいため、可撤性上部構造も検討するべきであろう。

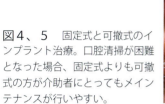

表2　固定性と可撤性上部構造の特徴。

	固定式		可撤式	
	顎堤吸収小	顎堤吸収大	顎堤吸収小	顎堤吸収大
軟組織の回復	△困難なこともある	×困難	△やや困難	◎容易
審美性	◎得やすい	△得難いこともある	○比較的得やすい	◎得やすい
上部構造製作	△やや困難	×困難	△やや困難	◎容易
メインテナンス	○容易	×困難	○容易	○容易
費用	△高価	△高価	○やや高価	○やや高価
患者満足	◎得やすい	△得難いこともある	△得難いこともある	○やや得やすい

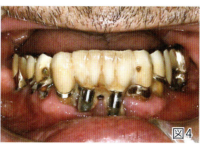
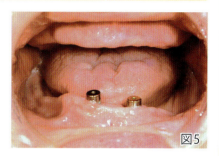

図4、5　固定式と可撤式のインプラント治療。口腔清掃が困難となった場合、固定式よりも可撤式の方が介助者にとってもメインテナンスが行いやすい。

スクリュー固定とセメント固定

■スクリュー固定の長所に着目

インプラント上部構造の固定様式にはスクリュー固定とセメント固定があるが、固定様式の違いは上部構造の設計やアバットメントの選択に影響を与えるため、術前に治療計画を立案しておく必要がある。セメント固定は、仮着用セメントを使用したとしても撤去したい時に撤去できないことがある。また、思いがけない時に脱落することで誤嚥のリスクも生じる。一方スクリュー固定は、上部構造の着脱が容易であるため修理や追補、補綴設計の変更が行いやすい。そのため、高齢患者の場合、介護が必要となった際の口腔清掃の困難が生じた際に対応が行いやすいスクリュー固定の方が有利であると考えられる。ただし、使用システムによりスクリューがまちまちであることが、他院で行われた治療のメインテナンスを困難にしている。

表3　セメント固定とスクリュー固定の特徴。

	スクリュー固定	セメント固定
技工操作・費用	△難しい・高価	○容易・比較的安価
適合精度の要求度	×高度な精度が要求される	○ある程度の精度で可能
破損・緩み	×高頻度	○低頻度
咬合接触付与・審美性	△やや困難・やや不良	○容易・良好
装着時の問題	スクリュー操作の困難さ	セメント残留と浮き上がり
維持力・着脱	○良好・可能	△コントロールがやや困難
修理	○やや容易	△やや困難

施設入所者におけるインプラント

■求められる歯科訪問診療時のガイドライン

高齢者においては、要介護者も増加しており、老人施設入所者にもインプラント治療を受けた者が増えてきていると思われる。詳細な実態調査はないが、日本口腔インプラント学会と日本老年歯科医学会、日本補綴歯科学会の共同研究[4]によると、歯科訪問診療を受けている患者の3％がインプラント治療を受けており、その半分以上がセルフケアができない状況であった。また、インプラントに関するトラブル（図6）で多かったのは、清掃困難47％、インプラント周囲炎39％であり、その対応は投薬32％、観察22％が多かった。ただし、インプラント治療を行っていない歯科医師は経過観察に留まることが多く、十分な対応ができていないことが示された。

今後さらなる実態調査をふまえて、歯科訪問診療におけるインプラント管理のガイドラインの作成等が必要であろう。

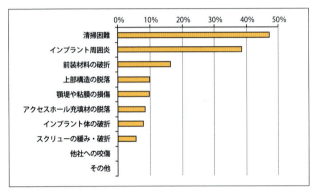

図6　歯科訪問診療におけるインプラント関連のトラブルの割合。インプラントのある入所者の約半数に清掃困難があった。

インプラントカードの必要性

■治療内容が伝達されていくために

インプラント患者が高齢になった際、治療を行った歯科医師が継続して管理することが困難になる事態が想定される。適切な管理・修理を行うためには、どのようなインプラントが、いつ埋入され、どのようなコンポーネント（スクリューを含む）が使用されているかがわかるとよりよい。

そこで、インプラント治療終了時に、インプラントやコンポーネントの種類を記録したカードや手帳を患者に渡すことが推奨されている。これらには図7のように様々なものがあるが、学会主導で作成された以下の2つ以外は記載内容もまちまちで互換性はない。

①日本口腔インプラント学会：インプラントカード：https://www.shika-implant.org
②日本顎顔面インプラント学会：国際インプラント手帳：http://www.mfimp.com/

このようなカード、手帳の普及が望まれる。

しかしながら、実際の使用状況調査では半数以上が全く使用していない状況であった（図8）。今後の普及が強く望まれる。

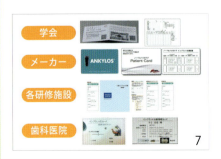
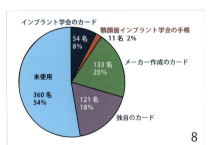

図7　インプラントカード・手帳。
図8　インプラントカード・手帳の使用状況。

5-2 インプラント周囲疾患への対策と管理

清水智幸
東京都・東京国際クリニック/歯科・歯科医師

SUMMARY

① インプラント周囲疾患は、インプラント周囲粘膜炎とインプラント周囲炎に分類される
② インプラント周囲疾患は、細菌による感染症である
③ プロービング時の出血（BOP）は、インプラントの健康状態を評価するための最も信頼できる指標である
④ インプラント周囲疾患の治療法は、インプラント周囲粘膜炎には非外科的、インプラント周囲炎には外科的療法が適用される
⑤ インプラント周囲疾患のリスクは、歯周炎の既往、埋入本数、インプラントの種類などに応じて評価できる
⑥ 治療計画段階から、予防を考えた立案が必要である

インプラント周囲疾患の種類

■インプラント周囲粘膜炎とインプラント周囲炎

インプラント周囲疾患（以下周囲疾患）は、骨喪失の有無によりインプラント周囲粘膜炎（以下粘膜炎）と、インプラント周囲炎（以下周囲炎）に分類される。両者に共通の臨床症状は周囲粘膜の炎症（出血や排膿）で、その存在は臨床上プロービング時の出血（BOP）によってのみ知ることができる（図1）。つまりBOPは、インプラントの健康状態を評価する上で最も信頼できる指標である。BO（＋）かつプロービングポケットデプスが深い場合、エックス線写真による検査が必要となる（図2）。

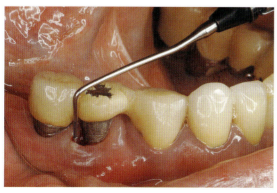

図1 インプラントの健康状態を評価する上でプロービングは必要不可欠である。

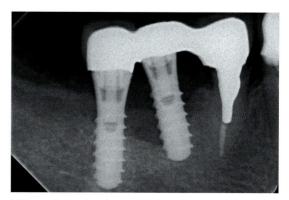

図2 プロービングにより炎症と深いポケットの存在が認められた場合、エックス線写真による検査が必要となる。

インプラント周囲疾患への対応

■粘膜炎と周囲炎への対応の違い

周囲疾患は細菌による感染症であるため、治療はブラッシングを基本としたバイオフィルムの除去となる。一般的に粘膜炎には非外科的、周囲炎には外科的手法が適用される。粘膜炎は予知性を持って治すことが可能で、臨床上、粘膜炎と歯肉炎は、ほぼ同等と考えて差し支えない（Zitzmannら、2001）。

一方で周囲炎は治療法が確立されておらず、外科的治療が推奨されているものの、治癒率は60％程度との報告がある（Leonhardtら,2003, Carcuacら、2016）（図3）。これは、インプラントのマクロ構造であるスレッドとミクロ構造である表面性状により、インプラント表面の除染が困難であることに起因する。

また、歯周炎において骨と炎症は約1mmのコラーゲン線維で隔離されているが、インプラントには歯根膜が存在しないため、炎症が骨に到達する。さらに、歯では接合上皮とコラーゲン線維の間に連続性が存在するが、インプラントでは、接合上皮直下で結合組織が上皮の欠如した「むきだし」の状態で存在する。そのため、歯周炎の炎症は閉鎖創であるのに対し、周囲炎は開放創となり、より広範で重篤な炎症像を示す。つまり、歯周炎と周囲炎は似て非なるものである（Lindheら,1992）（図4）。

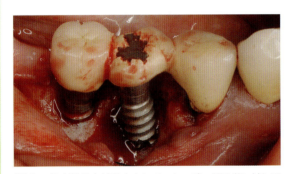

図3　治療法は未だ確立されていないが、周囲炎に対しては外科処置が推奨される。非外科的治療に予知性はない。

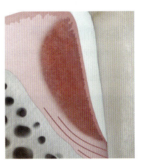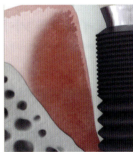

図4　インプラントには歯根膜が存在せず、接合上皮も骨縁上約1.7mmの結合組織では欠如しているため炎症が広範かつ重篤となる(Dentsply Sironaより許可を得て使用)。

周囲炎の発症時期と予防の重要性

■治療計画段階からの管理と対策を

周囲炎の発症について多くの臨床家は、補綴後一息つき、ある程度の年月を経てから生じるものと考えてはいないだろうか？

Derksら（2016）は、多くの症例で周囲炎が機能後3年以内に発症し、進行は非直線的で加速すると述べている。粘膜炎の段階であれば治療により元どおりの健康な状態に戻せるため、インプラントにおいてBOP（＋）となったならば、臨床でやりがちな「様子を見ましょう」は通用せず、即座に介入することが重要である。

とはいえ、最も重要なことは周囲疾患の予防である。そのためにも、患者自身によるプラークコントロールの確立が絶対条件となる。そこに専門家による定期的なメインテナンスが加わり、予防の両輪がそろえば長期にわたり安定する。

また、歯周炎の既往（オッズ比：4.1）、埋入本数4本以上（15.1）、補綴物の形態（4.3）、インプラントの種類（3.6〜5.6）などの周囲炎に関するリスクがある程度わかってきたため（Derksら、2016）、周囲疾患への対策と管理は治療計画の立案段階からすでに始まっているといえる。

症例から

■今ここにある危機

症例は86歳、女性、90歳の兄との二人暮らしである。15年前に筆者が処置を行った症例で、歯周治療終了後、上顎にインプラント2本と残存歯6本、下顎に残存歯9本による歯周補綴を行った。SPTに移行し順調に推移していたが、5年後に突然来院が途絶えた。

10年後、身の回りの一部介助をしている人を介して本人より連絡があり、再来院した。上顎補綴物はインプラントと一部の歯ごと脱落していた（図4）。来院時、問診に対して一部回答に整合性を欠くなど認知能力の低下が疑われた。

口腔内清掃状態は著明に悪化しており、歯肉に炎症も認められたが、脱落した1歯以外の14歯に骨喪失の進行は認められなかった（図5）。反面、埋入したインプラントは2本とも失われていた。

インプラントの長期安定のためには患者自身による自己管理と、専門家によるSPTが必須である。高齢化に伴いブラッシングの状態は悪化する傾向があり、SPTのための来院も困難になるかもしれない。要介護状態になったならば、第三者によるブラッシングが必要になる可能性もある。高齢者に対するインプラント治療では、長期安定に必要な2つの要素に対する配慮が重要となる。

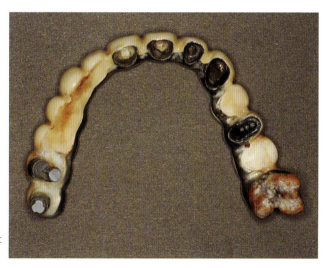

図4　86歳、女性。10年間のSPT欠如の結果、装着した補綴物はインプラントと一部支台歯ごと脱落した。

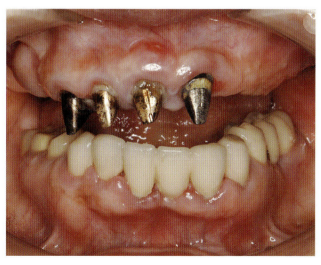

図5　埋入したインプラントは失われたが、残存歯に付着の喪失はほとんど認められなかった。

長期安定のために必要なこと

■柔軟な治療計画を

　欠損補綴においてインプラントを選択肢から除外することは、もはや現実的ではない。インプラントを用いた固定性補綴物は咀嚼能率の向上と快適な使用感をもたらすが、天然歯以上に厳格なプラークコントロールが求められる（図6）。その手技は時として、高齢者にとって困難を伴う。さらに要介護状態となり、第三者がブラッシングを行うこととなれば、口腔衛生状態の悪化は避けられない。現在の超高齢化社会を考えると、現状に即した治療のアップデートが求められる。

　症例（図7）は76歳、女性、無歯顎である。主訴は下顎総義歯の不適合で、上顎総義歯に不都合は感じていなかった。患者の要望は、①下顎総義歯の安定で、②義歯そのものを拒否しているわけではないこと、③高齢でありシンプルなブラッシングが望ましいこと、④今後もし第三者によるブラッシングが必要になった時の到達性、⑤手術時の低侵襲性を考慮し、ガイドによるフラップレス埋入と可撤性補綴物を選択し良好な予後を得ている。

　高齢者のインプラント治療には、もともと予備力が少ないことを考慮した上で、利便性と清掃性の落としどころを見極めた柔軟な治療が求められる。

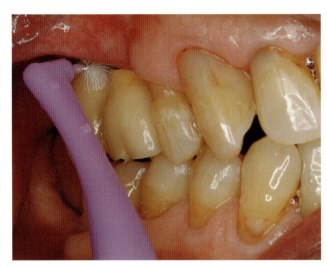

図6　歯ブラシのみでは隣接面のバイオフィルムは除去できない。補助清掃用具の使用が必須であるが、時として高齢者には困難な場合がある。

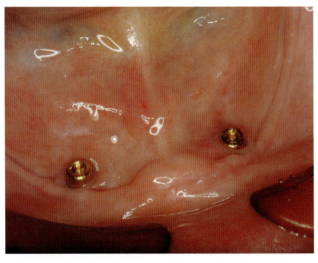

図7　可撤性の補綴物であれば高齢者であっても比較的ブラッシングが簡単で第三者によるアプローチもしやすい。

参考文献一覧

【PART3 5-1 インプラントの位置づけ（佐藤裕二、磯部明夫）】

1. 佐藤裕二，一色ゆかり．歯科疾患実態調査と人口動態調査を用いた高齢義歯患者絶対数の推定．日歯医療管理誌 2014;49:162-167.
2. 日本歯周病学会（編）．歯周病患者におけるインプラント治療の指針2008．東京：医歯薬出版，2009:1-2.
3. 日本歯周病学会（編）．歯周治療の指針2015．東京：医歯薬出版，2016:15-16.
4. 日本口腔インプラント学会（編）．歯科訪問診療におけるインプラント治療の実態調査報告書．https://www.shika-implant.org/publication/investigation.html
5. 赤川安正（編）．よくわかる口腔インプラント学．第2版．東京：医歯薬出版，2011:101-102.

【PART3 5-2 インプラント周囲疾患への対策と管理（清水智幸）】

1. Zitzmann NU, Berglundh T, Marinello CP, Lindhe J. Experimental peri-implant mucositis in man. J Clin Periodontol 2001;28(6):517-523.
2. Leonhardt A, Dahlén G, Renvert S. Five-year clinical, microbiological, and radiological outcome following treatment of peri-implantitis in man. J Periodontol 2003;74(10):1415-1422.
3. Carcuac O, Derks J, Charalampakis G, Abrahamsson I, Wennström J, Berglundh T. Adjunctive Systemic and Local Antimicrobial Therapy in the Surgical Treatment of Peri-implantitis: A Randomized Controlled Clinical Trial. J Dent Res 2016;95(1):50-57.
4. Lindhe J, Berglundh T, Ericsson I, Liljenberg B, Marinello C. Experimental breakdown of peri-implant and periodontal tissues. A study in the beagle dog. Clin Oral Implants Res 1992;3(1):9-16.
5. Tomasi C, Tessarolo F, Caola I, Wennström J, Nollo G, Berglundh T. Morphogenesis of peri-implant mucosa revisited: an experimental study in humans. Clin Oral Implants Res 2014;25(9):997-1003.
6. Derks J, Schaller D, Håkansson J, Wennström JL, Tomasi C, Berglundh T. Peri-implantitis - onset and pattern of progression. J Clin Periodontol 2016;43(4):383-388.
7. Derks J, Schaller D, Håkansson J, Wennström JL, Tomasi C, Berglundh T. Effectiveness of Implant Therapy Analyzed in a Swedish Population: Prevalence of Peri-implantitis. J Dent Res 2016;95(1):43-49.

第6章 高齢者に対する健康教育

6-1 定期健診の重要性と健康教育のポイント

恒石美登里
日本歯科総合研究機構・主任研究員

SUMMARY

① 中年男性が健康上、後悔していることの第 1 位は、「歯科健診に行っておけばよかった」であった
② 歯科の定期健診を受けている割合は、約 5 割弱である
③ 歯数 20 本を下回ると、噛んで食べる際に何らかの不都合が生じる場合が多くなる
④ 全身の健康と歯や口腔の問題は、直結している
⑤歯数が多く残っている者ほど、総医療費は少ない

定期健診・定期受診の課題と現状

■中高年男性の健康上の後悔

主に中高年男性をターゲットにした雑誌「プレジデント」に印象深いデータ（図１）が示された。「定年前にやるべきだった･･･」健康上の後悔は何か？という設問に対し、様々な解答があがる中、「歯の定期健診を受ければよかった」という回答はなんと第 1 位であった。この調査は 2012 年 9 月に 1,060 名（55 〜 74 歳）を対象に男女比は 7：3 の比率でアンケートが実施されたものである。

生活習慣に伴う回答が並ぶ中、「医療機関（歯科診療所）への受診」という回答がトップであることは特筆すべきである。歯を失う 2 つの大きな原因は歯周病とう蝕であり、生活習慣にかなり密接している。予防すればかなりの効果が現れるにもかかわらず、その重要性を認識するのは、なんらかのトラブルが起こってからのようである。特に歯周病の罹患率は高いが、気づきにくい特徴も案外知られていない可能性がある。

早期発見がされにくい理由としては、法律により義務化されている歯科に関する健診は、就学期までであり、それ以降は企業や自治体、および個人の努力に委ねられているため、取り組みに差が見られることなどがあげられる。歯や口腔に関しては予防が重要であり、継続的な歯科健診が重要であるだけに、法律に裏付けられた体制構築や啓発が重要である。

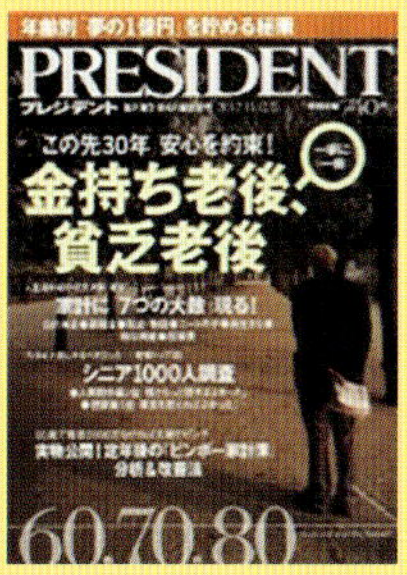

1 位	歯の健診を受ければよかった
2 位	スポーツなどで体を鍛えればよかった
3 位	日頃から歩けばよかった
4 位	腹八分目を守り、暴飲暴食をしなければよかった
5 位	間食を控えればよかった
6 位	頭髪の手入れをすればよかった
7 位	たばこをやめればよかった
8 位	ストレスの解消法をみつけておけばよかった
9 位	よく笑い、くよくよ悩まずに過ごせばよかった
10 位	不規則な生活をしなければよかった
11 位	なんでも相談できる医師を見つけておけばよかった
12 位	バランスを考えて食事をすればよかった
13 位	早寝・早起きをすればよかった
14 位	肌の手入れをすればよかった
15 位	悩み事を相談できる相手をみつけておけばよかった
16 位	定期健康診断を受ければよかった
17 位	軽い不調を侮らず、早めに治療すればよかった
18 位	ボケ防止のため、もっと脳を使えばよかった
19 位	眼の定期検診を受ければよかった
20 位	体にいいものを積極的に食べればよかった

図１　「リタイア前にやるべきだった･･･」健康の後悔トップ20（プレジデント2012年11･12月号）。

定期健診の重要性

■検診受診率（28年国民健康・栄養調査）と受療率（患者調査）

どのくらいの国民が歯科健診を受けているかを、国民健康・栄養調査（平成28年）での資料を示したい。この1年間における歯科検診の受診状況は全体では、受けた者が52.9％であり、受けていない者が47.1％であった。男女別・年齢階級別にみた割合を図2に示した。

すべての年齢群で女性の受診率の方が高い傾向にあるが、女性では70歳以上で受診率が下がっている。何らかの歯科健診受診の機会は、男性では20～69歳という生産年齢といわれる年齢時に約3割から5割と低いことは注意が必要である。この受診率の低さが、リタイア前に健康上の後悔につながるともすれば、何らかの制度により、早めの機会に歯科健診や歯科診療所を定期的に受診できるようにすることは重要な施策ではないかと考える。

また、年齢階級別の歯科診療所受療率（平成23年）について図3に示した。歯科診療所受療率についても70～74歳をピークにその後の年齢では下がる傾向が明らかである。

■歯科受診が阻害されない仕組みづくりの重要性

医科での入院の受療率を見ると、74歳以降急増することがわかる。つまり何らかの医科疾患で病院や施設等への入院・入所が急激に増加する年齢が74歳以降である。全国の病院のうち歯科を標榜する割合は約2割と低いために、医科入院を機会に歯や口腔の問題が放置されてしまっている実態も多いと想像される。

今後、地域包括ケアシステムがあらゆる地域で推進されていく中で、医科入院や施設入所、および在宅療養への移行に伴い、歯や口腔の情報と共に歯科医療受診の機会が阻害されることない仕組みの構築が求められている。

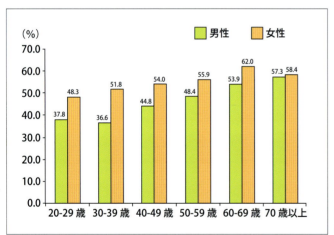

図2　歯科検診受診者割合（過去1年間）（平成28年国民健康・栄養調査より）。

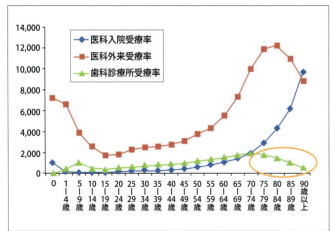

図3　年齢階級別の歯科診療所受療率（平成23年医療施設調査より作成）。

健康教育のポイント①：歯数と食べることの関係

■歯数があれば、何でも噛めて食事に不自由がない

年齢階級別の平均現在歯数（昭和62年～平成28年歯科疾患実態調査）を図4に示した。すべての年齢階級においてこの間1人当たりの平均現在歯数は増加しているが、直近の調査である平成28年調査においては、1人平均20歯を保有している年齢層は69歳までであり、70歳以上は、平均20歯を下回っている。

高齢者の現在歯数が増加していることは事実だが、未だに高齢者で20歯以上を保有している割合が少ないのが現状ある。う蝕や歯周病に代表される歯科疾患は不可逆的な疾患であるため、インプラントのような人工歯根を入れる治療も存在はするが、一般的には自分の歯をできるだけ残すために、地道なう蝕や歯周病の予防の積み重ねが必要である。定期的な歯科診療所受診者は増加しているが、さらに一層の啓発も必要と思われる。

また、平成25年の国民健康栄養調査では、歯の本数と噛んで食べる際の状況がクロス集計されている。中でも60歳以上の年齢群での状況を図5に示した。20本以上自分の歯を保有する者では、8割以上が何でも噛んで食べることができると回答している。

だが、その一方で、歯が0歯や1～19歯の者では、約半数近くは噛んで食べる際に何らかの不都合があると回答しており、19歯未満の者では、咀嚼能力がやはり下がることが主観的なアンケートでも明らかとなっている。

歯を喪失すると一般的にはブリッジや義歯といった補綴物を装着することになるが、咀嚼力や咬合力は一般的には全部歯が揃った状態より落ちることがわかっている。できるだけ自分の歯を残すことが重要なのはいうまでもない。また、「食べる」ことは生活の大きな楽しみの1つであり、食べる機能を維持することは生活の質（QOL）の向上に直結すると考えられる。

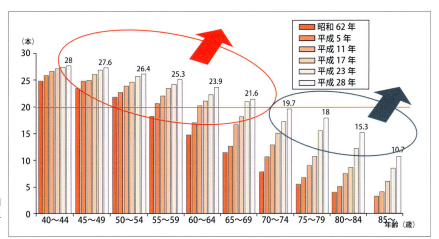

図4　年齢階級別　平均現在歯数の経年推移。（平成28年歯科疾患実態調査より作成）

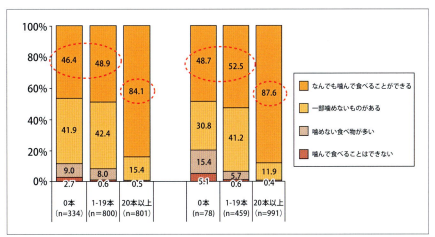

図5　歯の本数別、かんで食べるときの状況の割合。（60歳以上、男女計　平成25年）

健康教育のポイント②：歯数と全身とのかかわり

■歯数がある方が健康寿命は長い

本書の中でも口腔と全身との関連について触れられているが、日本歯科医師会としても中央社会保険医療協議会において当時（平成23年7月13日）の堀委員より「歯科医療と全身の健康との関係」という中でいくつかのエビデンス（図6抜粋）が示された。歯数と生存期間や認知症との関係、歯周治療と糖尿病との関係、さらには口腔管理と誤嚥性肺炎や、術後合併症との関係などが含まれる。

近年では健康寿命をより延伸することの重要性に鑑み、要介護になる疾患への予防・重症化予防が注目されている。特に要介護状態になる疾患のトップである脳血管疾患は、その療養過程で誤嚥性肺炎を引き起こすことが高頻度であることも指摘されている。また、認知症や骨折・転倒への対応も喫緊の課題とされる。認知症（図7）や骨折・転倒（図8）にも現在歯数や噛み合わせの状況が大きく関与しているエビデンスも示されてきた。このように健康寿命を延伸・維持することに歯や口腔の健康が寄与できる可能性が秘められている。

■医療界全体や国民への認知を

歯科関係者の中では周知のエビデンスであるが、医療界全体や国民への広報や啓発は十分であるとはいえない状況である。特に今後は歯科診療所で高齢患者が多くの割合を占めることになり、歯科医療職種自身の情報収集は重要である。また、健康教育は高齢者に限るものではなく、できるだけ早期から歯や口腔の機能を保つことや、口腔衛生維持の重要性を患者だけではなく、地域住民へ指導・啓発していくことが重要である。

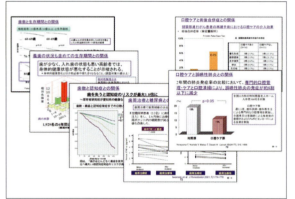

図6　歯科医療と全身の健康との関係（中医協.2011.07.03 我が国の医療のあり方についての基本資料から、堀委員提出より）。

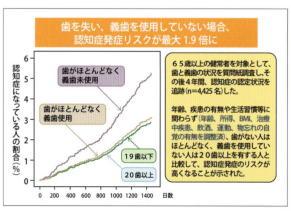

図7　歯数・義歯使用と認知症発症との関係（Yamamoto et al.,Psycosomatic Medicine、74(3);241-248,2012より引用）。

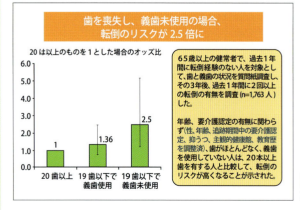

図8　歯の状況と転倒との関係（Yamamoto et al.,BMJ Open, 2:e001262,2012）。

健康教育のポイント③：歯数と医療費との関係

■歯が多く残っている人ほど医療費は少ない

「歯が多いほど健康か？」という問いに対して歯科医療職種は、どれだけ自信を持って回答できるであろうか。前述したように様々なエビデンスも示されてきた。この問いに対し、医科医療費との関係はどうか？についてこれまでのデータを含め説明したい。

これまで、各都道府県の歯科医師会と国民健康保険の団体等で分析・報告（図9）されてきたが、歯数が多く残っている人ほど医科医療費が少ない傾向がある。これは国民健康保険加入者データにおいて、歯数が4歯より少ないものは20歯以上の者と比較して、1ヵ月の医科医療費が1.3〜1.6倍多いという結果が示されている。

日本歯科総合研究機構ではいわゆるビッグデータであるNDBの貸与を受け、40歳以上のすべてのレセプトデータを分析した。平成25年4月分として格納されているレセプトのうち、歯科とともに医科受診のある対象者（223万人分）で、歯周炎病名を持つ対象者に限定し、現在歯数と医科医療費（入院・外来、DPC、調剤）の合計点数を現在歯数の2群（20歯以上および19歯以下）に分けてその中央値の比較を行った。その結果（図10）、男女とも19歯以下の者は、20歯以上の者と比較して有意に医科医療費が高い傾向を示した（男性85歳以上、女性80歳以上では有意差なし）。

本研究では、40歳以上の年齢において、歯数が20歯以上は19歯以下と比較して、医科医療費が少ない傾向が見られ、高齢者よりもやや若い年齢群においてその差が顕著であることもわかった。本研究では、歯周炎病名を持つ者を対象として、無歯顎者等は含まれないため、高齢年齢層においてはその傾向が薄まった可能性もある。ビッグデータによる解析等は今後も徐々に増えてくると思われる。さらなる知見が分析されることを期待したい。

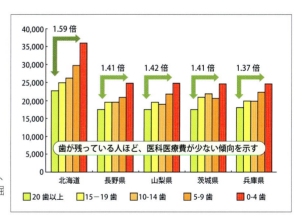

図9 歯の数と健康度との関係（医療費で見た場合）（中医協、2011.07.03 我が国の医療のあり方についての基本資料から、堀委員提出より）。

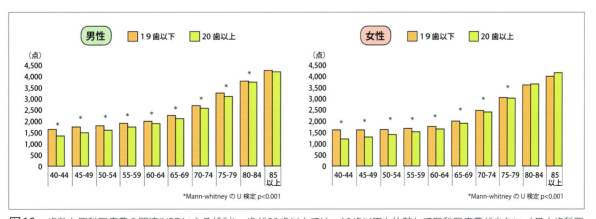

図10 歯数と医科医療費の関連(NBDによる検討)。歯が20歯以上では、19歯以下と比較して医科医療費が少ない（日本歯科医療管理学会誌、51(3)136-142,2016より引用）

PART 4
海外に学ぶ

Part 4

スウェーデンにおける高齢者歯周治療

星野由香里[*1]・古市保志[*2]

イェテボリ大学歯周病専門診療室・ヴェストヨータランド地方公共歯科診療所・歯科衛生士[*1]
北海道医療大学歯学部・歯周歯内治療学講座・教授[*2]

SUMMARY

① 日本同様、高齢者の人口が増加しているスウェーデンでは、高齢者における歯科治療において治療よりも予防に重点をおいた施策と実践が行われている

② 同国では、2011年に高齢者歯科医療に関するナショナルガイドラインにより、科学的根拠に基づく適切で、安全、患者中心かつ効果的な医療を実施するための指針が定められた。

③ 質と内容の評価が国際的に高く、国民の満足度も高い同国の医療福祉策と、日本の医療現場との類似点、相違点を比較・検討することが、今後の高齢者歯科医療のあり方の議論のヒントとなる

④ 日本でも高齢者歯科医療全般に関するエビデンスに基づくガイドラインが国や自治体主導で制定され、医科歯科医療従事者による診療と介護に反映されることが望まれる

スウェーデンにおける高齢者歯周治療の背景

■人間の生命と尊厳の維持に重きをおいた考え方

スウェーデンでは、日本のような「寝たきり老人」という日用語（俗語）に接する機会は少ない。これは、「自分自身で体が動かせない、自分の言葉を発せない、口から食べられない」状態における、人間の生命と尊厳の維持に対する解釈と対応の違いに端を発するのかもしれない。同国では救命治療、延命治療による「経管栄養管理で、言葉を発せず、何年も寝たきりの老人」を作らない医療が実践されている。日本と同様、高齢者の人口が増加している同国では、高齢者における歯科治療において治療よりも予防に重点をおいた施策と実践が行われている。このような背景をふまえ、スウェーデンの公共歯科診療所（Folktandvården）では、2011年に社会福祉委員会から発行されたナショナルガイドラインを基に、2013年11月に"Randokument Äldretandvård, Bra vård för äldre" および Föreningen BraVä の "Bra vård för äldre. Riktlinjer för bra mun- och tandvård för Äldre med behov av vård och omsorg"（高齢者歯科のドキュメントの骨組み、高齢者のためのよいケア、およびブローボ組合の高齢者のためのよいケア、看護や介護が必要な高齢者のためのよい歯科診療ガイドライン）を発行し、高齢者歯科治療の概念とそれへの取り組みを提示している。スウェーデン国内の全歯科診療所で、ガイドラインに基づいた高齢者への歯科治療が行われている。

高齢者歯科治療に関するナショナルガイドライン

■**その目的**

スウェーデンでは、2013年（総人口965万人）の段階で、65歳以上が180万人、80歳以上が50万人であり、2030年（推測総人口1073万人、スウェーデン統計庁）では65歳以上が240万人、80歳以上は80万人になると推測されている。また、高齢者の残存歯数増加の一方で日常生活に介護が必要な高齢者が増加し、高齢者に配慮した治療計画が必要となっている。

ナショナルガイドラインは"よい医療"を達成するための指針であり、科学的根拠に基づく適切で、安全、患者中心かつ効果的な医療をするためのガイドラインである。診療は、健康指導に焦点をあて、う蝕と歯周疾患の予防を含んでいる。その基本となる3つの項目を表1に示す。

歯科治療全般での基本的方針として、患者の希望を聞き、患者の生活状況を考慮に入れて個々の状況に適合した治療の目的、治療方針と治療計画を決定する。最も重要、かつ困難なことは、疾患の発生の阻止である。本ガイドラインは、疾患の予防と健康促進処置のために、患者自身の協力が特に重要であると強調する。起こり得るリスク因子、例えば不十分な口腔衛生、高濃度の砂糖摂取あるいは喫煙などについて正しく認識することは、患者自身の健康状態をよくするための手助けとなる。

公共歯科診療所では、ASA（アメリカ麻酔学会）のリスク評価を歯科医療に応用している。リスク度のクラス分けをすることが、治療方針を決定するための基本となる。重度の全身疾患患者は歯科治療時に全身の健康を悪化させてしまうことがあるため、特に医師とのコンタクトが不可欠である。また、歯科従事者は歯学だけでなく医学の知識も必要とされる。患者の全身健康状態の評価を含む注意深い問診が、リスクのクラス分けをより正確にし、適切な治療につながる。

表1　3つの指針

1. すべての高齢者において、個々のニーズと希望により、それに適応した歯科医療を行う

2. すべての高齢者において、口腔の健康に関連した生活の質（例えば、話ができる、食べ物が噛める、飲み込める、痛みがない、審美的に満足しているなど）を向上させる

3. 質のよい歯科医療、そして特に健康の奨励と予防処置に重きを置く

ナショナルガイドラインから①

1. 高齢者への対応

　患者へのよい対応とは、患者を尊重し同等の立場で会話することである。高齢者の多くは、若い人よりも考えと行動が遅くなる傾向にあるため、余裕を持って会話に十分な時間をとる必要がある。専門的な知識をふまえて良好な関係を患者と築くことが治療をする上で大切である。そのためには、患者に病状や治療の内容および治療の選択肢についてのすべての情報を伝える。患者が治療について理解し提示された選択肢の中から自分で決定することが、治療を成功に導くための重要な要素となる。また、患者のみならず、患者の肉親縁者や介護者への対応も、よい治療結果を得るための重要な治療の一環である。介護者への口腔健康とケアの教育を行い、患者の口腔ケアをする患者自身、肉親縁者や、介護者へ口頭でそして筆記などで指導をする。

2. 在宅ケア／移動式歯科医療

　移動式歯科医療は、来院できない患者に対する自宅滞在型の歯科診察・治療手法として歯科診療所を補足するものである。その目的は、生活に制約があり来院をするのが相当困難、あるいは困難な患者に口腔健康ケアと歯科治療をより簡単に提供できるようにすることである。フレイル型や病気の患者において、来院するための行き来の疲労、待ち時間、そして不必要な不安を回避することは有用であり、認知能力の欠乏した患者では特に重要である。移動式歯科医療では、診療所と同等の治療は難しいことから、予防診療に焦点をおいている。しかしながら、移動式歯科医療においても患者への安全性、治療の質、感染予防や衛生面への配慮は、絶対的に要求される。患者の居住宅で提供できる治療のタイプは移動できる診療設備によるが、治療を行う場合の質は診療室と同等であることが大切である。

3. う蝕

　う蝕の予防は、0.2％のフッ化ナトリウム（NaF）で洗口、高濃度のフッ化物配合の歯磨剤、そしてとフッ化物ジェルをナイトガードに入れて使用することが自分自身で行うケアにおいて最も効果的である。診療室での処置は、歯科衛生士により1年に2〜4回、高濃度のフッ化物バニッシュを塗布する。

　協力を得ることのできない高齢者、例えば認知症や口を開けることができない患者の場合は、個々の状態に合わせて予防を行う。口角が広げられるようであればフッ化ナトリウムとクロルヘキシジンジェルを歯間ブラシにつけ、頬側から行う。あるいは0.2％のフッ化溶液をスポンジブラシにつけて清掃する。唾液置換剤の中には、う蝕予防の観点から少量のフッ化物が含まれている。これは1日の回数を制限することなく使用できることを目的にしている。

　フッ化物による予防の基本は、歯磨剤である。正しい歯磨剤の使い方は、フッ化物入り歯磨剤を用いた歯ブラシの後、少量の水を用いて口を軽くすすぐにとどめることである。必要であれば、フッ化物配合の錠剤、チューインガム、洗口剤などを進める。適切な1日の摂取量は1.5mg（スウェーデン厚生労働省推奨、1993年）であり、錠剤の場合は0.25mg×6錠、または0.75mg×2錠である。

　フッ化物配合チューインガムによって、食物残存の除去を促しpHを早くに戻すことができる。フッ化物配合洗口剤は、1日に1回0.025％あるいは0.05％で歯科従事者の指示のもと行う。これらにより、う蝕罹患が減少する。

　カリエスリスクが高く、口腔内の炎症が存在する患者にはクロルヘキシジンを使用するが、そのタイプとして洗口剤とジェルがある。

4. 高齢者への歯周治療

　歯周病は糖尿病、発作、心筋梗塞そして肺炎などの全身疾患との関連性があることを考慮すべきである。遺伝あるいは過度の炎症反応など様々な因子が歯周病に影響を与えている。喫煙と同様にストレスなどの社会的因子も影響している。偏った栄養の摂取と体の機能の低下などは、全身的な減弱により免疫力の低下を引き起こし、歯周病のリスクも増加することで、結果的に全身状態にも悪影響を及ぼす。最も重要で困難なのは、疾患の発生を阻止することである。ナショナルガイドラインでは、疾患の予防と健康促進処置のために、患者自身の協力が特に重要であると強調している。

　表2は、ナショナルガイドラインに沿った歯周治療プログラムの例である。非依存型の高齢者では、口腔衛生が特に重要で、患者が虚弱型あるいは依存型になってしまう前によい習慣を作ることが大切である。虚弱

型高齢者は、動機付けが困難であるため、口腔の健康を維持するのが難しい。依存型高齢者は、総論として口腔衛生をするためには手助けが必要で、ケアパーソンと肉親縁者への情報提供と動機付けに集中するべきである。

①口腔衛生

口腔粘膜、歯、舌、口唇の清掃に関しては、毎日の口腔ケアを行うリソースとして近親者や介護者に助けを得ることが必要である。口腔ケアは、個々に合わせた指導によって、少なくとも1日2回遂行されるべきである（表3）。身体的な障害のある患者は、その方に適した補助器具を用いて自分自身で可能な口腔ケアを行うことができるように支援をする。もちろん介護者にも積極的に関与してもらう。

表2　歯周治療の治療プログラムの例

基礎治療プログラム	
セルフケア	・歯周治療の基礎は、患者のセルフケアが最も重要であるすなわち、正しいテクニックで適した補助器具を使用して1日2回清掃する。そして歯間清掃補助器具を1日1回使用する ・喫煙者には、禁煙についてデスカッションをする
術者側の歯科治療	・治療不可能な歯の抜歯 ・メカニカルな非外科的インフェクションコントロール（スケーリング） ・状況によっては歯周外科治療を行う ・個々に合わせた再発予防処置
評価 メインテナンス	・治療結果と状態の評価 ・状況によりメインテナンスの変更

追加治療プログラム	
化学的なプラークコントロール	・セルフケアが困難な高齢者は、化学的なプラークコントロールで口腔ケアを補足ことができる ・0.2％のクロルヘキシジンで含嗽、あるいはクロルヘキシジンジェルを歯ブラシや歯間ブラシまたはナイトガードと併用 ・クロルヘキシジンを使用する場合は、ラウリル硫酸ナトリウム（SLS）の含まれてない歯磨剤を推奨すべきである

表3　口腔と歯科医療のためのルーティーン

1. すべての患者は、口腔ケアカードに指示された内容に沿って、少なくとも1日2回、個々の状態に合わせたケアを受ける
2. フッ化物配合歯磨剤で朝と夜に歯磨きをする
3. 義歯を清掃し粘膜をゆすぐ
4. 乾燥した口腔粘膜をスプレー、ジェル、錠剤などで保湿する

ナショナルガイドラインから②

②歯周治療での注意点

- 心不全を伴い心臓弁の手術をした患者は、出血を伴う治療をする際には菌血症の危険が伴うため、抗菌薬投与等による事前の予防処置が必要である。
- 血液凝固阻止剤を服用の患者は、出血の増加傾向がある。口腔内の治療をする際には、特別な処置をするかどうかを担当医師に相談する。
- 肺機能が低下した患者は、肺炎を起こし生命を脅かす危険がある。
- 臓器移植を受けた患者は、感染に過敏であり、特別な医療プログラムが必要である。口腔内の慢性感染は患者の生命を脅かす危険がある。
- パーキンソン病の患者は、顔面の筋肉の硬直から、錠剤や食物残渣が口腔内に残ってしまうということがある。嚥下が困難なことは栄養状態の悪化にも影響を及ぼす。高い投薬量は、口腔乾燥、吐き気、それから起こる歯周病やう蝕の増加にもつながる。振戦は自分自身の口腔セルフケアを難しいものにすると同時に運動力の低下にも繋がり、また体の震えに伴い義歯の使用も困難になる。
- 精神疾患患者は、口腔ケアと同様に歯科治療もその必要性についての見識が欠けている。歯科恐怖症、薬の服用、過食症等は、口腔の状態を悪化させる因子となる。早い時期から医療者と患者のよい関係を築き上げ、歯科的な予防を推進することが重要である。
- 精神発達障害の患者では、咬合発達不全はよく起こりうる。ダウン症の患者は感染に敏感で、早期に歯周病を発症する。
- リウマチの患者は、顎関節の炎症により、開口が減少し咬合機能が困難となる。開口機能の低下と関節痛によって、歯の治療には困難かつ痛みを伴う。また、思うように手や指が動かせない患者も多く、口腔清掃を行いやすいように補助器具を使う。
- シェーグレン症候群はリウマチ状態の1つで、目、口腔粘膜が乾燥する。唾液置換剤と定期的な口腔粘膜の保湿は必要な処置である。

5.高齢者における口腔内乾燥の問題

高齢になるにつれ、唾液の分泌能力が低下する。そのため、口腔内乾燥は、投薬にかかわらず年齢の増加に伴い多くの高齢者に起きる一般的な問題である。しかしながら口腔内乾燥は、薬の副作用によることが多い。口腔乾燥症の患者では口腔粘膜が敏感なことが多く、通常の歯磨剤の配合物には刺激が強すぎるものがある。風味剤や染色剤が含まれていない低刺激の歯磨剤を推奨する。

唾液分泌促進剤と唾液置換剤（図1）についての情報提供と指導を行う。唾液分泌促進剤には、錠剤や口腔スプレーなど多くの製品がある。唾液置換剤としては、スプレータイプに比べてより口腔内に貯留するジェルタイプが勧められる。唾液分泌が少ない人では、錠剤は溶けずに粘膜に貼りついてしまい痛みを伴うため推奨されない。フッ化物配合の唾液置換剤には歯科医師や歯科衛生士の処方箋が必要である。口腔乾燥症の人には強い味は不快であるため、唾液置換剤や歯磨剤はマイルドな味のものを勧める。また、刺激の強いクロルヘキシジンは避ける。口腔内の快適さは、口腔内が乾燥していると得ることができない。これらの問題を知ることは、歯科医療においてとても重要であり、口腔乾燥を軽減することは高齢患者の治療計画を立てる上で常に考慮するべき点である。

6.補綴治療

高齢者は新しい構造を受け入れるのが難しいため、以前の義歯を複製するか、新しい取り外し可能な義歯に変える。残存歯根はそれらが特に問題なければそのままにする。

小臼歯までのフルブリッジは、しばしば1つのよい選択肢であるといえる。患者の健康状態が悪くなった場合は少なくとも小臼歯までにし、それ以上の補綴治療計画は行わないことが、口腔清掃を容易にし、介護者の負担も少なくなる。

7.高齢者におけるインプラント粘膜炎 ─インプラント周囲炎の問題

インプラント周囲粘膜炎およびインプラント周囲炎が近年では大きな問題となっている。インプラント補綴装置では、深いポケットがあるにもかかわらず目視できないことがあるため、腫脹、発赤を観察するだけにとどまらず、プロービングを行うことが重要である。インプラントの周囲を軽い圧でプロービングを行い、病巣を発見する。出血、排膿と同時にインプラント体のスレッドが確認されたら、インプラント周囲炎の兆候があると考えられる。喫煙者や歯周病に罹患してい

た患者はインプラント周囲炎に罹患する可能性が高い。

インプラント補綴装置の上部構造は、インプラント清掃が確実できるよう到達が可能な形態にする。歯周病と同様に、患者自身によるセルフケアが最も重要である。

8．高齢者における口臭

口臭もまた問題となる。病気の高齢者に口臭があると、親族やケアパーソンの介護の妨げになる。口臭のために口腔衛生が疎かになり、それによって口腔衛生状況がさらに悪化するという悪いサイクルを生み出す。また、口臭は対人関係などにも影響を及ぼす。近づくことを避けられ、ハグもされにくいことが推測できる。患者は、口臭が自分の口から発していることに気づくべきである。

対応として、まずは口腔衛生状態を改善することである。また、医薬品、例えば亜鉛とクロルヘキシジン配合の洗口剤なども効果的である。初期治療においては、洗口剤に浸した口腔用ガーゼなどですべての粘膜や歯をこするようにする。

ナショナルガイドラインのまとめ

これまでで示したように、現在の社会は、高齢化が進み、残存歯数が増加している状態であるため、"正しいことを正しい方法"で行うべきである。患者にどのように振舞い、世話をするかに関する記録を残した（ケアカードの作製）後に、様々な配慮を行う必要がある。"何が正しい"かは患者によって、その時々に様々であるが、基本的なことは同じである（表3）。結論として、公共歯科診療所（Folktandvården）スタッフの高齢者歯科医療における日常業務は、表4に文章化された項目を常に意識して行われるべきである。

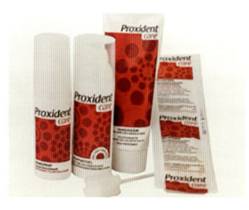

図1　唾液刺激剤と唾液置換剤。

1．高齢者と虚弱者のケアを行うことは、公共歯科診療所の最優先領域である。
2．年齢はただの数字である。ある年齢グループにのみ限定した助言や推奨をすることはできない。90歳の患者でも元気はつらつでありうる反面、60歳であっても脆い人もいる。それゆえに、年齢ではなく非依存型、虚弱型あるいは依存型について考慮をするべきである。
3．例えば「本人が"自分で歯科診療所に電話をする"ことはタブーであり、歯科診療所の方から電話をして予約を取るべきである」などは、あまりにも簡単なことすぎて、見落としたり、忘れたりすることがある。そうならないように、そして虚弱型の人たちがより良くなるよう努力する。
4．尊重を示す！　高齢者たちはあなた自身と同様あるいは10年以上も人生経験がある。
5．歯科だけでなく、医療従事者と一緒に歯科医療における健康促進と予防に従事する。
6．良好な患者自身によるケアや口腔ケアは、高齢者の口腔の健康を長期間維持するためには何よりも重要である。
7．たとえその方の人生の終わりに近づいているとしても、患者が生涯にわたり質のよい生活を送ることができるように貢献することができる。口腔の健康がよいことは、生活の質の重要な一部である。

表4　口腔と歯科医療のためのルーティーン。

まとめ

■医療福祉面での日本との大きな違い

ここまで、スウェーデンにおける高齢者歯科医療に関するナショナルガイドラインについて、その概要と一部内容の紹介を行った。スウェーデンでも、日本と同じく高齢化が進み、高齢者人口の占める割合は年々増加してきている。しかしながら、スウェーデンの医療福祉政策はその質と内容の評価が国際的に高く、また、何よりも国民の医療福祉に対する満足度が高いのが特徴といえよう。この点がスウェーデンと日本における高齢社会における医療福祉面での総括的な違いと思われる。その差異を生じた原因を明らかにし、かつ日本での参考とするには、両国の歴史的、社会的な背景を含め様々な観点からの考察が必要である。

1つの原因として、高齢社会への到達スピードの違いが大きい。スウェーデンの高齢化は緩やかに進行してきたことから、国民レベルでの議論に多くの時間を費やすことが可能であり、十分な議論を経たのちの対応が行われてきた。また、長年の社会主義的な考え方から直接税と間接税両方の高税率負担による財源確保によって、良質な医療福祉政策が支えられ、効率的な高齢者医療が展開されていることを国民が理解しているという背景も大きい。

さらに、高齢者の医療・福祉に関して、医療保険は日本の都道府県に相当するランスティングにより、介護保険は市町村に相当するコミューンでの地方税による収入で運用されている。日本でも医療と福祉における政策運営は分離されているが、スウェーデンでは財政面でも地方分権の一部として運用されていることから、地域毎の問題点を地方毎の医療・福祉政策により反映させやすいという特徴もあるのではなかろうか。

その反面、上述したスウェーデンにおけるナショナルガイドラインの内容は一般的であり、日本の歯科関係者の想像を超えた内容ではないと思われる。このことは、ガイドラインがエビデンスに基づいて作成されるものであるから、とすると当然の結果といえる。しかしながら、医学・歯科医学という観点から類似したガイドラインが考えられる状況で、両国の医療現場における現状における類似点・相違点を比較・検討することは、今後の高齢者歯科医療の在り方について議論すべきヒントがあると考えられる。

■スウェーデンに学ぶべきこと

いずれにしても、スウェーデンの高齢者歯科医療現場で認識されていて、日本でもこれまで以上に積極的に取り組んでいかなければならない理念・概念として以下が挙げられる。

①すべての医療従事者が歯科医療に関与することが大切である。
②口腔ケアは、日常の社会福祉業務に含まれているため、介護者のよい協力を得るためには、信頼と認識、尊重、ケアパーソンの知識の集積が重要である。
③患者の担当看護師、介護者と歯科医療従事者間で、定期的にミーティングを開き、口腔の健康についての知識を共有する機会を持つことが大切である。
④口腔の健康をよい状態に維持させるためには、歯科医療実施体制の改良を含め、自治体の協力が不可欠である。

日本においても、日本老年歯科医学会、日本口腔ケア学会等で、高齢者、要介護者における歯科治療や介護に関する指針やガイドライン等がいくつか発行されている。しかしながら、それらは学際領域別にまとめられたガイドラインであり、筆者の知る限り高齢者における歯科治療を学際横断的に総括したスウェーデンのガイドラインに類似したものは発行されていない。今後、そのような高齢者歯科医療全般に関するエビデンスに基づいたガイドラインが国や自治体主導で制定され、それが歯科医療従事者のみならず高齢者医療従事者の間に広く浸透し、ガイドラインに基づいた診療と介護が行われることが望まれる。

おわりに

超高齢社会、国民から求められる診療所を目指して

■歯科医療が脚光を浴びる時代

　急速に進む我が国の人口の高齢化。あらゆる分野でこれまで経験したことのない深刻な問題に直面するであろうといわれる。医療の分野も例外ではない。予想を上回る勢いで、医療や介護を必要とする高齢者が急増する。その結果、医療経済の限界や破綻が叫ばれるようになった。これに対して最近興味ある政策提言がなされた。「歯科医療が国の医療経済を救う」である。「まさか」と思われる方も多い。しかし現実に残存歯数と一般医療費の関係、残存歯数と認知症との関係、口腔ケアと周術期における在院日数、使用薬剤量との関係、口腔ケアと誤嚥性肺炎予防の関係、残存歯数と転倒との関係、さらに残存歯数と生命予後との関係まで大規模で、かつ客観的な長期介入研究から次々と説得力のあるエビデンスが報告されている。

■これからの日本にとって求められる診療所とは

　口腔管理と健康問題に関する素晴らしい研究成果は、国民に口腔のケアの大切さを認識させ、健康寿命延伸について希望を抱かせるものとなっている。この背景にあるのは、残存歯数の急激な伸展である。推計値ではあるが直近値で"8020"達成者は50％を超えた。ますます歯と口腔が国民健康に寄与するものとして期待される一方、増加する歯数が感染症の原因になるのではないかという懸念がある。もし多数の残存歯が衛生管理をはじめとする口腔管理がなされていなかったら、おびただしい数の病原性の細菌が口腔内で増殖し、歯肉炎や歯周病を惹起し、これが免疫の機構を破壊し、動脈硬化を引き起こし、糖尿病を悪化させ、誤嚥性肺炎を増加させかねない。大切なことは増え続ける歯がどのような状態で存続、機能しているかであり、口腔の諸器官がいかに調和がとれて機能しているかである。この意味で口腔機能に配慮した歯周基本治療をしっかり担う歯科診療所が国民から求められている。この観点から高齢歯周治療の概念と実践が重要な意味を持つ。ではどのような診療所が具体的に必要とされるか。

1．乳幼児や若年者から高齢者に至る全世代に対し、う蝕予防と歯周病予防のシステムを有する
2．歯周治療後、メインテナンスやSPTを提供できる
3．もし、通院できなくなっても、訪問診療として計画的にフォローできるシームレスな診療を提供する
4．介護予防の視点から口腔機能の維持・向上のプログラムを提供できる
5．有病者の医学的管理に精通する（図1）
6．増え続ける認知症患者に安全で安心な医療を提供する
7．医療と介護のネットワーク（多職種連携）の構成機関となる
8．摂食・嚥下リハビリの基本をマスターし、食の支援ができる（食医）を目指す
9．ターミナルケアまで関われる体制を作る

■診療室完結型から地域完結型へ

　これまで私達は診療室内で治療を完結してきた。しかし、これからは多職種間あるいは同職種間（歯科）で密な連携が必要となる。その理由は患者が抱える疾病や介護によって有機的に結びつく様々なサービスが必要になるからである。すなわち診療室がネットワークの一つの存在になることを意味する（図2）。

■治す医療から治し支える医療へ

　長い間、私達は何の疑問も持たず「治す医療」を行ってきた。しかし人口の高齢化が進み、複数の疾病や障がいを持ちながら生活する人が急増し、治療後のリハビリ、介護や生活支援が不可欠になった。歯科医療も治療後の管理が治療と同等、あるいはそれ以上に重要であるという認識に変わりつつある。ゆえに診療室での対応から在宅までシームレスに関わることが求められ、健康寿命を

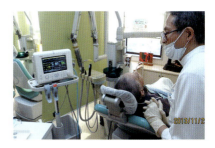
図1　高齢者の歯科治療は様々なリスクを伴う。先ず何より安全安心な医療の提供であり、バイタルを確認後、モニタリングをしながら診療にあたる。

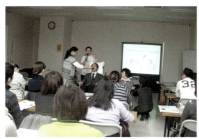
図2　口腔のケアや食支援を安全に実施するために多職種での研修は重要であり、患者の療養上の課題を共有することになる。

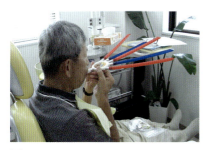
図3　神経内科受診時に疾病の進行に伴い、嚥下機能の低下が起こる可能性について説明を受け、歯科受診を決断。歯周治療と口腔リハビリを受け、在宅医療に移行した。

表1　超高齢社会、国民や地域で求められる診療所の機能

1. う蝕治療と予防
2. 歯周治療と予防
3. 義歯、ブリッジ等の補綴治療
4. 矯正治療
5. 顎関節治療
6. 口腔機能向上（低下予防）
7. 周術期の口腔管理
8. 在宅医療
    1）患家、ケアマネ、訪問看護、施設からの訪問診療の依頼
    2）メインテナンス患者からの訪問診療依頼
9. 誤嚥性肺炎、インフルエンザ予防等の全身疾患予防
10. 低栄養予防

延伸する歯科医療に変貌していかなければならない。

■口腔機能に配慮した歯周基本治療を実践する

加齢とともに口腔の機能は衰えていく。この変化を見落とさず、歯周基本治療を実践する診療スタイルがこれからの超高齢社会におけるスタンダードになると確信する。そのために歯科衛生士と共通の価値観と認識を持ち、高齢者の心に配慮しながら歯科疾患だけでなく、全身の様々な疾病の予防に取り組むことが、国民のニーズに対応する歯科診療所にふさわしい（図3）。

また、歯周病をはじめとする歯科疾患は感染症であるという認識に立ち、施設や病院、在宅でインフェクションコントロールとしての歯周治療を確立することが必要である。それにより口腔ケアという大きなくくりの中で多職種との役割分担（棲み分け）ができ、多職種間での真の連携が進むと思われる。

■超高齢社会に対応する歯科医院を目指して

妊娠時から命つきるその時まで、歯科は一生涯にわたって関わり続けられる職種である。超高齢社会の中で高齢者の治療と予防そして口腔のケアに関わるだけでなく、これから高齢期に入る人達に対し、健康寿命のカギを握る口腔の管理の重要性をしっかりと説き、予防の具体的なノウハウを伝えるのも大切な役割である。その中心に自ずと位置づけられるのは、歯周治療や歯周病学である。超高齢社会の中で求められる歯科医院像を追い求めていくと、医療全体の中での歯科の役割や位置付けがより明確になっていく（表1）。誰も経験したことのない超高齢社会という大きな命題の前で、本書が現実的でかつ希望に満ちた歯科の将来を創造する際の指針となることを祈っている。

患者さんのエイジングに備える
高齢者への歯周治療と口腔管理

2018年3月1日　第1版第1刷発行

監著	吉江 弘正／吉成 伸夫／米山 武義
発行人	畑 めぐみ
装丁	鮎川 廉
発行所	インターアクション株式会社
	東京都武蔵野市境南町 2-13-1-202
	電話　070-6563-4151
	FAX　042-290-2927
	web　http://interaction.jp
印刷・製本	シナノ印刷株式会社

Ⓒ 2018　インターアクション株式会社　　　禁無断転載・複写
Printed in Japan　　　　　　　　　　　　　落丁本・乱調本はお取り替えします
ISBN 978-4-909066-05-3 C3047
定価は表紙に表示しています